Dr. Andrea Flemmer

Schadstofffalle Supermarkt?

fel!x

Danksagung

Bei dieser Gelegenheit möchte ich allen danken, die zum Gelingen dieses Buches beigetragen haben. Mein besonderer Dank gebührt Herrn Johannes Enzler und Herrn Michael Ahrndt von der Bayerischen Landesanstalt für Landwirtschaft, Institut für Ernährungswirtschaft und Markt, für ihre kompetenten Auskünfte zur Gesetzeslage rund um den ökologischen Landbau,

Herrn Georg Schlickenrieder aus Otterfing, der mir erlaubte, bei der Kontrolle seines Hofes dabeizusein, sowie Herrn Rasso Völk, der hierbei der zuständige Kontrolleur war,

Herrn Lucas, von ***PROVIEH – Verein gegen tierquälerische Massentierhaltung e. V.,*** für die zur Verfügung gestellten Bilder aus artgerechter und konventioneller Haltung,

Herrn Manglus für die gute Zusammenarbeit, die informativen Gespräche und so manche Adressen.

Außerdem gilt mein herzlicher Dank Frau Dr. Rusche von der Tierschutzakademie Neubiberg e. V. für ihr Vorwort.

FEL!X Verlag, Weingasse 1-2, 54487 Wintrich
Tel. 06534/9487911
Kostenlose Bestellannahme: 0800/5262524
www.felix-ag.de verlag@felix-ag.de
Printed in Germany
Lektorat: Omni Text Bernd Pallaschke
Satz & Gestaltung: Richter Werbeagentur, Bad Emstal
Alle Abbildungen aus dem Archiv der Autorin,
wenn nicht anders vermerkt.
Titelgestaltung: Richter Werbeagentur, Bad Emstal
Druck und Verarbeitung: Druckerei Himmer, Augsburg
ISBN 13: 978-3-86738-002-7
ISBN 10: 3-86738-002-3

Inhaltsverzeichnis

Liebe Leserinnen und Leser,

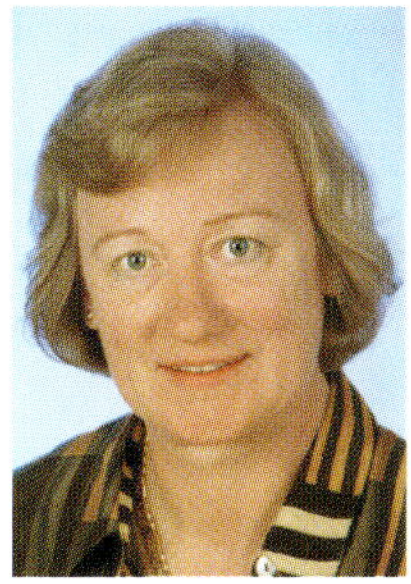

„Lebensmittel sind Mittel zum Leben". Dieser einprägsame Satz stammt von Karl Ludwig Schweisfurth. Der frühere Wurstfabrikant hat es sich – sozusagen in seinem zweiten Leben – zur Aufgabe gemacht, uns Bürgern nahe zu bringen, dass das, was wir essen, die Grundlage für unser Leben, unsere Gesundheit und unser Wohlbefinden ist. Wer einmal das von ihm aufgebaute Hermannsdorf in Glonn nahe München besucht und dort gegessen hat, weiß, dass diese Botschaft etwas mit Freude und Essgenuss zu tun hat.

Leider sind wir Deutsche nicht gerade bekannt dafür, dass wir den Wert guter Lebensmittel zu schätzen wissen. Aber zumindest unsere Gesundheit sollte uns mehr wert sein. Und nicht nur die. Sie haben sich vielleicht schon gefragt, warum ausgerechnet eine ausgewiesene Tierschützerin ein Vorwort zu einem Buch über Lebensmittel schreibt. Aber Tierschutz und Lebensmittel haben mehr miteinander zu tun, als man annehmen mag. Der Großteil tierischer Produkte stammt heute aus Intensivhaltungssystemen, in denen Tiere massenhaft, auf engstem Raum ohne ausreichende Bewegung eingesperrt sind. Leid ist hier vorprogrammiert. In Umfragen stellen sich die Deutschen als große Tierfreunde dar, die zwar mehrheitlich tierische Produkte schätzen, sich aber wünschen, dass die dazugehörigen Tiere ein gutes Leben haben, bevor sie geschlachtet werden. So lange dies nicht durch die gesetzlichen Bestimmungen gewährleistet ist, ist der Kunde aufgefordert, mit dem Einkaufskorb abzustimmen. Wer mehr Tierschutz honoriert, hat auch gute Chancen, ein gesünderes Produkt zu erwerben. Denn es geht nicht nur darum, wie Tiere gehalten werden, bevor sie zerlegt auf dem Teller landen. Auch so genannte Masthilfen, Arzneimittelrückstände und anderes kommen unter Umständen auf Ihrem Teller an.

Lebensmittel und Tierschutz betrifft nicht nur die Tiere, die gegessen werden. Für Schadstoffe werden Grenzwerte festgelegt, so genannte Lebensmittelzusatzstoffe auf mögliche Gesundheitsgefährdungen überprüft. Dafür müssen unzählige Tiere leiden und sterben, denen man solche Stoffe in hohen Dosen verabreicht, um deren schädigendes Potenzial zu erfassen. Sicherheit gewährleisten solche Tierversuche trotzdem nicht. Wie weit Ergebnisse aus Tierversuchen auf den Menschen übertragbar sind, ist umstritten. Wechselwirkungen mit anderen Stoffen, die wir ebenfalls zu uns nehmen, bleiben ungeklärt. Auch deshalb sind Lebensmittel ohne Zusätze und ohne Rückstände allemal besser.

Bewusst einkaufen, auf Qualität achten, heißt also nicht nur gesünder leben. Sie schützen Tiere und nicht zuletzt auch unsere Umwelt, die durch die auf engem Raum konzentrierten Nebenprodukte der Massentierhaltung und durch Chemie gebeutelt wird. Sie unterstützen die Landwirte und die Lebensmittelproduzenten, die bereit sind, den Mehraufwand zu leisten, den ein gutes Lebensmittel im Vergleich zur heutigen Massenware erfordert.

Doch wie erkenne ich Qualität? Diese Frage kommt häufig, verbunden mit einem Anflug von Resignation. Wem kann man schon vertrauen? Woher weiß ich, dass der tiefere Griff in den Geldbeutel auch wirklich das bessere Produkt garantiert? – Es ist richtig, dass nicht alles, was ein Lebensmittel enthält, auch auf der Verpackung angegeben ist. Es ist richtig, dass Werbung Produkte schönredet, die es nicht verdienen. Es ist richtig, dass nicht jedes Tier „vom Bauernhof" wirklich ein besseres Leben hatte. Doch wer daraus folgert, dass es eh egal ist, was man kauft, unterstützt nur die Mär vom unmündigen Verbraucher. Lesen und bewerten Sie die Informationen, die Ihnen gegeben werden und fordern Sie die ein, die Ihnen vorenthalten werden, denn Sie haben ein Recht darauf.

Wer dieses Buch liest, hat den ersten Schritt getan. Er weiß am Ende, worauf er achten muss und wird – hoffentlich – nicht mehr einfach kaufen, was gerade im Regal liegt und schön billig ist.

Brigitte Rusche

Brigitte Rusche

Frau Dr. Brigitte Rusche ist Leiterin der Akademie für Tierschutz Neubiberg und Vizepräsidentin des Deutschen Tierschutzbundes e. V.

Schadstofffalle Supermarkt?
Bio im Supermarkt

Das Vertrauen der Verbraucher in die Lebensmittel ist auf einem Tiefpunkt angelangt. Und wenn man fragt, ob sie glauben, dass nach einem Skandal in Supermärkten die Wahrheit gesagt wird, dann glauben dies nur etwa 4% der Deutschen! Der Industrie glauben sie im übrigen noch weniger.

68% der Bevölkerung fühlen sich durch Schadstoffe in Lebensmitteln sehr stark beeinträchtigt. Nicht wenige haben dadurch das Gefühl, beim Einkauf im Supermarkt in eine Schadstofffalle zu geraten.

Anders als bei der Luftverschmutzung, haben Sie es jedoch bei der Ernährung selbst in der Hand, wie viel Gift Sie schlucken wollen. Etwa 20% der Schadstoffbelastung kommt aus der Luft, der Rest durch künstliche Substanzen aus der Lebensmittelerzeugung, -verarbeitung und deren Verkauf.

Eine große Studie über das Essverhalten in den westlichen Industrienationen zeigte, dass alle, ob Deutsche, Schweizer, Österreicher oder Amerikaner sich nach natürlichen Lebensmitteln sehnen, nach gutem Essen – so wie früher.

Etwa die Hälfte der Kunden im Supermarkt legen großen Wert darauf, dass Produkte, die sie im Supermarkt erwerben, frei sind von jeglicher chemischer Behandlung und keine Konservierungsstoffe enthalten.

Es hat sich herumgesprochen: Bio-Produkte sind in der Regel weniger schadstoffbelastet als konventionelle. Aber: sie sind teurer als die üblichen Lebensmittel – doch der höhere Preis ist hier Qualitätsmerkmal. Zu den Qualitätszielen von Bio-Lebensmitteln gehört weitmöglichste Schadstofffreiheit

Sie als VerbraucherInnen haben es in der Hand, schadstoffbelastete Lebensmittel zum Ladenhüter zu degradieren.

Wenn sie nicht mehr zu verkaufen sind, stellen die Supermärkte ihr konventionelles Angebot um.

Leider ist es oft schwer, an Bio-Produkte heranzukommen. Nicht alle haben einen Naturkostladen in ihrer Nähe oder einen Bio-Bauern, bei dem sie direkt einkaufen können. Die ehemalige Bundesverbraucherministerin Künast vertrat daher von Anfang an die Ansicht, dass Bio in den Supermarkt muss. Gut, dort findet man für Bio-Produkte zumeist kein Fachpersonal, und aus Kostengründen wird das Personal sowieso so knapp gehalten wie irgend möglich. Dennoch ist es für die Kunden ein erheblicher Vorteil, Bio-Produkte in einem nahegelegenen Supermarkt mit verbraucherfreundlichen Öffnungszeiten zu kaufen. Zumeist sind die Produkte dort auch preisgünstiger. Das wird immer öfter der Fall sein, je mehr dieses Angebot nutzen.

Sie werden die Bio-Lebensmittel in Supermärkten in Zukunft besser erkennen. Hier und da gingen Gerüchte durch die Medien, und Sie haben sich gefragt. Ist „Bio" wirklich „Bio"? Auch im Supermarkt? Spritzen die Bauern nicht doch? „Ich habe gehört: in der Nacht...? „Ich habe neulich gehört, dass der Nachbar vom „Bio-Bauern" bei einer Kontrolle die Pestizide versteckt!" Was hinter solchen Gerüchten steckt, werden Sie in diesem Buch erfahren und Sie werden erkennen, dass man Bio-Lebensmitteln im Supermarkt durchaus vertrauen kann.

Dazu will ich mit diesem Buch beitragen: Bio-Produkte erschwinglich und leicht erreichbar zu machen!

In diesem Sinne wünsche ich Ihnen Genuss ohne Chemie!

Ihre Dr. Andrea Flemmer

I Schadstoffquellen in Lebensmitteln – Schadstoffe, die es zu vermeiden gilt

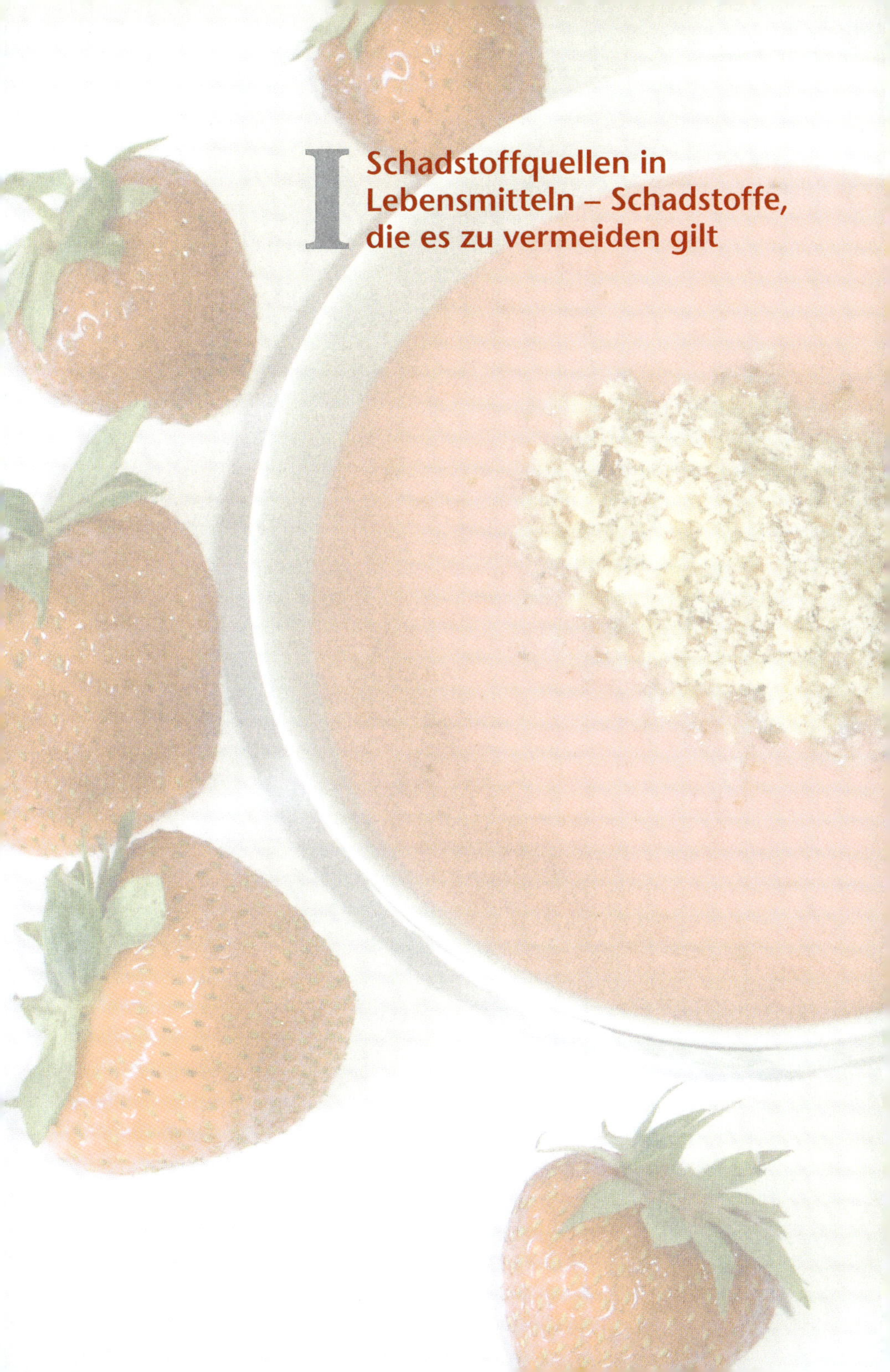

So kommen Schadstoffe in unser Essen

In der Bundesrepublik gibt es die billigsten Lebensmittel der EU – und viele, die Lebensmittel verkaufen wollen. Die Branche ist ein beliebtes Metier und die Konkurrenz riesengroß. Was tut man also, um seine Waren an den Mann bzw. in erster Linie – die Frau zu bekommen? Hierzulande jedenfalls kommt man der „Geiz ist geil" -Mentalität vieler Deutscher entgegen: Man bietet das Produkt so billig wie nur irgend möglich an – ohne auf Qualität zu achten –, erfindet teure Phantasienamen oder potenzielle Mangelerscheinungen (s. mein Buch: „Die Vitaminlüge" erschienen bei Neumann-Neudamm), um das Lebensmittel doch noch teuer verkaufen zu können. Dabei verursachen die Rohstoffe oft den geringsten Kostenanteil: z. B. macht das Mehl weniger als einen Cent des Brötchenpreises aus. Beim Bier ist der Kronkorken teurer als alle Inhaltsstoffe.

Nur etwa ein Siebtel des Nettoeinkommens – um genauer zu sein: 14% – wird heutzutage für Essen und Trinken ausgegeben. Vor 50 Jahren war es über die Hälfte des Einkommens.

In unserem Land ist die Steuerlast extrem hoch. In der Regel muss die Hälfte des Erarbeiteten, zumeist sogar mehr, an den Staat abgeliefert werden. Die Miete, das Auto und der Urlaub verschlingen auch viel Geld – nur Nahrungsmittel sind billig zu bekommen, vor allem in gewissen Läden... Doch: diese Anbieter wollen auch verdienen und geben den Druck an die Produzenten weiter. Der letzte der Kette, der Bauer, versucht die Produktionskosten so gering wie möglich zu halten. Womit? In erster Linie durch Chemie, die obendrein relativ billig zu bekommen ist. Nicht nur Pestizide und Kunstdünger gelangen so in die Nahrung. Und wenn der Bauer Schlachtvieh erzeugt, wird das Tier auf engstem Raum gehalten und möglichst mit Billigfutter ernährt – wohlgemerkt: nicht bei allen Bauern ist dies so, aber oft genug.

Diesem Dilemma und den Steuern können Sie zwar nicht entkommen, aber mit diesem Buch möchte ich einen Weg aufzeigen, wie Sie wieder Lebensmittel kaufen können, die vertrauenswürdig sind und obendrein gut schmecken. Außerdem werden Sie wissen, welche Schadstoffe unvermeidbar sind und welche man durchaus umgehen kann – nicht nur theoretisch.

Viele Handelsketten reagieren auf die Wünsche der KundInnen. Als Greenpeace ihre Pestizidanalysen an die Handelskonzerne versandte, reagierten einige sehr wohl. Besonders belastete Lebensmittel wurden aus den Regalen genommen, der ursprüngliche Lieferant liefert inzwischen nicht mehr. Daran sieht man die Macht – nicht nur von Greenpeace und anderen Organisationen -, sondern auch die des Käufers. Achtet sie oder er auf möglichst wenig Rückstände in Lebensmitteln, wird sich das Bio-Sortiment ausweiten und die Produkte können dann auch preisgünstiger angeboten werden – vor allem, wenn die Konkurrenz zunimmt...

Im folgenden Diagramm sehen Sie die Schadstoffquellen, welche unvermeidbar und welche durchaus zu umgehen sind. Nach der Lektüre von Teil I dieses Buches werden Sie wissen, welche als unvermeidbar übrig bleiben.

Luft	Wasser	Boden
Unvermeidbare Schadstoffe aus:		
→ Vulkanausbrüchen → Waldbränden → natürl. Radioaktivität	→ natürlicherweise schadstoffhaltigen Böden (arsenhaltig....)	→ Schadstoffe aus Vulkanausbrüchen
Theoretisch unvermeidbar aus:		
→ Industrieabgasen → dem Kfz-Verkehr, z. B. Dieselrußpartikel → Energiewerken, wie z. B. Atomanlagen, Steinkohlekraftwerken → der Müllverbrennung	→ Industrie- und → Haushaltsabwässern	→ Überschwemmungen → Industriellen Verunreinigungen
Vermeidbar aus:		
→ häuslichen Feuerungen	→ Landwirtschafts-abwässern	→ Rückstände aus der Landwirtschaft → Klärschlammeinträge

↓

Vermeidbare Schadstoffzufuhr aus:

Pflanzlichen Lebensmitteln	Tierischen Lebensmitteln
→ Kunstdünger → Künstliche (chemisch-synthetische) Pestizide → Wachstumsregulatoren → Erntehilfsmittel...	→ pflanzliche Futtermittel mit ihren anhaftenden Schadstoffen s. „Pflanzl. Lebensmittel" → Futterzusätze: verboten: Hormone erlaubt: Arzneimittel, z. B. zugelassene Antibiotika

↓

Vermeidbare Schadstoffe aus:

Verarbeiteten Lebensmitteln:	Unverarbeiteten Lebensmitteln:
→ gesundheitsschädliche Zusatzstoffe (z. B. bestimmte Konservierungsstoffe) → aus der Gentechnik → durch radioaktive Bestrahlung	→ aus dem Küchengeschirr (Blei, schadstoffhaltige Kunststoffe ....) → Zubereitungsfehler: z. B. Fettüberhitzung, z. B. beim Toasten..., Nitrosamine → falsche Lagerung (z. B. Schimmelpilz- oder Salmonellenentwicklung)
Theoretisch unvermeidbar:	
aus der Verpackung	

Diagramm I: Vermeidbare und unvermeidbare Schadstoffquellen unserer Lebensmittel

Unvermeidbare Schadstoffe

Wirklich unvermeidbare Schadstoffe gibt es eigentlich nur ganz wenige: spontane ***Vulkanausbrüche, Wald- und Steppenbrände*** und ähnliche Umweltkatastrophen gehören dazu – beides spielt bei uns in der Regel keine Rolle.

Eine weitere Gefahr stellen ***radioaktive Strahlen*** dar. Sie gehören zu den ionisierenden Strahlen, das heißt: durch sie entstehen geladene Teilchen, die im Körper krebserregend wirken können. Leider gibt es sie – abhängig von der geologischen Beschaffenheit – auch in der Natur. Die belasteten Gebiete kennt man jedoch in der Regel, und das örtliche Gesundheitsamt warnt die Bevölkerung und teilt notwendige Maßnahmen mit. Ähnlich ist es bei der Trinkwasserverseuchung durch Gesteinsablagerungen und arsenhaltige Wässer. In der Bundesrepublik, der Schweiz und Österreich kennt man diese Gefahren und sorgt dafür, dass die Bevölkerung davor geschützt wird.

Fast alle anderen Schadstoffe sind menschenverursacht und wären – zumindest theoretisch – zu vermeiden. Was hier fehlt, sind menschenfreundliche Politiker und entsprechende Gesetze. Man denke nur an das ehemalige Geschrei um Katalysatoren für Autos: nicht machbar, nicht durchführbar, unmöglich – so tönte die Industrie. Ganz USA fuhr damit, nur in der kleinen Bundesrepublik schien das nicht möglich. Und es ging doch! So ist es mit vielen Umweltproblemen. Auch aufgrund von einflussreichen Lobbys wird verhindert, dass die Bevölkerung vor Schadstoffen geschützt wird. Frei nach dem Motto: „Wir haben ja genug“ scheint es völlig egal, ob noch einige Tausend an Dieselrußpartikeln sterben oder nicht. Leider fehlt es den Schadstoffverursachern an der nötigen Intelligenz, um zu erkennen, dass auch sie selbst betroffen sind. Wir wollen uns diese angeblich „unvermeidbaren“ Schadstoffe einmal näher ansehen.

Nur theoretisch unvermeidbare Schadstoffe

Aus der Natur: Natürliche Krebserreger und Lebensmittelvergifter

Die Natur hat uns früher viel mehr zugesetzt als heute. Vieles davon haben wir in den Griff bekommen. Erreger im Trinkwasser (z. B. Cholera oder Typhus) werden heutzutage durch die Trinkwasserkontrolle ausgeschlossen, Trichinen durch die Fleischkontrolle. Auch haben wir gelernt, manche Lebensmittel so zu behandeln, dass sie uns nützen statt zu schaden, so z. B. das Kochen von Bohnen. Dieselbe Lebensmittelgruppe verursachte uns beim Konservieren Probleme. Dosen mit aufgewölbtem Deckel riefen wenn man sie öffnete, einen nahezu unerträglichen Gestank hervor. Das zeigte die Anwesenheit von gefährlichen Krankheitserregern (Botulismus) an. Auch dieses Problem hat man heutzutage weitgehend im Griff.

Worauf wir heute aufpassen müssen, sind Schimmelpilze (nicht diejenigen in Käse wie dem Rouqefort oder Camembert). Die Gifte, die sie abgeben, (Aflatoxine) können zu Leberkrebs führen und sollten wann immer möglich vermieden werden. Für Ihren Supermarkteinkauf ist hier wichtig, dass Sie geschimmelte Ware im Laden lassen – um nicht zu sagen, geschimmeltes Obst oder Gemüse sollte gar nicht im Regal vorzufinden sein (mehr über Schimmelpilze sowie andere natürliche Krebserreger können Sie in meinem „Anti-Krebs-Kochbuch“, erschienen bei Neumann-Neudamm, nachlesen).

Außerdem wird unsere Gesundheit noch durch weitere Erreger in gefährdet: z. B. durch ***Salmonellen*** (s. Anhang, Lexikon), die auch heute noch gefährliche Lebensmittelvergiftungen auslösen können. Dabei ist jedoch die eigene Küche das größte Problem: „85 Prozent der Salmonelleninfektionen gehen auf das Konto der Hygienemängel im Haushalt“, so Stiftung Warentest. Generell sollte man bei rohen Lebensmitteln – auch Eiern – vorsichtig sein.

Von Menschen verursacht: Umweltschadstoffe verseuchen nicht nur die Umwelt

Menschenverursachte (Umwelt-)Schadstoffe, die oft genug auch in das Hormonsystem des Menschen eingreifen, findet man z. B. in Industrie- und Autoabgasen. Insbesondere der Autoverkehr stößt auch heute noch immer von allen Luftverschmutzern die größten Mengen von Luftschadstoffen aus, die Atemwegserkrankungen, wie z. B. Asthma, Allergien und auch Krebserkrankungen begünstigen. Zu den bedeutsamsten Schadstoffen gehören hier Rußpartikel. Sie können Krebs auslösen und werden fast ausschließlich von Diesel-Fahrzeugen an die Luft abgegeben. Laut LAI (Länderausschuss für Immissionsschutz) sind über 60% aller durch Luftschadstoffe hervorgerufenen Krebserkrankungen in Ballungsgebieten auf Rußpartikel aus Dieselmotoren zurückzuführen. Der ADAC hält für seine Mitglieder eine aktuelle Liste derjenigen Dieselautos bereit, die bereits einen Rußpartikelfilter haben (s. www.adac.de).

Offene Kamine und Kachelöfen sind auch noch immer ein Problem, das leider nicht als solches erkannt wird. Dies insbesondere, da derartige Feuerungsstätten oft genug zur Beseitigung von (PVC-haltigem) Abfall und damit zum Sparen von Müllgebühren zweckentfremdet werden. Dabei können die ***polycyclischen aromatischen Kohlenwasserstoffe***, kurz ***PAKs*** genannt, entstehen, die ebenfalls Krebserkrankungen verursachen.

Eine weitere Gefahr an Umweltschadstoffen stellen ***radioaktive Strahlen*** dar (s. Kap. I A). Zu der natürlichen Belastung kommt diejenige aus den oberirdischen Kernwaffentests und die des Reaktorunfalls in Tschernobyl hinzu. Bedenklich sind die Konzentrationen immer noch in Lebensmitteln, die aus Wäldern stammen, vor allem aus Osteuropa, aber auch im Bayerischen Wald, in Südbayern und Teilen Österreichs. Dort können z. B. Speisepilze wie Maronenröhrlinge und Semmelstoppelpilze, aber auch Waldbeeren sowie Wildbret, vor allem Wildschweine, belastet sein. Wer sich näher über die Belastung informieren will, der kann im Internet unter www.bfs.de Näheres erfahren.

Generell besteht unter Beibehaltung der Atomenergie immer ein Restrisiko für einen GAU – und die radioaktive Belastung nimmt auch im Laufe eines Menschenlebens nur geringfügig ab.

Dabei ist eines sicher: Solar- und Windanlagen können keinen GAU und keine radioaktive Verseuchung der Bevölkerung verursachen, und die Verwendung von Pflanzenöl wird keine Ölpest mit den verheerenden Ursachen für Mensch und Tier zur Folge haben.

Dioxine (s. Anhang, Lexikon) gelangen z. B. durch Müllverbrennungsanlagen und Metallverarbeitung über die Luft in den Boden. „Hinzu kommen Altlasten aus der Pestizidproduktion und -anwendung der 60er und 70er Jahre", so Dr. Hermann Kruse vom Institut für experimentelle Toxikologie der Universität Kiel zu ÖKOTEST im Rahmen eines Interviews zur Belastung von Freilandeiern mit Dioxinen. Der Fachmann hält die angewendeten Grenzwerte auch noch für zu niedrig angesetzt.

Der Grund dafür, dass man Umweltschadstoffe wie ***PCP*** oder ***Dioxine, DDT*** etc. im Körperfett von Nutztieren findet, liegt in ihrer Fettlöslichkeit. Sie werden im Körperfett der Nutztiere gespeichert und gelangen so in Fleisch, Milch und Milchprodukte. „Auch Fische, Krustentiere und Weichtiere enthalten zum Teil erhebliche Konzentrationen an Schadstoffen, die sie aus dem Wasser aufgenommen haben", so Erhard Deml, Leiter der Abteilung für technische Sicherheit am GSF-Forschungszentrum in Neuherberg bei München. Ein weiteres Problem ist die Langlebigkeit der Substanzen. 10 Jahre sind da im Grunde gar nichts. Damit man sich nicht vergiftet, gibt es eine Verordnung über erlaubte Höchstmengen an bestimmten Schadstoffen in Lebensmitteln wie z. B. PCB in Fleisch oder Fischen kurz Schadstoff-Höchstmengenverordnung genannt.

Vermeidbare Schadstoffe

1. Aus der Landwirtschaft

Früher waren alle Landwirte Bio-Bauern, ausnahmslos. Vor der sog. „Industrialisierung der Landwirtschaft" gab es keinen Kunstdünger, keine chemisch-synthetischen Pestizide, keine Massentierhaltung und erst recht kannte niemand Gentechnik. Dann fühlten sich die Bauern nicht mehr so sehr abhängig von der Natur. Hunger war plötzlich unbekannt. Ganz im Gegenteil: mit Tierfabriken, sprich Massentierhaltung, und dem Großeinsatz von Kunstdünger und Spritzmitteln (Pestizide) stiegen die Erträge soweit, dass man Lebensmittel wegwarf, vergiftete, ins Meer schüttete, um „die Preise stabil zu halten". Nahrungsmittel, die Jahrtausende knapp waren, gab es plötzlich im Überfluss, und die VerbraucherInnen gewöhnten sich daran, immer weniger Geld dafür auszugeben. Leider sanken nicht nur die Preise für Lebensmittel, auch die Qualität schloss sich dem an. Eine Fehlernährung mit solcher „Industrienahrung" führte zu den bekannten Zivilisationskrankheiten. Bio-Bauer Martin Mayer vom Stumbeck-Hof in Siegertsbrunn bei München kommentiert die Entwicklung folgendermaßen: „Wenn man sich ansieht, was heutzutage in der Landwirtschaft passiert: Mit chemischem Pflanzenschutz und Düngemitteln schafft man sich eine Überproduktion. Dann verfällt der Preis. Dadurch muss der Bauer vom Staat subventioniert werden. Somit hat der Verbraucher unter dem Strich gesehen doch keine billigeren Lebensmittel, denn er muss die Subventionen bezahlen. Gewinnen tut nur der, der die chemischen Mittel verkauft oder herstellt."

So kam es, dass „konventionelle" Landwirtschaft einen negativen Beiklang erhielt und für die Umwelt und auch die Menschen zum Problem wurde und ist.

Gerade von der konventionellen Landwirtschaft bzw. aus der Massentierhaltung wurde immer wieder berichtet, dass ein Überschuss an Gülle und Mist anfällt. Das bedeutet aber gleichzeitig eine hohe Konzentration an Ammoniak. Dies ruft in unmittelbarer Umgebung nicht nur ein Waldsterben hervor, sondern es steht im Verdacht, krebsauslösend zu sein. Aber für die Entstehung der gefährlichen Krankheit ist nicht nur Ammoniak von Bedeutung, auch Nitrit, Nitrosamine und Pestizide sind hier zu nennen.

Generell haben heutzutage fast alle Menschen mindestens ***500 Chemikalien*** in ihrem Körper, die es vor 70 Jahren noch nirgends gab. Da wird gespritzt und gedüngt, entseucht und bekämpft. Mit Unkrautvernichtungs- und Pilzbekämpfungsmitteln, mit Halmverkürzern und Wachstumshemmern, mit Insektenvernichtungs- und Bodenentseuchungsmitteln wird der Ertrag gesteigert – bis – ja bis wohin? Und weil das giftige Zeug ja nicht einfach so gespritzt werden kann, wird es mit Netz- und Heftmitteln, Antioxidantien, Entschäumern, Lösungsmitteln und Emulgatoren, mit Trägerstoffen und Substanzen zur Vermeidung von Spritzflecken, vermischt. Damit alles üppig wächst und billig herzustellen ist, wird gedüngt mit Kunstdüngern, ungegorener Jauche und kaum abgelagertem Mist.

Das Ziel sind Feldfrüchte und Futtermittel, die höchste Erträge garantieren, irgendwelchen Güteklassen sowie EG-Qualitätsnormen (i. d. R. nur Aussehen und Größe, nicht aber die Qualität betreffend) entsprechen und hohen Gewinn abwerfen. Dass nicht gerade wenige Menschen durch einen derartigen Chemieeinsatz krank werden, scheint überhaupt keine Rolle zu spielen. So kommt es, dass auch unser Trinkwasser immer stärker belastet ist und die Wasserwirtschaftsämter teure Verfahren anwenden müssen, um die giftigen Reststoffe aus dem Wasser herauszuholen. Nicht überall hat man wie in München durch eine vorausschauende Politik das gesamte Einzugsgebiet des Trinkwassers auf ökologischen Landbau umgestellt. Aber sehen wir uns an, inwiefern Pestizide zur Schadstofffracht beitragen:

Pestizide – Vorsicht Krebs und Parkinson!

Chemisch-synthetische – also künstlich im Chemielabor hergestellte – Pestizide (von gr. Pest = Schädling und cidere = töten), also Schädlingsbekämpfungsmittel, dürfen nach wie vor in der konventionellen Landwirtschaft eingesetzt werden. Da die Schädlinge auf Dauer gegen das jeweilige Gift resistent, also unempfindlich werden, müssen zusätzlich stets neue Pestizide entwickelt werden.

Sind Pestizide auch heutzutage noch gefährlich?

In der EU ist die Zulassung eines neuen Wirkstoffes teuer: ca. 250 Millionen Euro sind nötig, bis die Substanz alle Prüfungen bzgl. der Gefährlichkeit des Wirkstoffes durchlaufen hat.

280 Wirkstoffe (!) in etwa ***1100 Präparaten*** sind in Deutschland zugelassen, in der EU ein Mehrfaches davon. Die Substanz darf nicht giftig oder krebsauslösend sein, sollte nicht im Trinkwasser erscheinen und, und, und. Man ist aus dem Schaden durch die gefährlichen Chemikalien klug geworden – und lässt solche Substanzen wie DDT und Nitrofen nicht mehr zu. Wie lange diese Gifte haltbar sind, hat man am Lebensmittelskandal im Frühjahr 2002 gesehen – auch nach über 10 Jahren Verbot sind sie noch gefährlich. Solche gesundheitsschädlichen Substanzen hätten gar nicht eingesetzt bzw. flächendeckend über die Felder verteilt werden dürfen. Darum waren sie im ökologischen Landbau schon immer verboten.

Leider wird auch heutzutage – obwohl die Chemikalien bei weitem nicht mehr so gefährlich sind wie noch vor 15 Jahren – noch nicht auf die hormonelle Wirkung untersucht. So zeigte die Untersuchung von Dr. A. Velimirov und W. Wagner (s. Anhang, Quellen), dass auch geringe Mengen an Pestiziden das Hormonsystem des Menschen schädigen können, und vor allem, dass sie sich in ihrer Wirkung gegenseitig verstärken. So war der Einfluss von 2 kombinierten Pestiziden um das 1000fache höher als die Wirkung jedes der Pestizide für sich allein genommen.

Gesundheitsprobleme durch Pestizide?

Folgende Krankheitssymptome können als Wirkungen von Pestiziden auftreten: Übelkeit, Schlafstörungen, krampfartige Bauchschmerzen, Kreislaufschwäche, Augenbrennen, Brust- und Herzstechen, Muskelzuckungen und -krämpfe, Schwächegefühl, Schweißausbrüche, Haarausfall, Bronchitis, Atemnot, Kollapszustände, Fieberschübe, Herzflattern etc.. Diese Symptome findet man bei Anwendern und auch bei Personen, die in der Nähe der mit Pestiziden bewirtschafteten Flächen wohnen. An Nebeltagen und bei hohen Temperaturen sind die Symptome stärker. Wissenschaftliche Untersuchungen, die den Zusammenhang zwischen der Pestizidanwendung und den Symptomen beweisen, gibt es bislang nicht. Soll man vermuten: nicht ohne Grund? Es gibt jedoch Hinweise, dass die Symptome genau bei Pestizidanwendung auftreten und bei Ortswechsel wieder verschwinden.

Vor allem Langzeitfolgen wie Krebs werden den Chemikaliengemischen zugeschrieben. Die Krebshäufigkeit ist bei landwirtschaftlichen Berufen erhöht – so Prof. Dr. Ottmar Wassermann (Lehrstuhl für Toxikologie an der Universität Kiel em., Vorstand des Forschungsinstituts für biologischen Landbau (FIBL), Berlin). Betroffen sind aber auch GärtnerInnen, Waldarbeiter und die MitarbeiterInnen derjenigen Industriebetriebe, die die entsprechenden Produkte verarbeiten (Spanplattenhersteller z. B.) etc. Bei amtlich zugelassenen Schädlings-Bekämpfern wurde ein erhöhtes Lungenkrebs-Risiko bemerkt. Die Wahrscheinlichkeit, an Gehirntumoren zu erkranken, ist bei Kindern, die zu Hause mit Pestiziden in Berührung kamen, doppelt so hoch. Auch wenn die Eltern vor oder während der Schwangerschaft mit Pestiziden belastet wurden, steigt die Wahrscheinlichkeit für bestimmte Krebsarten. „34 Pestizidarten stehen in Verdacht, Geburtsfehler bzw. eine Verschlechterung in der Kindheitsentwicklung auszulösen", so Dr. Velimirov & W. Müller in ihrer Studie über Bio-Lebensmittel (s. Anhang, Quellen). Die beiden Autoren weisen auch auf den generellen Anstieg bestimmter Krebserkrankungen hin und auf einen Zusammenhang mit der Pestizidanwendung. Welche weitere gefährlichen Wirkungen noch von den Chemikalien ausgehen, können Sie in meinem Buch „Essen ohne Risiko"(erschienen im Umschau-Verlag) nachlesen.

Lars Neumeister, Projektleiter des Pestizid-Aktions-Netzwerks (PAN) Deutschland, hält auch geringe Pestizidspuren für bedenklich: „Wie sich die häufige Aufnahme geringer Pestizid-Konzentrationen auswirkt, ist bisher nicht sehr gut erforscht. "Generell streitet man sich um die Anzahl der Krebstoten, die durch Pestizide verursacht werden. Insbesondere seien Kombinationswirkungen solcher Stoffe vernachlässigt, die das Erbgut verändern und gleichzeitig Krebs auslösen können. Und oft genug werden in einem Lebensmittel gleichzeitig Rückstände verschiedener Schädlingsbekämpfungsmittel gefunden.

Greenpeace veröffentlichte Ende 2003 eine Untersuchung diverser Lebensmittel auf Pestizide (s. Quellen). Die gefundenen Pestizide mit so schönen Namen wie Bifenthrin, Buprofezin, Chlorthal-dimethyl usw. sind für die unterschiedlichsten Gesundheitsschäden bekannt. Oft findet man den Hinweis „möglicherweise krebserregend", aber auch deutlicher: „krebserregend", „vermutete hormonelle Wirkung" oder „kann das Kind im Mutterleib schädigen". Auch die Fortpflanzung und die Entwicklung des Embryos bzw. des Kindes können manche Wirkstoffe offensichtlich beeinträchtigen – so nachzulesen in der Greenpeace-Studie.

Im Juni 2005 erschreckte eine weitere Nachricht: Eine neue Studie der EU zeigt ein deutlich erhöhtes Parkinson-Risiko als Folge des Einsatzes chemisch-synthetischer Pflanzenschutzmittel.

Durch Anwendungsfehler wird zuviel und zu oft gespritzt, davon berichtete ÖKOTEST schon vor Jahren. Wenn Sie das alles erschreckt und Sie dem aus dem Wege gehen wollen, hilft nur eines: So weit als möglich Bio-Lebensmittel kaufen – denn:

Produkte aus dem ökologischen Landbau dürfen nicht mit chemisch-synthetischen Pestiziden erzeugt werden – auch Bio-Produkte aus dem Supermarkt nicht!

Werden heutzutage noch Pestizidrückstände in Lebensmitteln gefunden?

Der erst Ende 2004 veröffentliche EU-Bericht 2002 über Pestizidrückstände in Obst und Gemüse bestätigte, dass immer noch Pestizidrückstände zu finden sind. 44% der Proben wiesen Rückstände auf, 5,5% überschritten sogar den – durchaus nicht übertriebenen – Grenzwert.

Leider sind die Behörden gezwungen, Daten über Untersuchungsergebnisse von Produkten geheim zu halten (Datenschutz), da das Verbraucherinformationsgesetz im Frühjahr 2002 von der Opposition abgelehnt wurde. Infolgedessen ist man i. d. R. auf Untersuchungen von Privatunternehmen angewiesen. Sehr hilfreich sind hierzu die Urteile von ÖKOTEST und Stiftung Warentest. Einige Beispiele sollen zeigen, wie gefährlich manche Obst- und Gemüsesorten sein können:

- Im April 2002 veröffentlichte ÖKOTEST eine Untersuchung an ***Erdbeeren***, die Mitte Februar in Supermärkten und an Marktständen Berlins gekauft wurden. Von den elf Proben aus Spanien, Marokko und Ägypten enthielten alle, aber auch alle, Spuren von Pestiziden, die zum Teil krebserregend sind. Fünf Proben überschritten die deutschen Grenzwerte. ÖKOTEST warnte, dass man insbesondere bei frühen ausländischen Früchten „besonders damit rechnen" muss, „dass sie gespritzt wurden". Und weiter empfiehlt ÖKOTEST: „Ganz sicher geht man mit Bio-Qualität."

Nun könnte man meinen: Dies war 2002 – heute ist das ganz anders. Weit gefehlt: „Deutsche Erdbeeren zu 100% mit Pestiziden belastet." Mit dieser Meldung schockierte das Pestizid Aktions-Netzwerk e.V. (PAN) die VerbraucherInnen am 19. Juli 2005. Und: „Erdbeeren zählen zu den am höchsten mit Pestiziden belasteten Obstsorten." Tatsächlich hatte das Chemische und Veterinäruntersuchungsamt Stuttgart (CVUAS) im Jahr 2005 Erdbeeren besonders gründlich unter die Lupe genommen und in allen Proben Pestizide nachgewiesen. Fast immer wurde mehr als eines gefunden. PAN urteilte: „Dies ist eine extreme Situation und mit einem vorsorgenden Verbraucherschutz völlig unvereinbar.". Bis auf eine Ausnahme trifft dies auch auf ausländische Erdbeeren zu. „Fünf spanische und eine italienische Probe fielen durch Überschreitungen der zulässigen Rückstandshöchstmengen auf", so PAN. Dabei genügt es offensichtlich nicht, nur eine Sorte der Gifte zu verwenden. Nein: Die Untersuchungsbehörde fand durchschnittlich 4,4 verschiedene Pestizide, das Maximum lag ***bei 12 Substanzen in einer einzelnen Probe!*** 96% aller deutschen und 93% der ausländischen Proben waren mit mehr als einem Pestizid belastet. Das offensichtliche Motto: „viel hilft viel"– zumindest für die Gesundheit des Geldbeutels. „Insgesamt wurden ***55 verschiedene Pestizide*** gefunden", so PAN. Da könnte einem glatt die Lust vergehen, wüsste man nicht, dass es als Alternative Bio-Erdbeeren gibt.

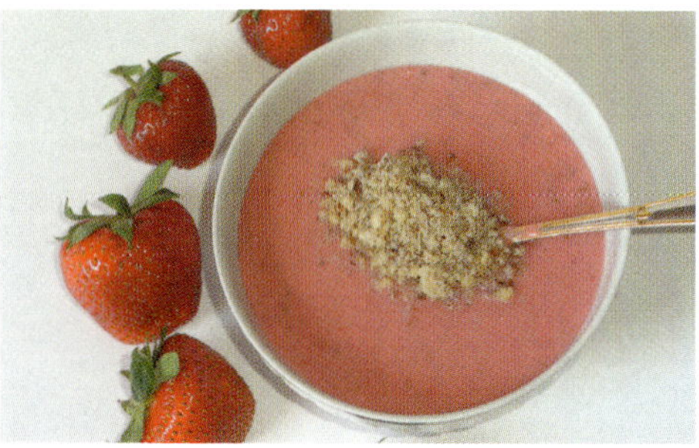

Für ein Müsli oder Dessert besser nur Bio-Erdbeeren verwenden, Rezept s. „Das Mineralstoff-Kochbuch, der Autorin"

– Auch von ***Paprika*** sind zahlreiche Testurteile bzw. Behördenuntersuchungen bekannt, die von hohen Pestizidmengen berichten – und zwar seit Jahren. Laut PAN kamen Grenzwertüberschreitungen bis zum 50fachen der vorgeschriebenen Grenzwerte vor: „Den Leuten war es sicher schlecht, als sie das Gemüse gegessen haben, aber wer macht dann Paprika dafür verantwortlich?"

– Und es geht weiter: Greenpeace untersuchte im Jahr 2003 218 Obst- und Gemüseproben. Die beliebte Initiative fand in konventionellen Proben in 68% (vor allem in Erdbeeren, Trauben, Paprika) der Fälle Pestizidrückstände, sehr oft sogar ganze Cocktails aus 50 Wirkstoffen. Bei knapp 20% wurden die zulässigen Höchstmengen überschritten, zum Teil sogar mehrfach. Bei den Bio-Produkten (Trauben, Paprika, Möhren, Äpfel, Birnen) fanden sie dagegen nur in einer einzigen Probe Pestizide – in Spuren.

Im November 2005 warnte Greenpeace erneut vor Pestiziden (Wochenendausgabe der Süddeutschen Zeitung vom 11./12. November 2005: „Pestizid- Trauben im Supermarkt"). „Bei Proben seien Giftmengen entdeckt worden, die schon bei einmaligem Verzehr Gesundheitsschäden hervorrufen würden... Besonders Kinder seien gefährdet", so Greenpeace.

Die Organisation sieht eine massive Pestizidbelastung nicht als Einzel-, sondern als den Normalfall bei konventionellen Produkten an und hat die Verantwortlichen mehrfach aufgefordert, die Missstände abzustellen. Die Hälfte der konventionell erzeugten Obst- und Gemüseerzeugnisse wiesen Pestizidmengen im Grenzwertbereich oder darüber auf. Höher wird die Anzahl der belasteten Proben, wenn man die gefundenen verschiedenen Pestizidmengen addiert.

Besonders besorgniserregend sind die Mehrfachbelastungen. Wird der Grenzwert für ein Pestizid überschritten, stellt man bei weiteren Nachforschungen fest, dass es mehrere sind. In 21% der Proben fand Greenpeace 4 und mehr Pestizide. Dabei sind die Kombinationswirkungen weitgehend unbekannt. Besonders belastet sind laut Greenpeace Trauben, Erdbeeren und Paprika. ÖKO-TEST mutmaßt: „Je höher die Anzahl der Wirkstoffe, desto eher liegt die Vermutung nahe, dass die Erzeuger einen Trick anwenden: Sie setzen unterschiedliche Pflanzenschutzmittel gegen den gleichen Schadenserreger ein, um die Überschreitung von gesetzlichen Höchstmengen zu vermeiden." Dazu kommt, dass die Erzeuger laufend neue Wirkstoffe verwenden. Das macht die Kontrolle sehr schwierig. ÖKOTEST bzw. das beauftragte

Labor verwandte sogar eine spezielle, neu entwickelte Messanalytik. Ein weiterer Trick: Wenn das neue Pestizid noch nicht lange auf dem Markt ist, gibt es keinen rechtlichen Grenzwert. Dadurch gilt der allgemeine Höchstwert von 0,01 mg/kg. „Die Greenpeace-Untersuchungen zeigten, dass die deutschen Supermärkte ein generelles Problem in den Bereichen Qualitätskontrolle und Management haben. Dass durch konsequente Maßnahmen in der Rückverfolgbarkeit und im Anbau die Rückstände vermieden werden können, zeigen die Ergebnisse der parallel untersuchten Bio-Ware."

Man könnte diese Liste beliebig fortsetzen. In konventionellen, vor allem ausländischen (Nicht EU-Ware) Gemüse- und Obstsorten werden oft genug in der Hälfte der Proben mehr Pestizide – darunter so gut wie immer krebserregende – gefunden, als der Gesetzgeber für gesund erachtet.

Dabei darf man nicht vergessen, dass bei den Rückstandsproben nur Mischproben untersucht werden (d.h. viele Früchte oder viel Gemüse kommt zusammen in eine Probe und der Durchschnittswert wird ermittelt). Dabei gibt es sehr deutliche Hinweise, dass ein einzelnes Lebensmittel mit weit höheren Rückständen belastet ist, als das Gesamtkollektiv im Durchschnitt. Sicherlich gibt es dann ebenso Einzelproben, die gar nicht belastet sind. Aber beim Einkauf weiß man nicht, welches man nun erwischt hat.

Auch sollte man folgendes nicht übersehen: Ein Teil der Pestizide liegt in den Pflanzenzellen gebunden vor und wird bei einer Analyse gar nicht erfasst, d. h. sie können gar nicht nachgewiesen werden. Das bedeutet, dass alle gefundenen Rückstandsmengen nach oben korrigiert werden müssten. Der Verzehr von konventionellem Obst und Gemüse ist daher fast immer mit der Aufnahme von Pestiziden verbunden.

Auch Wirkstoffe, die bei uns verboten, aber in irgendeinem Land der EU zugelassen waren, dürfen bei uns verkauft werden. Das besagt ein Zusatz im Lebensmittel- und Bedarfsgegenständegesetz. Ein Beispiel hierzu: Tomaten aus EU-Staaten, die Rückstände des Pilzgiftes Chlorthalonil in Konzentrationen bis ein Milligramm pro Kilogramm enthalten, sind nach deutschem Lebensmittelrecht nicht verkehrsfähig. Infolge der EU–Gesetzgebung dürfen sie jedoch bei uns verkauft und entsprechend gegessen werden.

Aber nicht nur ÖKOTEST, Stiftung Warentest oder Greenpeace findet immer wieder Beanstandenswertes. Auch manche Behörden weisen auf die Gefahren durch Pestizide hin: So war im Juni 2005 im Bericht der „Chemischen und Veterinäruntersuchungsämter in Baden-Württemberg" nachzulesen, dass die mittlere Pestizidbelastung von Lebensmitteln in der konventionellen Landwirtschaft über 60 Mal höher ist als in Bio-Lebensmitteln. Bei Bio-Produkten findet man dagegen nur in verschwindend wenigen Fällen Verunreinigungsspuren von Pflanzenschutzmitteln, die von Anwendungen auf konventionellen Nachbarfeldern stammen. Man versucht durch Abstandhalten zu verhindern, dass irgendwelche Pestizidspuren des Nachbarn auf Bio-Felder übergreifen. Da jedoch zwischen 40 und 90% der angewendeten Pestizide verdunsten können, ist man leider vor den Giftstoffen nicht zu 100% sicher. Das wäre man erst, wenn niemand mehr die Problemsubstanzen verwenden würde.

Leider schützen uns also weder die Behörden noch das Gesetz davor, belastete Lebensmittel zu verspeisen, und niemand hat ein Analysengerät zu Hause, um die Belastung festzustellen. Der Datenschutz, dem die Behörden unterliegen, tut ein übriges, damit wir nicht erfahren, wer uns „vergiften" bzw. mit krebsauslösenden Substanzen belasten will. Das bedeutet für Sie:

Am besten schützen Sie sich durch Kauf von ökologisch erzeugtem Gemüse und Obst.

Dort dürfen chemisch-synthetische Pestizide erst gar nicht verwendet werden – ohne darüber zu diskutieren, ob die Rückstände nun gesundheitsschädlich sind oder nicht!

Nitrat, Nitrit, Nitrosamine – nicht nur Babys sind gefährdet!

Bei den Mangelsubstanzen, die das Wachstum der Pflanzen hemmen, spielt Stickstoff die herausragende Rolle. Bekommt die Pflanze nicht genug davon, so ist eine Unterversorgung und damit starke Wachstumshemmung damit verbunden. Dies bedeutet deutliche Ertragseinbußen. Also düngte man nach dem Motto: „Viel hilft viel" mit den bekannten Folgen wie z. B. hohe Nitratkonzentrationen (Nitrat ist die Form von Stickstoff, die üblicherweise gedüngt wird) im Trinkwasser.

Zuvor oder gleichzeitig gelangt Nitrat jedoch durch den massiven Einsatz von stickstoffhaltigem Mineral- und Naturdünger in die Böden.

Je nach Sorte können Pflanzen Nitrat speichern. Sie nehmen Nitrat aus dem Boden auf und reichern es in den Pflanzenteilen an, die unter Lichteinfluss Nährstoffe bilden. „Bei Salaten sind das vor allem die äußeren Blätter und die Blattrippen. Fehlt Licht, wird Nitrat nur unvollständig abgebaut und die Gehalte steigen. Auch allzu reichliche Düngergaben können zu erhöhten Nitratwerten führen, ebenso wie der Treibhausanbau selbst" so ÖKOTEST im Februar 2005. Ist das Nitratangebot jedoch so hoch, dass die Pflanzen es nicht mehr speichern können, erfolgt – abhängig von der Bodenstruktur – eine mehr oder weniger schnelle Auswaschung in das Grundwasser.

Ist Nitrat gesundheitsschädlich?

Nitrat an sich ist für Erwachsene relativ harmlos. Es ist nur in sehr hohen Konzentrationen gesundheitsschädlich. Bis zu 219 mg Nitrat tägliche Aufnahme sind für einen 60 kg schweren Erwachsenen durchaus tolerierbar. Man vermutet dennoch, dass hohe Nitratkonzentrationen im Trinkwasser die Ursache des gehäuften Auftretens von Magenkrebs in bestimmten Regionen Bayerns sind. Gerade dort könnte dies der Fall sein, wo noch hauseigenes Brunnenwasser verwendet wird, dessen Nitratgehalt und mikrobielle Belastung nicht kontrolliert wird. Allein daran sieht man, wie wichtig ein geringer Nitratgehalt im Trinkwasser ist.

Weitaus gefährlicher als Nitrat ist das daraus entstehende Nitrit einzuschätzen: 0,2 mg Natriumnitrit/kg Körpergewicht werden täglich von der Welt-Gesundheits-Organisation (WHO) gerade noch als akzeptabel angesehen, auch deshalb, weil es als krebserregend gilt. Nitrit entsteht an vielen Stellen im menschlichen Organismus durch Bakterien. Sie können im Speichel und Magen-Darm-Trakt sowie an infizierten Schleimhäuten der Harnblase und des Rachenraums Nitrat zu Nitrit umwandeln.

Im sauren Magen können sich diese Bakterien nicht vermehren und auch kein Nitrit bilden. Deshalb wird

Nitrat nur bei Säuglingen, deren Magen noch nicht den Säuregrad von Erwachsenen hat (bis zum vierten Lebensmonat) im Magen in Nitrit umgebaut. Nitrit stört bei Babys den Sauerstofftransport des Blutes und kann zur lebensgefährlichen Blausucht führen. Das bedeutet: Kleinkindern kein nitratreiches Gemüse (s. Kapitel Gemüse im Teil III) oder Wasser geben.

Auch außerhalb des menschlichen Körpers bauen Bakterien Nitrat zu Nitrit um – um so mehr, je mehr Nitrat ihnen zur Verfügung steht. Kühlschranktemperaturen senken die Bakterienaktivität, deshalb sollte man diese Temperaturen zur Aufbewahrung vorziehen.

Ebenfalls gefährlicher als Nitrat sind – auch für Erwachsene – die Nitrosamine. Sie entstehen unter Hitzeeinwirkung beim Braten und Grillen oder auch im sauren Magen aus dem mit der Nahrung zugeführten Nitrit und Eiweiß – und zwar umso mehr, je mehr Nitrit vorhanden ist. Auch im Pökelsalz von Fleischwaren und einigen Käsesorten ist Nitrit enthalten. So werden 95% aller Wurst- und Fleischwaren mit Nitrit-Pökelsalz konserviert. Nitrit soll den Verbraucher vor Fleischvergiftung (Botulismus) bewahren und dem Produkt das besondere Aroma und die appetitlich-rosige Farbe verleihen. Keinesfalls darf derart behandeltes Fleisch gegrillt werden, weil sich durch die große Hitze verstärkt die krebserregenden Nitrosamine bilden.

Die Gefährlichkeit der Nitrosamine liegt in ihrer krebserzeugenden, erbgut- und teilweise embryoschädigenden Wirkung. Substanzen, die im Blut von Rauchern und Passivrauchern vorkommen, wirken verstärkend auf die Nitrosaminbildung. Vitamin C und Vitamin E hemmen dagegen seine Entstehung.

Nitratgehalt in Bio-Gemüse, Treibhaus- und konventionellen Produkten

Der Gehalt an Nitrat im Gemüse hängt sehr stark von der Anbauform ab. Folgende Nitratwerte wurden im konventionellen Landbau z. B. bei ***Feldsalat*** gefunden: 1.170 mg/kg, fast die dreifache Menge im ***Treibhaussalat***

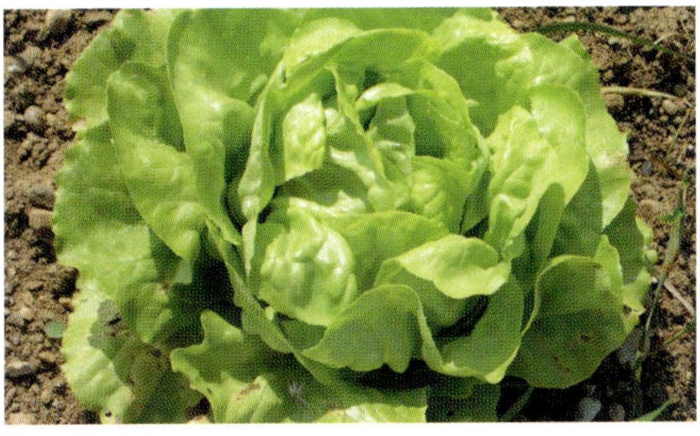

Salat besser nur in Bio-Qualität kaufen

(3.200 mg/kg) und am wenigsten im ***Salat aus biologischem Anbau*** (710 mg/kg). Bei ***Petersilie*** wurden deutlichere Werte gefunden: Konventionell: 840 mg, Treibhaus: 3.400 mg, ökologischer Anbau: 110 mg.

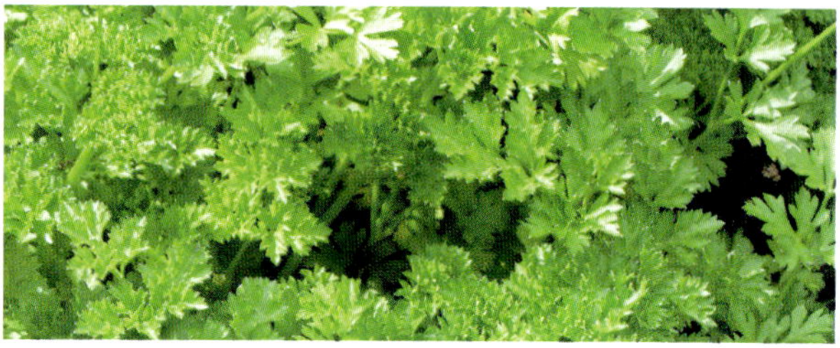

In konventioneller Petersilie wurden hohe Nitratkonzentrationen gefunden

In ***Bio-Möhren*** fand man einen 3–4fach niedrigeren Nitratgehalt als in konventionellen.

Wenn man diese beispielhaften Werte kennt, wer würde da seinem Baby noch Gemüse aus Treibhaus- oder konventionellem Anbau geben?

Wenn die Lichtverhältnisse ungünstig sind, wie im Treibhaus oder unter der Folie, kann sich Nitrat in den Pflanzen anreichern.

Bei Blattgemüse sind die Stiele und Rippen, bei Salaten und Chinakohl die äußeren Blätter besonders nitratreich.

Um die Nitratzufuhr möglichst gering zu halten, empfiehlt es sich, Saisongemüse aus Freilandproduktion zu essen. Abwechslung, auch beim Gemüsekonsum, reduziert die Gesamtbelastung. Für Sie ist daher wichtig:

„Bio" bedeutet die geringste Nitratzufuhr

Man gönnt sich ja sonst nichts: Schadstoffe in Fleisch und Fleischprodukten

Antibiotika

Die ursprünglich gemütliche Wildsau ist zum mageren, krankheitsanfälligen und stressempfindlichen Fleischberg verkommen. Deshalb, und auch aus Gründen der schnelleren Gewichtszunahme, werden dem Futter Antibiotika zugesetzt, ohne dass das Tier krank ist.

Die große Gefahr bei der Fütterung dieser Chemikalien – auch beschönigend als „Leistungsförderer" bezeichnet – ist das Auftreten von resistenten Keimen (d.h. gegenüber Antibiotika unempfindlichen Bakterien) auch gegen diejenigen Antibiotika, die beim Menschen verwendet werden. Und obwohl diese Human-Medikamente bei der Tierzucht gar nicht eingesetzt werden dürfen, tauchten immer wieder Resistenzen (man spricht hier von „Kreuzresistenzen") auch gegen diese Antibiotika auf. Am 14.12.1998 schließlich wurde bekannt gegeben, dass die EU zukünftig nur noch die Anwendung von vier Antibiotika in der Tiermast bis Anfang 2006 erlaubt. Dieses Verbot der Anwendung von Antibiotika als Wachstumsförderer in Futtermitteln trat am 01.01.2006 in Kraft.

Aber unser Fleisch kommt nicht nur aus der EU: In Geflügelfleisch aus Brasilien wurde 2002 das verbotene Antibiotikum Nitrofuran entdeckt. Die EU erließ deshalb im Oktober desselben Jahres eine Schutzklausel, nach der das Fleisch grundsätzlich bei der Einfuhr auf Rückstände der verbotenen Tierarzneimittel untersucht werden muss. Als kaum noch Nitrofuran gefunden wurde, hob man die Schutzklausel wieder auf ÖKOTEST meinte dazu: „Die Produktionsbedingungen in der Geflügelmast haben sich sicherlich trotzdem nicht grundlegend geändert. Es gibt genügend erlaubte Antibiotikaalternativen. Bleibt abzuwarten, ob Nitrofuran – oder eine ähnliche Problematik – nach einiger Zeit erneut auftritt."

Man darf nicht vergessen, dass Antibiotika – werden sie vom Tier nun aufgenommen oder nicht – im Kot und in der Gülle landen, damit auch in der Umwelt. Welche Bakterien dadurch resistent werden, wird sich in Zukunft zeigen. Tatsache ist, dass inzwischen von Ärzten z. B. bei der Bekämpfung von Helicobacter pylori (ein Bakterium, das in letzter Konsequenz Magengeschwüre hervorrufen kann) erst getestet wird, ob das vorgesehene Antibiotikum überhaupt wirkt. Nach Auskunft der Ärzte kommen Resistenzen relativ häufig vor.

Dabei kann man offensichtlich ganz leicht auf die nicht gerade ungefährlichen Antibiotika verzichten: Schweden verbot den Einsatz von Antibiotika in der Tiermast bereits 1988, in Dänemark verzichten die Geflügel- und Schweinemäster freiwillig auf ihren Einsatz. Es stellt sich die Frage, warum das bei uns nicht möglich ist?

Neue Untersuchungen von der Universität Paderborn zeigen, dass Antibiotika aus der Schweinehaltung sogar von Pflanzen aufgenommen werden. Sie gelangen über die Gülle, die als Dünger eingesetzt wird, auf die Felder.

Die Antibiotika wurden in Feldsalat und im reifen Korn von Winterweizen entdeckt. Mehr dazu im Kapitel: „Vorteile artgerechter Tierhaltung für den Menschen“ (siehe ab Seite 74).

Hormone

Durch Sexualhormone, die bis zu 30% mehr Fleischansatz garantieren, kann ein Drittel der Futtermenge eingespart werden, und das Tier kann nach kürzerer Mastzeit geschlachtet werden.

Hormone zu Mastzwecken sind in der EU verboten. Sie dürfen jedoch zu tiermedizinischen Zwecken eingesetzt werden, z. B. zur Behandlung von Fruchtbarkeitsstörungen bei Milchkühen. Aufgrund der doch recht strengen Kontrolle findet man in deutschen Fleischprodukten praktisch keine Hormone mehr.

Dagegen gehören in den USA und oft genug auch in Kanada Hormone einfach zur Mast dazu, und inzwischen vermutet man, dass die extreme Dickleibigkeit und der zugehörige unnatürliche Fettansatz zahlreicher US-Amerikaner mit auf diese Chemikalien zurückzuführen ist. Leider werden Hormone immer wieder im Importfleisch nachgewiesen.

Nie wieder Angst vor BSE (Rinderwahnsinn)

BSE (Bovine Spongiforme Enzephalopathie) entstand vermutlich, weil man Kadaver von Schafen, die an Scrapie (Traberkrankheit) gestorben waren, in Pulver verwandelte, nur mäßig erhitzte und an strenge Vegetarier – nämlich Rinder -verfütterte.

Vieles ist bei BSE noch unbekannt oder wird verschleiert. Sogar bestimmte Pestizide gerieten in Verdacht, die Krankheit auszulösen. Ob BSE auf den Menschen übertragbar ist, wird immer noch von einigen bestritten. Man ist sich jedoch sicher, dass die neue Form der Creutzfeld-Jakob-Krankheit (CVJK) die menschliche Variante des Rinderwahnsinns ist. Hätte man damals, als 1987 die ersten Fälle von „Rinderwahnsinn“ in Großbritannien auftraten, sofort gehandelt, dann hätte sich BSE nicht über ganz Europa und darüber hinaus verbreitet.

Ob die Gefahr der Ansteckung groß ist, lässt sich nicht beantworten. Betrachtet man die Anzahl der CVJK-Erkrankungen in England, wo alle BSE-infiziertes Fleisch bzw. tierische Bestandteile gegessen haben – und wenn nur in Tablettenform durch Gelatine – dann muss man realistischerweise sagen, dass Rauchen und Autofahren weitaus gefährlicher sind. Es bleibt jedoch abzuwarten, ob hier nicht noch etwas „nachkommt". Angeblich befürchtet Großbritannien 200.000 Erkrankungen. Hoffen wir, dass es nicht so weit kommt!

BSE ist in Europa rückläufig, Ausnahme: Deutschland. Hier stieg die Zahl der bestätigten BSE-Fälle erstmals seit 2001 wieder an. So erkrankten nach offiziellen Angaben im Jahre 2004 65 Rinder, 2003 waren es nur 54. In vier Jahren wurden 350 BSE-Fälle in Deutschland (Stand 9.11.2004) registriert – mit eher steigender, statt fallender Tendenz – trotz generellen Fütterungsverbots für Tiermehl. Das Prinzip: Man erzeugte Fleisch (z. B. Pute, Hühnchen, Schweine und Fisch, die ganz legal mit Tiermehl gefüttert werden durften), so billig wie möglich, um auf dem Weltmarkt konkurrieren zu können. Dabei ist die Gesundheit des Konsumenten Nebensache.

Die Lösung: Man kauft nur Bio-Fleisch. Die Tiere dürfen nicht mit Tiermehl gefüttert werden. Nur dieses Öko-Fleisch bietet die größtmögliche Sicherheit gegenüber dem BSE-Erreger. Bereits seit 1980 ist die Verfütterung von Tiermehl auf Bio-Höfen verboten. Dazu kommt: Wenn die Theorie mit den Pestiziden stimmt, dann haben Sie bei den Öko-Produkten nochmals Glück: Bio-Bauern dürfen keine verwenden. Und etwas ganz Erfreuliches: Bei Gelatine war man sich bislang nicht sicher, ob sie BSE übertragen kann. Da deren Herstellung sehr kostenintensiv und aufwändig ist, gab es keinen Erzeuger, der bereit war, Gelatine nur aus Bio-Rindern herzustellen: Das ist vorbei. Z. B. in den REWE-Märkten, bei Rossmann und Norma bekommen Sie Bio-Gummibärchen mit echter Bio-Gelatine!

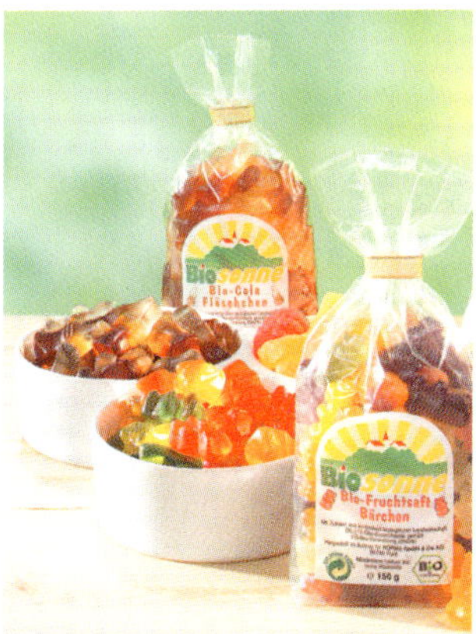

Nicht nur bei Norma bekommen Sie Gummibärchen mit echter Bio-Gelatine

BIO SONNE
Die Sonnenseite des Lebens

2. Konservierte Lebensmittel – Methoden und empfehlenswerte Konservierungsformen

Die Haltbarkeit von Lebensmitteln zu verlängern und sie nicht täglich neu beschaffen zu müssen, das wollten Menschen schon immer. Aber welche konservierten Lebensmittel sollten Sie besser im Regal stehen lassen?

Gesundheitsschädliche Konservierungsmethoden

Verschiedene Konservierungsverfahren, die früher aus Mangel an Kühlgeräten üblich waren, sollten heute nicht mehr oder zumindest so wenig wie möglich eingesetzt werden. Dazu gehören: Salzen, Pökeln (ca. 95% der deutschen Fleischwaren werden gepökelt) und räuchern.

Die Konservierungsmittel

Sie hemmen das Wachstum von Bakterien und Schimmelpilzen. Im Kapitel „Die verflixten E´s" finden Sie mehr darüber. Dort werden Sie auch sehen, dass für Bio-Lebensmittel nur die natürlichen Varianten zugelassen sind.

Bestrahlte Lebensmittel aus dem Supermarkt?

Bereits seit dem Dezember 2000 dürfen auch in Deutschland getrocknete aromatische Kräuter und Gewürze bestrahlt werden. Pro Jahr weltweit etwa 200.000 Tonnen Lebensmittel werden mit Elektronen-, Röntgen- oder Gammastrahlen behandelt, der Großteil davon sind Gewürze und Kräuter. Ziel der Bestrahlung ist es, krankheitserregende und den Verderb verursachende Mikroorganismen zu verringern, ein Auskeimen von z. B. Kartoffeln zu verhindern oder die Reifung zu unterbinden. Die Wirkung besteht darin, dass Veränderungen der Erbinformationen ausgelöst werden. Die dadurch entstehenden Schäden an der Erbsubstanz beeinträchtigen zahlreiche Zellfunktionen. Vor allem können sich die Mikroorganismen nicht mehr vermehren. Der Vorteil der Bestrahlung liegt darin, dass sie nur mit einer begrenzten Erwärmung verbunden ist. Auf diese Weise können sogar gesundheitsgefährdende ***Mikroorganismen*** in gefrorenen Produkten vernichtet werden, ohne Gefahr des Auftauens.

Die gängige Meinung ist, dass Bestrahlung von Lebensmitteln keine Gesundheitsgefahr bedeutet. Dazu gibt es jedoch auch andere Ansichten. So weisen z. B. Christine Kretschmer und Alexander Herzog in ihrem Buch „Gesunde Ernährung bei Krebs“ darauf hin, dass beim Bestrahlen nicht alle krankheitserregenden Mikroorganismen getötet werden, der Verderb daher nicht sichtbar ist und dennoch voranschreitet. Auch strahlungsresistente Mikroorganismen können sich vermehren. Ganz davon abgesehen, dass Prione (Auslöser von BSE), Botulismuserreger und Viren bei der derzeit angewandten Dosis nicht abgetötet werden. Außerdem gehen beim Bestrahlen Vitamine verloren, z. B. verliert die Kartoffel 40% ihres Gehalts an Vitamin C. Auch andere Untersuchungen berichten von Vitaminverlusten durch Bestrahlung in Abhängigkeit von der Dosis und der Zeit.

Was außerdem dagegen spricht, ist, dass hier im Grunde wieder eine Verbrauchertäuschung vorliegt. Werden frisches Obst und Gemüse angeboten, die bestrahlt sind, so handelt es sich durch die Bestrahlung im Grunde um gekochte Waren bzgl. des Vitamin- und Enzymgehaltes (Enzyme s. Anhang, Lexikon). Es ist zu befürchten, dass Hygienemängel z. B. bei der Verarbeitung von Fleisch und Lagerung damit vertuscht werden. Auch von Restspuren an Radioaktivität ist die Rede.

Fütterungsversuche mit bestrahlten Lebensmitteln zeigten so krasse Ergebnisse wie Krebs, Fruchtbarkeitsstörungen, Schäden an inneren Organen bis hin zu tödlichen, inneren Blutungen.

Man darf auch die Umweltgefährdung durch Radioaktivität beim Transport und Betrieb nicht übersehen. So gelangte u. a. in Hawaii radioaktives Wasser in das öffentliche Abwassersystem.

Sind Kräuter und Gewürze bestrahlt, so muss das in Deutschland entsprechend gekennzeichnet werden. Dies gilt sowohl für lose als auch verpackte Ware. Sie erkennen dies an der Angabe „bestrahlt“ beziehungsweise „mit ***ionisierenden Strahlen*** behandelt“.

Bio-Gewürze und Bio-Kräuter sind nicht bestrahlt, da die EU-Öko-Verordnung nicht nur die Bestrahlung zur Konservierung von Kräutern verbietet.

Die schadstoffärmste Konservierung: Gefrieren

Einfrieren ist die schonendste Konservierungsmethode überhaupt. Vitamine bleiben hier weitgehend erhalten. Bestimmte Eiweiß-Verbindungen, Eisen und Vitamine der B-Gruppe werden sogar in besser verwertbare Formen überführt. Das erklärt auch die Beobachtung mancher Menschen, dass sie auf bestimmte normalerweise allergieauslösende Lebensmittel nicht mehr empfindlich reagieren, wenn das Produkt eingefroren war. Nur feldfrisches Gemüse schneidet besser ab als tiefgefrorenes. Und es gibt Bio-Gefrierprodukte inzwischen in großem Angebot in Supermärkten und anderen Anbietern wie z. B. der Bio-Markt in der Karstadt Feinkost GmbH (s. Bild und Teil III Fertiggerichte).

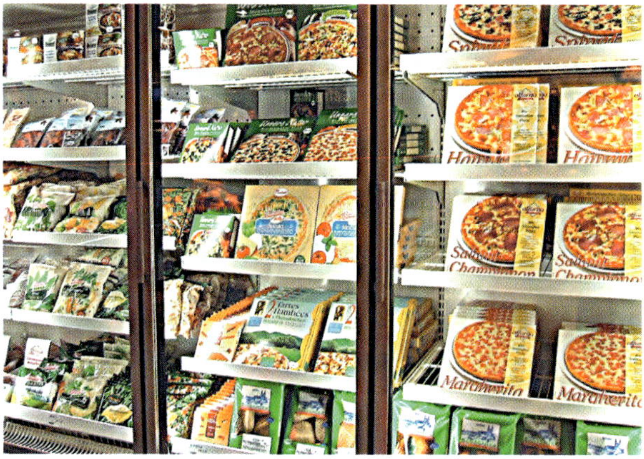

Bio-Gefrierwaren gibt es in Hülle und Fülle

3. Die verflixten E´s – Was man so alles isst: Zusatzstoffe und Co.

Was man so alles in „Lebensmitteln" findet, was absichtlich hineingegeben wird, ist – freundlich formuliert – erstaunlich: Farbstoffe, um z. B. einen Fruchtanteil vorzutäuschen, künstliche und angeblich „natürliche" Aromastoffe etc. (s. folgende Tabelle). Mehr als 18 Kilo chemischer Zusatzstoffe nimmt jeder Deutsche durchschnittlich im Jahr zu sich. Die Industrie wird nicht müde, immer wieder neue zu entwickeln, und die EU, diese zuzulassen – etwa 7.500 findet man in gängigen Listen, etwa 311 (waren es zumindest beim Schreiben des Buches, vielleicht sind es inzwischen schon wieder mehr...) davon sind mit E-Nummern bezeichnet.

Bedeutung und Wirkung von Zusatzstoffen	
Zusatzstoff	**Wirkung**
Antioxidationsmittel	Verlängerung der Haltbarkeit, durch Verhindern der Reaktionen von Sauerstoff mit Lebensmittelbestandteilen
Emulgatoren	Verbinden von eigentlich nicht miteinander vermischbaren Lebensmittelbestandteilen, z. B. Öl und Wasser, Eiweiß und Luft. Unverzichtbar z. B. für Schokolade. Möglich: Einlagerung von Wasser statt Muskelfleisch in Wurst
Farbstoffe	Färben von Lebensmitteln zur Verbesserung des Aussehens und Verkaufsförderung, kann z. B. Fruchtanteil oder Eigehalt vortäuschen
Geliermittel (Feuchthaltemittel, Verdickungsmittel)	Binden Flüssigkeiten und verdicken bzw. verfestigen sie. Beeinflussung des Schmelzverhaltens (Speiseeis) oder des Kaugefühls bei Süßwaren. Möglich: „schnittfest" machen von Wasser z. B. in Wurst. Manche davon binden wichtige Mineralstoffe wie Eisen, Zink oder Kalzium, so dass sie dem Körper nicht mehr zur Verfügung stehen
Geschmacksverstärker	Verstärken Geschmacksnoten eines Lebensmittels, prägen als Grundstoff standardisierter Würzmischungen den Normgeschmack von Fertiggerichten, können zu übermäßigem Verzehr anregen und dadurch Übergewicht fördern. Durch die Geschmacksverstärkung können Rohstoffe eingespart werden, da sie bereits in geringerer Menge denselben Geschmack hervorrufen wie die tatsächlich vermutete Menge. Gefahr der Abstumpfung von Geschmacksnerven bei häufigem Konsum, Bp.: Glutamat
Pack- und Treibgase	Pressen z. B. Lebensmittel aus der Verpackung wie Sahne aus Sprühdosen, schützen vor Verderb, hemmen das Wachstum von Bakterien (z. B. bei Hackfleisch) und bewahren das Lebensmittel vor Druckbeschädigung (z. B. bei vorgeschnittenen Rohkostsalaten)

Warum Zusatzstoffe?

Zusatzstoffe haben in der Regel für die VerbraucherInnen keine Vorteile – diese haben vorwiegend die Hersteller. Es soll verhindert werden, dass Qualitätsmängel auffallen. Indem Konservierungsstoffe hinzugefügt werden, soll die Produktion verbilligt sowie Lagerung und Transport vereinfacht werden. Wasser wird in das Produkt eingelagert und schnittfest gemacht, damit man es teuer verkaufen kann etc. etc.. Nicht umsonst heißt es im Lebensmittel- und Bedarfsgegenständegesetz, dass Zusatzstoffe untergemischt werden, um technologische Wirkungen wie Konservieren, Färben oder Dicken zu erzielen. Und dazu zählen nun einmal Süßstoffe, Farbstoffe, Antioxidantien oder Stabilisatoren.

Was sind eigentlich E-Nummern?

E-Nummern („E" steht für Europa) gelten für alle Länder der Europäischen Union (EU), teilweise sogar weltweit, und kennzeichnen erlaubte Zusatzstoffe. Sie sind i.d.R. nicht als Nahrungsmittel frei verfügbar.

Neben den vielen E-Nummern gibt es noch zahlreiche andere Substanzen ohne E-Nummern, z. B. ca. 2.700 Aromastoffe oder die sogenannten „Nicht-Zusatzstoffe" oder „Technischen Hilfsstoffe", die nicht aufgeführt werden müssen (s. „Was ist nicht gekennzeichnet?"). So können sich z. B. die meisten Enzyme, incl. der gentechnisch erzeugten, im Produkt verstecken, ohne dass sie genannt werden müssen.

Das bedeutet für Sie: Es ist hilfreich, die Zutatenliste anzusehen. Damit können Sie problematische Zusatzstoffe sofort erkennen und auf das Lebensmittel verzichten. Aber Sie können nicht sicher sein, dass keine weiteren, nicht deklarationspflichtigen Stoffe im Produkt enthalten sind.

Sind Zusatzstoffe gesundheitsschädlich?

Diese Frage muss man wie so viele mit einem deutlichen „Jein" beantworten. Eigentlich müssen Zusatzstoffe auf ihre gesundheitsschädliche Wirkung getestet sein. Für die meisten der Stoffe wird in Tierversuchen festgestellt, welche Mengen dieser Substanzen ein Mensch ohne gesundheitlichen Schaden täglich zu sich nehmen kann. Die unschädliche Wirkungsdosis für Tiere wird meist nochmals auf ein Hundertstel reduziert. Man nennt das dann den ADI-Wert (s. Anhang, Lexikon). Relativ sicher meinen Sie? Zum einen gilt die Unbedenklichkeit nur, wenn die Menge der Zusatzstoffe den zulässigen Bereich nicht überschreitet. Außerdem gibt es namhafte Ärzte, die von einer Belastung des Immunsystems sprechen bzw. von bestimmten Zusatzstoffen, von denen bekannt ist, dass sie tatsächlich krank machen – v.a. auch Kinder. Neurodermitis, Hyperaktivität, Allergien, Migräne sind Beispiele von Erkrankungen, die durch gewisse Zusatzstoffe zumindest gefördert, wenn nicht ausgelöst werden. Raymund Pothmann, Kinderneurologe und Leiter des Zentrums Kinderschmerztherapie am Hamburger Klinikum, stellte fest, dass manche Zusatzstoffe in Nahrungsmitteln bei Kindern Schmerzen verschlimmern können. Er verdächtigt besonders das Verdickungsmittel E 407, das zum Beispiel in Quark- und Sahneprodukten steckt, außerdem das Vanillearoma, Zuckeraustauschstoffe, Farb- und Konservierungsstoffe. Diese Erkenntnisse sollen für Erwachsene genauso gelten.

Wechselwirkungen unterschiedlicher Stoffe untereinander und mit Umweltschadstoffen etc. kann man nur begrenzt testen. Individuelle Empfindlichkeiten und einseitige Ernährungsformen können auch nur bedingt untersucht werden. „Viele Gutachter sind nicht neutral, weil sie von der Industrie bezahlt werden“, so die Verbraucherzentrale. Auch dass manche Länder der EU bestimmte Stoffe nicht als so kritisch ansehen und sie dadurch zugelassen wurden, erleichtert die Sachlage nicht unbedingt.

Oftmals werden gesundheitsschädliche Wirkungen erst viele Jahre nach ihrem ersten Auftreten bekannt und erst lange danach ein Gesetz dagegen geschaffen. Das bekannteste Beispiel ist Asbest. Mehr als 60 Jahre, nachdem ein Arzt öffentlich auf die Gesundheitsgefahren hingewiesen hatte, wurde in Deutschland ein Gesetz dagegen verabschiedet.

Immerhin nimmt das Expertengremium „European Food Safety Authority“ seit 2003 die Zusatzstoffe bei der Zulassung genau unter die Lupe. Sie untersuchen die neuen Stoffe biochemisch und in klinischen Studien.

Neue Forschungen einzelner EU-Länder haben nun für Furore gesorgt: Es kam heraus, dass vor allem kleinere Kinder mit der von ihnen bevorzugten Kost offenbar weit höhere Mengen an Zusatzstoffen schlucken, als es laut ADI-Wert gesundheitlich unbedenklich wäre.

Gibt es harmlose Zusatzstoffe?

Oh ja, sogar die gibt es. Etwa 160 Substanzen mit E-Nummern werden als harmlos angesehen. Für den Verbraucher ist es allerdings beim Einkauf schwierig, diese sofort zu erkennen. Ein praktischer Führer von der Verbraucherzentrale kann Ihnen hier wertvolle Dienst leisten („Was bedeuten die E-Nummern?", s. Anhang, Quellen). Sie erkennen darin auch diejenigen, die für Öko-Lebensmittel zugelassen sind. Letztere sind entweder als unbedenklich eingestuft oder sie sind natürlichen Ursprungs, d.h. man findet sie auch in völlig natürlichen Lebensmitteln oder sogar in unserer Atemluft: Sauerstoff (E 948), Kohlendioxid (E 290) und Stickstoff (E 941) gelten auch als Zusatzstoffe mit E-Nummern!

Als Konservierungsstoffe ist nur Schwefel im Wein und Pökelsalz in der Wurst, Milchsäure, die sogar in unserem Körper gebildet wird, Apfelsäure, die Sie in jedem Apfel finden, Kohlensäure und Vitamin C (chemische Bezeichnung Ascorbinsäure) erlaubt. Außerdem finden Sie in Öko-Lebensmitteln Vitamin E (chemisch Tocopherol), Lecithin (kommt in jeder lebenden Zelle vor), Zitronensäure, die auch im menschlichen Körper gebildet wird, und viele ähnliche Zusatzstoffe, die entweder unbedenklich sind oder in der Natur sowieso vorkommen. Selbstverständlich können auch natürliche Substanzen Allergien auslösen. Nur: sie werden bei Produkten aus dem Naturkostladen und zum Teil bei Bio-Waren im Supermarkt und anderen Anbietern alle aufgeführt, so dass Sie sich davor schützen können.

In Bio-Lebensmitteln finden Sie keine Geschmacksverstärker und keine künstlichen Aromastoffe. Sie nutzen nur 1/6 der zugelassenen E-Nummern.

Davon rät die Verbraucherzentrale, Ökotest oder die Stiftung Warentest ab

Trotz EU-Zulassung raten Experten wie z. B. die Verbraucherzentralen bei folgenden Zusatzstoffen (s. Tabelle) generell vom Verzehr ab, ***da sie die Gesundheit beeinträchtigen können***. Die Folgen reichen von Übelkeit und Erbrechen bis zu Stoffwechselstörungen, Erstickungsanfällen bei Kindern etc..

Bei diesen E-Nummern rät die Verbraucherzentrale, ÖKOTEST oder die Stiftung Warentest konkret ab:

Substanz	Enthalten bzw. erlaubt:	Gesundheitsgefahren
E 104 (Chinolingelb): gelber Farbstoff	In gelb gefärbten Lebensmittel mit Angabe E 104 im Zutatenverzeichnis	Unter Krebsverdacht, in den USA verboten, in Einzelfällen allergieauslösend
E 123 (Amaranth): roter Farbstoff	Für Aperitifweine, Spirituosen und Fischrogen	In den USA verboten, in bestimmten Fällen allergieauslösend, vermutlich bei der Auslösung von Neurodermitis oder Asthma beteiligt, schädigt Erbgut in niedriger Dosis
E 127 (Erythrosin): rosaroter Farbstoff	Nur für Cocktailkirschen, kandierte Kirschen oder Kaiserkirschen in Obstsalat mit Kirschanteil und Lippenstiften	Unter Krebsverdacht, kann Jod abgeben und die Schilddrüsenfunktion beeinflussen, in Einzelfällen allergieauslösend, evtl. Ursache für die unkontrollierte Impulsivität von hyperaktiven Kindern, hormonelle Effekte
E 284 und 285 (Borsäure und seine Natriumverbindung): Konservierungsstoffe	nur noch für echten Kaviar (Störrogen)	Reichert sich im Körper an und verursacht bei langfristiger Aufnahme Durchfälle und innere Organschäden, ein Gegenmittel ist unbekannt
E 385 (Kalziumdinatriumethylendiamintetraacetat = Kalziumdinatrium-EDTA): Antioxidationsmittel und Komplexbildner	nur für Dosen und Glaskonserven, Halbfettmargarine und gefrorene Krebstiere	Bindet Mineralstoffe und kann dadurch zu deutlichen Beeinträchtigungen im Stoffwechsel führen. Für Kinder unter 2 Jahren definitiv ungeeignet
E 425 (Konjak): Gelier- und Verdickungsmittel sowie Füllstoff	z. B. in Glasnudeln oder fernöstlichen Spezialitäten, verboten für Gelee-Süßwaren in Deutschland, EU bereitet generelles Verbot vor	Behindert Aufnahme wichtiger Nährstoffe; bei Geleefrüchten Erstickungsanfälle bei Kindern möglich
E 512 (Zinn-II-Chlorid): Antioxidationsmittel und Farbstabilisator	Nur für Dosen- und Glaskonserven mit weißen Gemüsesorten, um die helle Farbe zu erhalten	In hohen Mengen Übelkeit und Erbrechen möglich
E 999 (Quillajaextrakt): Süßstoff	Nur für aromatisierte nicht alkoholische Getränke auf Wasserbasis (z. B. Ginger Ale) oder Apfelwein (Cidre)	Enthält Blutgifte (Saponine), war daher in Deutschland verboten

Bei vielen Zusatzstoffen ist eine gentechnische Synthese möglich. Hier weiß man noch nicht, ob dies eine gesundheitsschädliche Wirkung haben kann oder wird.

Die Stiftung Warentest hat auch bei ***Phosphaten*** (E 338–341, E 450–E 452) Bedenken. Eigentlich sollte der Zusatz davon möglichst gering sein, um das Phosphat-Kalzium-Verhältnis und damit die Knochenstabilität nicht zu gefährden (s. hierzu mein "Mineralstoff-Kochbuch" und „Die Vitaminlüge", dort gehe ich intensiv auf die Problematik mit Phosphat ein). Die Deutsche Gesellschaft für Ernährung empfiehlt täglich nicht mehr als 800 Milligramm Phosphat zu sich zu nehmen – sonst könne es zu Störungen im Kalziumstoffwechsel kommen. Die Bundesbürger nehmen jedoch etwa die doppelte Menge auf. Vor allem Kinder, die viel Kalzium zum Aufbau ihrer Knochen brauchen, sind dadurch gefährdet. Eine amerikanische Studie stellte fest: Sportliche Mädchen, die viel Cola trinken, erlitten 5mal häufiger Knochenbrüche als Mädchen, die lieber Mineralwasser trinken. Auch bei anderen Teenagern, die die sprudelnden Softdrinks bevorzugen, war das Risiko für einen Knochenbruch erhöht. Das Zappelphilipp-Syndrom soll zumindest zum Teil auf die hohe Phosphatzufuhr zurückgehen.

Bedenklich sind außerdem Sulfite (E 220–E 228) und so harmlos klingende Substanzen wie ***Zitronensäure*** (E 330–E 333). Letztere können aufgrund der Säure bedenklich sein. Sie kann bei Dauergenuß wie mit Eistee aus Nuckelflaschen, die Zähne regelrecht auflösen. Ausnahmsweise finden Sie diese Substanz auch in Bio-Lebensmitteln. Da sie dort jedoch nicht als E-Nummer, sondern direkt aufgeführt ist, haben Eltern die Chance, die Substanz auszuschließen.

Manchmal hilft uns die EU auf die Sprünge

Leider ist es nicht so, wie uns einige unserer PolitikerInnen immer glauben machen wollen: wir sind nicht das große Vorbild bei den Lebensmitteln. Deshalb greift die EU manchmal ein. So erfahren VerbraucherInnen seit Januar 2003, was tatsächlich in abgepackten Fleisch- und Wurstwaren, Fertiggerichten und Fleischkonserven enthalten ist. Die EU sorgt in ihren Etikettierungsvorschriften dafür, dass die Hersteller genau angeben müssen, von welchem Tier das verwendete Fleisch stammt. Auch darf nur noch als Fleisch bezeichnet werden, was Fleisch ist: Muskelfleisch. Vorher konnte man unter dem Begriff auch Fett, Innereien wie Herz, Darm oder Leber kaufen. Das muss nun separat angegeben werden, genauso wie Separatorenfleisch von Schweinen und Geflügel. Letzteres ist vom Rind nach wie vor wegen des BSE-Risikos verboten. Sind jedoch Fett und Bindegewebe mit dem Muskelfleisch verbunden, gelten sie immer noch anteilig als Fleisch. Allerdings sind die Höchstgehalte beschränkt: auf 30% bei Schweinefleisch, 25% bei Rind und 15% bei Vögeln und 10% bei Kaninchen.

Leider gilt die Kennzeichnung nicht für lose Ware beim Metzger. Dort müssen nur einige Zusatzstoffe deklariert werden.

... und noch mehr Verbesserungen gibt es – auch für Allergiker

Bisher mussten bei zusammengesetzten Zutaten wie z. B. Fruchtjoghurt, die genaue Zusammensetzung der Zutaten nur aufgeführt werden, wenn der Anteil (in diesem Fall die Fruchtzubereitung) mehr als 25% des gesamten Lebensmittels umfasste. Greenpeace kommentierte das folgendermaßen: „Ein 250-Gramm-Becher Erdbeerjoghurt enthält 8,75 Gramm Obst. Das ist weniger als eine halbe Erdbeere". Ein 250 g Becher Fruchtjoghurt muss nur 3,5% Frischfruchtanteil enthalten. Das bedeutet 8,75 g Obst. Dies entspricht etwa einer halben Erdbeere. Sie können sich sicher vorstellen, dass der Geschmack des Fruchtjoghurts dann nicht von den Früchten kommt...

Die ungenaue Kennzeichnung war insbesondere für Allergiker ein Problem, die nicht erfuhren, ob sich in dem Gemisch ein unverträglicher Stoff verbirgt. So musste auch nicht angegeben werden, woraus das „pflanzliche Öl" oder „Lecithin" gewonnen wurde (z. B. aus Soja). Das ist erfreulicherweise seit dem November 2005 vorbei. Europaweit werden nun zwölf Produktgruppen (s. Kasten), die als häufigste Auslöser von Lebensmittelallergien und -unverträglichkeiten bekannt sind, in der Zutatenliste ausdrücklich aufgeführt. Jetzt heißt es also nicht mehr nur „pflanzliches Öl", sondern „Pflanzliches Öl (aus Soja)".

12 Produktgruppen müssen zukünftig immer angegeben werden, egal wie viel davon im Lebensmittel ist:

glutenhaltiges Getreide	wie Weizen, Roggen, Gerste, Hafer, Dinkel, Grünkern, Kamut
Schwefeldioxid und Sulfite	bei mehr als 10 mg/kg oder 10 mg/l (dargestellt als SO_2)
Schalenfrüchte	wie Mandel, Pistazie, Hasel-, Wal-, Cashew-, Pecan-, Para- und Macadamianuss

Krebstiere, Milch (incl. Laktose/Milchzucker),
Senf, Eier, Fisch, Erdnüsse, Sellerie, Soja, Sesamsamen

Die neue Kennzeichnungspflicht umfasst zum ersten Mal sozusagen die „Zutaten der Zutaten". Um ein anderes Beispiel zu nennen: bei Brotaufstrichen muss die Gemüsemischung nun detailliert aufgeführt werden. Einige Hersteller (z. B. in Naturkostläden, Reformhäusern und manche Bio-Supermarktproduzenten) taten dies bislang schon, jedoch jetzt müssen alle diese Volldeklaration durchführen.

Ausnahmen gibt es noch, wenn die zugesetzten Zutaten nicht mehr als 2% des Lebensmittels ausmachen. Dies betrifft z. B. Gewürz- und Kräutermischungen aufgrund ihres geringen Gewichts. Ist jedoch in einer derartigen Mischung eine der erwähnten 12 Produktgruppen enthalten, muss sie angegeben werden. Dann findet man hinter der Bezeichnung „Gewürze" z. B. „enthält Sellerie".

Was ist nicht gekennzeichnet?

Bei verpackten Lebensmitteln gibt es Lücken in der Kennzeichnung:

- Wenn die zugesetzte Substanz keine sogenannte ***„technologische" Wirkung*** mehr hat, braucht sie im Endprodukt nicht mehr erwähnt zu werden. Ein Beispiel: wurden rohe Kartoffeln nach dem Schälen mit einem Mittel gegen Braunwerden behandelt, muss das auf der Kartoffelpüreepackung nicht erscheinen.
- ***Aromen*** dürfen Lösungsmittel, Füllstoffe, Geschmacksverstärker oder Konservierungsstoffe enthalten, die nicht aufgeführt werden müssen. Sogar Alkohol kann man deshalb in einigen Kinderlebensmitteln finden.

Ein Aroma besteht aus ca. 50–150 unterschiedlichen Bestandteilen. Damit kann fast jede Geschmacksvariante künstlich erzeugt werden, an die man sich schließlich so gewöhnt, dass man das künstliche Aroma für natürlich hält. Allergien können durch manche Aromastoffe auch ausgelöst werden.

- Und das Beste: Bei folgenden Lebensmitteln braucht man gar keine Zutaten anzugeben:
  - Einzeln verkaufte Zuckerfiguren
  - Lebensmittel in sehr kleinen Verpackungen, deren größte Einzelfläche weniger als 10 cm^3 beträgt
  - Bei lose verkauften Lebensmitteln wie z. B. Brötchen oder Aufschnitt vom Verkaufstresen müssen nur Gruppenbezeichnungen aufgeführt werden, z. B. Farbstoffe, Konservierungsstoffe etc. Ausnahme: Infoblätter oder Plakate müssen genauere Bezeichnungen aufweisen.

Wie geht man am besten mit den Zusatzstoffen um?

- So wenig Zusatzstoffe und so harmlose wie möglich sind die beste Voraussetzung für eine schadstoffarme Ernährung!
- Dies gelingt am leichtsten, wenn man wenig Fertiggerichte (z. B. Fertigsuppen und -kuchen, Dosenmahlzeiten, Brötchen oder Brezen zum Aufbacken, gefüllte Tortellini etc.), wenig verarbeitete Lebensmittel (nicht verarbeitet bedeutet z. B. frisches Obst und Gemüse), kauft. Sie sind oft mit zahlreichen Zusatzstoffen versehen, leicht zu erkennen an der langen Liste im Zutatenverzeichnis. „Kinder brauchen Selbstgekochtes", meint die Stiftung Warentest und: „Nur in natürlicher Kost stecken all jene Inhaltsstoffe, die der Körper zum Wachstum braucht, die langfristig für das Wohlergehen unentbehrlich sind. Fertigkost und Süßkram enthalten bestenfalls einzelne, zugesetzte Vitamine und Mineralstoffe" (s. hierzu auch mein Buch „Die Vitaminlüge").
- Zusatzstoffe, die von der Verbraucherzentrale, ÖKOTEST oder der Stiftung Warentest kritisch bewertet werden, siehe „Davon rät die Verbraucherzentrale... ab", sollte man meiden. Dies gilt vor allem für Kinder.
- Aromen oder Geschmacksverstärker beeinflussen unser natürliches Geschmacksempfinden. Am besten so wenig wie möglich „genießen".

Erfreulicherweise gibt es auch eine Neuregelung, die die Hersteller verpflichtet, die Gewichtsanteile von Zutaten präzise anzugeben, wenn sie im Produktnamen oder in Werbeaussagen auftauchen. Vor nicht allzu langer Zeit mussten nur die Zutaten dem Gewicht nach in abnehmender Reihenfolge aufgeführt werden. Da konnte man nur raten, wie viel von den jeweiligen Zutaten drinsteckte. Jetzt hat man zwar noch nicht ganz das Rezept, es lohnt sich jedoch, die Zutatenliste genau zu studieren. Dann erfährt man auch, dass in der Avocadocreme nur 5% Avocado stecken oder in der Spargelcremesuppe nur 6% Spargel.

- Lassen Sie sich nicht täuschen: es süßt nicht nur Zucker, sondern auch Glukosesirup oder Fruktose. Diese „Süßstoffe" muss man zusammenrechnen, wenn man genau wissen will, wie viel Zucker man zu sich nimmt.
- Wenn Sie sich weiter informieren wollen, so können Sie alle Zusatzstoffe und die rechtlichen Voraussetzungen im Internet nachsehen unter: www.zusatzstoffe-online.de.

Zutaten Boden: Weizenvollkornmehl*, Rohrohrzucker*, Weinsteinbackpulver (Säuerungsmittel: Weinstein, Backtriebmittel: Natriumhydrogencarbonat), Meersalz
Zutaten Belag: Rohrohrzucker*, Weizenvollkorngrieß*, Vanillepuddingpulver* (Rohrohrzucker*, Maisquellstärke*, Bourbon-Vanille*), Weinsteinbackpulver (Säuerungsmittel: Weinstein, Backtriebmittel: Natriumhydrogencarbonat), Meersalz, Bourbon Vanille*
*aus kontrolliert biologischem Anbau

Beispiel einer hervorragenden Zusatzstoffliste bei einem Bio-Produkt (Käsekuchen, Backmischung, Rossmann)

Wie Sie gelesen haben, werden für Bio-Lebensmittel – auch denjenigen aus dem Supermarkt, Discounter, Drogeriemarkt, Kaufhaus etc. – nur sehr wenige Zusatzstoffe verwendet. Sie sind entweder unbedenklich oder nur für Allergiker oder spezielle Bevölkerungsgruppen problematisch. Das bedeutet:

Zusatzstoffe in Bio-Lebensmitteln sind am unbedenklichsten!

4. Wie umgehe ich Gentechnik im Supermarkt?

Der überwiegende Anteil der Bevölkerung (79 Prozent der Bundesbürger) lehnen gentechnisch veränderte Bestandteile in der Nahrung ab. Nur 17% ist diese Frage egal, wenn der Preis stimmt. 94% der VerbraucherInnen will auch eine Kennzeichnung von tierischen Produkten, wenn die Tiere mit Gen-Pflanzen gefüttert wurden.

Aber nicht nur viele BürgerInnen, auch ganze Länder lehnen Gentechnik ab. Nur 4 – USA, Argentinien, Kanada und China – setzen Gentechnik im großen Stil in der Landwirtschaft ein.

Man darf eines nicht übersehen: die VerbraucherInnen sind mächtig. Sie können Gentech-Produkte dort lassen, wo sie gar nicht erst landen sollten: im Regal der Supermärkte. Mit dem Einkaufskorb kann man abstimmen, und die Industrie ist ängstlich auf das Image ihrer Marken bedacht. Wir müssen keine Gentechnik essen, wenn wir das nicht wollen. Aber sehen wir uns erst mal an, was Gentechnik eigentlich ist und wo man sie findet.

Was ist Gentechnologie eigentlich?

Im Fachjargon versteht man unter Gentechnik „die gezielte Neuprogrammierung von lebenden Zellen zur optimalen Produktgewinnung". Das heißt: hier verändert man gezielt die Erbsubstanz. Ein spezieller biologischer Prozess wird durch Veränderung der Gensubstanz „optimiert", indem man die erforderliche genetische Information direkt programmiert. Da alle Organismen nach demselben genetischen Prinzip gebaut sind, ist auch eine Übertragung über Artgrenzen hinweg möglich – ja, fremdes Erbgut (auch von Bakterien) kann mittels Gentechnologie sogar in menschliche Zellen eingeschleust werden – ohne dass wir es sofort merken.

Gentechnik kann in allen Bereichen der Lebensmittelproduktion verwendet werden: Vitamine, Aromastoffe, Enzyme (s. Anhang, Lexikon), Konservierungsstoffe etc. können von entsprechend gentechnisch veränderten Organismen hergestellt werden. Derart veränderte Organismen können aber auch direkt in den Lebensmitteln eingesetzt werden, z. B. zur Erzeugung von Joghurt und Käse oder Brot.

Gentechnologie in der Landwirtschaft

Mittels Gentechnik schien nun endlich ein Verfahren gefunden, das den Landwirt vor Ernteverlusten schützt und zwar z. B. mit Totalherbiziden. Darunter versteht man ein Herbizid (Mittel zum Bekämpfen von Unkraut), das alle Pflanzen abtötet, außer diejenigen, die resistent sind oder gentechnisch resistent gemacht wurden, z. B. „BASTA" und „ROUND-UP". Somit hat der Bauer tatsächlich keine Ernteausfälle durch Unkraut. Dabei übersieht man jedoch etwas: der Bauer muss das Saatgut vom Herbizidproduzenten erwerben – denn nur dieses hält das Gift aus. Das bedeutet schlichtweg: der Bauer wird ein abhängiger Kunde. Auch zu den Rückständen der Totalherbizide in den Lebensmitteln und im Boden, in dem die Pflanzen wachsen und wo sie mit dem Gift besprüht werden, hat die Industrie Rat: BASTA und ROUND UP sind schnell abbaubar. Ob dann gesundheitsfördernde Substanzen entstehen?

Einführung von Gentechnik durch die Hintertür!

Man darf dabei auch nicht vergessen: Die Kuh erhält nicht nur frisches Gras und Heu, sondern auch Kraftfutter wie Maiskleber und Soja. Und Soja wird zu 90% als Tierfutter verwendet – und da muss man bekanntlich nicht angeben, ob es gentechnisch verändert ist. „Dabei wird vor allem gentechnisch veränderte Soja gepflanzt, die unempfindlich gegen das Unkrautvernichtungsmittel Roundup der GenFirma Monsanto gemacht wurde", so kann man im EinkaufsNetz von Greenpeace nachlesen.

„80% der weltweit produzierten gentechnisch veränderten Pflanzen landen im Tierfutter von Kühen, Schweinen und Hühnern – der Verbraucher erfährt nichts davon. Denn tierische Produkte müssen nicht gekennzeichnet werden. So wird über den Einkauf von Milch, Joghurt, Käse, Eiern und Wurst der Anbau von Gen-Pflanzen gefördert", so Greenpeace. Ob es dann eines Tages heißt: „Was wollt ihr denn, ihr habt Gentechnik die ganze Zeit gegessen und es ist nichts passiert" (zumindest wurde das nicht veröffentlicht!)? Dies alles gilt nicht für Bio-Tiere! Für sie darf kein gentechnisch verändertes Futter verwendet werden. Dabei gibt es ausreichend gentechnikfreies Tierfutter – auch Soja und Mais – weltweit! „Außerdem lässt sich Sojaschrot durch Rapsschrot ersetzen", weiß Greenpeace. Alle Bio-Firmen garantieren den Verbrauchern, auf Gen-Futter zu verzichten.

Wozu braucht man eigentlich gentechnisch veränderte Lebensmittel, und sind sie riskant?

Die Industrie führt viele Gründe auf, gentechnisch veränderte Lebensmittel auf den Markt zu bringen, z. B. spezielle Produkte für Personen mit Ernährungskrankheiten zu entwickeln, oder den Hungernden in der Welt zu helfen. Auch sollen allergenarme Nahrungsmittel produziert werden. Dies überrascht, denn in die Sojabohne wurde das Gen für ein Eiweiß der Paranuss eingekreuzt. Dadurch konnten Paranussallergiker plötzlich auch kein Soja mehr essen. Man war gezwungen, die so veränderten Bohnen vom Markt zu nehmen. Auch die Anti-Matsch-Tomate („Endless-Summer-Tomate"), die verschleiert, wie alt die schön aussehende Tomate ist, ließ das Vertrauen in die neue Technik nicht gerade steigen. Zur Belustigung der Gegner wurde diese Tomate inzwischen wieder vom Markt genommen, da sie einfach nicht schmeckt!

In den USA sind z. B. folgende Gentech-Pflanzen bereits seit Jahren zugelassen: Tomaten, Kürbis, Raps, Mais, Sojabohne, Kartoffel.

Kritiker der Gentechnik, zu denen im übrigen Prinz Charles gehört, sehen viele Risiken, wie z. B. die Entstehung neuer Allergien oder – verfahrensbedingt – Antibiotikaresistenzen. Prinz Charles warnt außerdem vor Gefahren wie dem unkontrollierten Auskreuzen genmanipulierter Pflanzen auf wilde Verwandte, vor dem Entstehen kaum beherrschbarer Superunkräuter und Zerstörung der Artenvielfalt. Anders als bei der Züchtung werden bei der Gentechnik Artgrenzen nicht beachtet. Das bedeutet z. B., dass Erbsubstanz von Bakterien, Viren oder mikroskopisch kleinen Pilzen z. B. in Pflanzen und inzwischen auch in Tiere „eingepflanzt" werden. Da die Wirkung der eingepflanzten Gene aber nicht hundertprozentig vorhergesagt werden kann, unerwartete Effekte und Nebenwirkungen nicht ausgeschlossen werden können, befürchtet man eine Zerstörung des ökologischen Gleichgewichts, wenn die neuen genveränderten Lebewesen wie eingeschleppte Arten wirken (wie z. B. der Waschbär oder der Riesenbärenklau in Deutschland). In genmanipulierten Lebensmitteln können neue Giftstoffe entstehen oder Eiweiße, die Allergien auslösen, statt wie eingangs berichtet, sie zu beseitigen.

Ein weiteres Problem ist, dass gentechnisch veränderte Pflanzen (Bakterien, Viren...), einmal ins Freie ausgebracht, nicht mehr zurückgeholt werden können. Z. B. durch Pollenflug oder Insekten gelangen sie auch in nicht Gentech-Pflanzen. Das ist auch schon passiert: In Kanada hat sich der Gen-Raps über Pollenflug fast flächendeckend ausgebreitet. Bio-Bauern können dort keinen Raps mehr anbauen – sie können nicht mehr garantieren, dass ihr Raps von den Gentech-Sorten unbeeinflusst bleibt. Auch für uns besteht die Gefahr: Wenn Gentechnik erst mal Fuß fasst, wird sie sich über alle Äcker ausbreiten. Dann können wir nicht mehr zurück, ob wir wollen oder nicht.

Generell kann man Folgendes sagen: die Gentechnik ist zu jung, um Risiken sicher zu erkennen und Langzeitgefahren ausschließen zu können. Ob die Gentechnik für den Lebensmittelbereich entwickelt wurde, um den Menschen Gutes zu tun, darf bezweifelt werden. Jürgen Stellpflug, der Chefredakteur von ÖKOTEST, resümiert hier ganz eindeutig: „...für gesunde Lebensmittel braucht es keine Gentechnik. Den Nutzen von Mais beispielsweise, der gegen ein bestimmtes Pestizid unempfindlich gemacht wurde, haben einzig und allein die Hersteller des veränderten Saatguts und des Spritzmittels. Den Verbrauchern bleiben – wie so oft – nur die Risiken."

Was erlaubt das Gesetz?

Das Gesetz schreibt vor, dass bei Lebensmitteln Zutaten mit genetisch veränderter Erbsubstanz deklariert werden müssen. Jedoch muss diese Erbsubstanz nachweisbar sein und nicht „zufällig" und „unbeabsichtigt" in das Produkt gelangt sein. Seit dem 10. April 2000 ist eine neue EG-Verordnung in Kraft, die genauer regelt, was als „zufällig" gelten kann: Nachweisbare Anteile bis zu einem Schwellenwert von 0,9%. 0,3% wären besser – das erreichen einige Bio-Produzenten durchaus.

Hersteller, die auf ihren Produkten den Hinweis „ohne Gentechnik" anbringen, müssen nachweisen, dass auf allen Ebenen der Erzeugung auf Gentechnik verzichtet wurde. Jedoch erlaubt das Gesetz hier auch „unbeabsichtigte" und „unvermeidbare" Spuren.

Die VerbraucherInnen haben ihre Macht gezeigt: Aufgrund der großen Ablehnung der Gentechnik findet sich kaum ein Lebensmittelhersteller, der Produkte mit Zutaten aus gentechnisch veränderten Pflanzen bei uns anbietet. Die wenigen gekennzeichneten Produkte können Sie auf der Liste „Gen-Alarm" von Greenpeace im Internet nachsehen: www.einkaufsnetz.org.

Zusatzstoffe, die mit Hilfe von gentechnisch veränderten Bakterien oder Hefen hergestellt werden, z. B. Geschmacksverstärker, Vitamine, müssen derzeit nicht gekennzeichnet werden!

Seit dem 18. April 2004 müssen genetisch modifizierte Lebensmittel in Europa als solche gekennzeichnet werden. Dies gilt auch für Zutaten aus entsprechend veränderten Pflanzen wie Soja, Mais und Raps sowie für deren Verarbeitungsprodukte, wie z. B. Öl, Lecithin oder Stärke. Einige Hersteller wie z. B. die Deutsche See meinen die Verweigerung von Gentechnik in ihren Produkten ernst. Sogar Discounter und große Handelshäuser wie z. B. tegut... verweigern sich der Gentechnik. In Bio-Ware hat sie von vornherein nichts zu suchen.

Theoretisch könnten 16.000 Artikel gentechnisch veränderte Zutaten enthalten, jedoch finden sich kaum Produkte in den Supermarktregalen, die auf der Zutatenliste „genetisch verändert" aufweisen. Die Hersteller und Händler haben sich dem Verbraucherwunsch gefügt und bieten das Zeug nicht an! Daran können Sie Ihre Macht erkennen!

Wie wirkte sich Gentechnik bislang aus?

Trotz aller Versprechen, Zusagen, Versicherungen etc. etc. spart Gentechnik offensichtlich doch keine Pestizide ein. Eine amerikanische Studie, die auf offiziellen Daten der US-Regierung basiert, stellte fest, dass schon im vierten Jahr nach der Einführung des Gen-Sojas mehr Gift gespritzt wurde als vorher. Nun stellt sich die Frage, woher das kommt. Greenpeace meint dazu, dass sowohl die gentechnisch manipulierten Pflanzen als auch viele Unkräuter Abwehrkräfte gegen bestimmte Pestizide entwickeln, und man offensichtlich dadurch mehr Gift benötigt. Auch bei gentechnisch verändertem Mais werden etwa 30% mehr Pestizide gebraucht.

Die versprochenen höheren Erträge sind nicht eingetroffen. Bei Soja ergab sich zum Teil 20% weniger Ernte-Ertrag als bei den nicht gentechnisch veränderten Pflanzen. Da man von den Bioziden aufgrund des Saatgutes oft genug abhängig wird, ist die Rückkehr zu nicht verändertem Saatgut verbaut. In den USA erbrachte die Gentechnik sechs Jahre nach ihrer Einführung 12 Milliarden Dollar Verluste – seit 1999. Als Ursache wird der Zusammenbruch des Exports von Mais und Raps nach Europa angesehen. Den Bauern machen die Abhängigkeit von teurem Gen-Saatgut und Pestiziden sowie die gefallenen Marktpreise für ihre Erzeugnisse zu schaffen, so berichten die Autoren der Studie „Saat des Zweifels" des Bio-Verbandes „Soil Association".

Auch sind inzwischen Mehrfachresistenzen (Resistenz s. Anhang, Lexikon) bei Wildpflanzen und auch unerwünschte Beikräuter gegen bestimmte Pestizide, die gentechnisch entwickelt wurden, bekannt. Die Herstellerfirmen empfehlen dann – völlig uneigennützig versteht sich – die Anwendung zusätzlicher Pestizide.

Wissenschaftliche Untersuchungen, ob gentechnisch veränderte oder beeinflusste Lebensmittel für den Menschen gesundheitsschädlich sind, gibt es bisher nicht, oder sie werden nicht veröffentlicht. Bei den Flavr Savr Tomaten zeigte sich, dass junge Ratten Geschwüre an der Magenwand bekamen. Gentechnisch veränderte Kartoffeln beeinträchtigten das Immunsystem und das Wachstum von Ratten, auch die Darmwand und -funktion wurde beeinflusst. Dabei war nicht das eingeschleuste Gen an sich der Auslöser, sondern die veränderte Erbsubstanz der Kartoffel insgesamt.

Erfreulich ist Folgendes: Da Lebewesen sich nicht so gern in ihr Erbgut „hineinpfuschen" lassen, werfen sie das fremde Erbgut zum Teil wieder hinaus.

Was soll man nun essen?

Es gibt Versuche, sich gegen gentechnisch veränderte oder beeinflusste Lebensmittel zu wehren. Wir haben bereits über 20 gentechnikfreie Regionen in Bayern, obwohl in den Jahren 2004 und 2005 großflächiger Erprobungsanbau von Gentechnik-Mais Bt 810 in Bayern „von oben" durchgesetzt wurde. Aber auch in Österreich regt sich der Widerstand. Das Bundesland Oberösterreich hat ein Gentechnik-Verbotsgesetz erlassen, da man dort erkannt hat, dass in der kleinstrukturierten Landschaft ein Nebeneinander gentechnikfreier Produktion und des Gentechnikanbaus nicht möglich ist. Entsprechend wurde dort die Aussaat und das Anpflanzen gentechnisch veränderten Saat- und Pflanzgutes sowie entsprechend veränderte Tiere verboten. Oberösterreich ist damit zum Vorreiter bei der Schaffung von gentechnikfreien Zonen geworden. Leider richtet sich die EU nicht nach den Verbraucherwünschen und blockiert dieses Gesetz. Dagegen hat Oberösterreich beim Europäischen Gerichtshof (EUGH) Klage erhoben. Man wird sehen, wie sich der EUGH entscheidet. Immerhin gibt es eine Allianz von 20 Regionen aus Europa, die das Anliegen Oberösterreichs unterstützen.

Um sich vor gentechnischen Produkten zu schützen, bleibt deshalb nur folgendes zu raten:

- Einheimische Waren bevorzugen (auch z. B. in England, den Niederlanden und in Spanien werden gentechnisch veränderte Waren produziert bzw. Pflanzensorten angebaut).
- Im „Greenpeace EinkaufsNetz" (s. „Essen ohne Gentechnik" im Anhang, Quellen) finden Sie Hersteller, die definitiv keine gentechnisch veränderten Produkte, Futtermittel etc. verwenden. Sie können diesen Einkaufsratgeber kostenlos bei Greenpeace bestellen (Tel.: 040-30618-120).
- Seit April 2004 unterliegen gentechnisch veränderte Produkte einer besseren Kennzeichnung. Man findet das dann versteckt in der Zutatenliste – z. B. „aus genetisch veränderter Soja hergestellt" oder „enthält genetisch veränderten Mais". Immerhin muss der Hersteller dies auch angeben, sobald die Ausgangspflanze gentechnisch verändert wurde. Eine aktuelle Liste mit den gekennzeichneten Produkten, leider nur für den deutschen Markt, finden Sie unter www.einkaufsnetz.org.
- In der Ökologischen Landwirtschaft und generell bei Bio-Produkten und Bio-Futtermitteln ist der Einsatz der Gentechnik verboten. Bio-Produkte dürfen generell keine gentechnisch veränderten Bestandteile enthalten – auch diejenigen aus dem Supermarkt nicht. Das heißt:

Mit Bio-Produkten haben Sie die höchste Sicherheit für einwandfreie, gentechnikfreie Produkte!

5. Schadstoffe durch (problematische) Verpackung

Bei der Verpackung ist wichtig, dass keine Schadstoffe von der Hülle ins Lebensmittel übergehen und damit der Geschmack und die Gesundheit beeinträchtigt wird. Auch wertvolle Inhaltsstoffe können reduziert werden oder der Inhalt zu schnell verderben.

Die Bio-Branche hat sich intensiv mit Fragen um die Verpackung auseinandergesetzt. Prinzipiell können Lebensmittel – vor allem Säfte und andere Flüssigkeiten – Substanzen aus der Verpackung lösen, so dass man mit dem Saft etc. ihre Bestandteile mitisst bzw. -trinkt. Hier spricht der Gesetzgeber ein Wörtchen mit: man darf nur zugelassene Materialien für die Hülle verwenden. Damit der Hersteller dafür die Zulassung erhält, muss er die entsprechenden Vorschriften beachten. Substanzen, die in das Lebensmittel übergehen können, dürfen nicht gesundheitsschädlich sein. Das Bundesinstitut für Risikobewertung (BfR) stellt die komplett überarbeiteten Kunststoffempfehlungen im Internet kostenlos zur Verfügung: www.bfr.bund.de → Datenbanken → Kunststoff-Empfehlungen. Grundsätzlich können Packmaterialien eine ganze Reihe von Stoffen enthalten, die in das Lebensmittel wandern können.

Leider fehlen ausreichende Daten über Kombinationswirkungen verschiedener Substanzen, die in das Lebensmittel übergehen können, und auch Abbauprodukte können gesundheitsschädlich sein. Ob nicht auch hormonähnliche Wirkungen möglich sind, wird sich erst herausstellen.

Man weiß zum Beispiel, dass bei Wässern, die in PET-Flaschen abgepackt sind, Geschmacksbeeinträchtigungen auftreten können. Dies schmeckt man natürlich vor allem bei Wasser. Säfte mit intensiverem Aroma verbergen diese Geschmacksänderung. Im Greenpeace Magazin berichtet Mira Fels, dass die Plastikflaschen von Mineralwässern problematisch sind. Sie geben Acetaldehyd ab. Stiftung Warentest stellte bei einem Produktvergleich fest, dass die Hälfte der verkosteten Wässer nach „Acetaldehyd, Kunststoff, Karton oder anderen Fremdstoffen" schmeckt. Erstaunlicherweise schneidet schlichtes Leitungswasser besser ab, da es – man lese und staune

– strengeren Schadstoffgrenzwerten genügen muss als abgefüllte Ware!

Fachleute wissen außerdem, dass die Rezepturen bei Säften, die in Verbundkartons abgepackt werden, an die Verpackung angepasst werden müssen. Bei einer vergleichenden Untersuchung an der Universität Graz von Multivitaminsäften in Glas- und Kunststoffverpackung schnitt erstere bezüglich des Geschmacks deutlich besser ab.

Glas (aus Sand hergestellt) ist praktisch das einzige Verpackungsmaterial, das nicht mit dem Lebensmittelinhaltsstoff in Wechselwirkung tritt – auch nicht, wenn der Inhalt erhitzt wird (z. B. beim Pasteurisieren von Milch). Es gibt keine Bestandteile an den Inhalt ab, die den Geschmack oder die gesundheitliche Unbedenklichkeit beeinträchtigen könnte. Es wird nicht vom Lebensmittel angegriffen (auch dann nicht, wenn es sich z. B. um Essigsäure handelt) und es korrodiert nicht, wenn man es über sehr lange Zeitspannen aufbewahrt. Nichts kann durch Glas verdunsten, auch keine Geschmacksstoffe. Es bildet eine vollständige Barriere für Flüssigkeiten aller Art, auch für Mikroorganismen (z. B. Bakterien, Viren, Mikropilze etc.).

Verbundkartons, die aus Karton und Polyethylen (PET) bei Frischmilch, bei H-Milch und Säften zusätzlich aus Aluminium bestehen, sind nicht so sicher wie Glas. Sie haben den Vorteil, wesentlich leichter zu sein, aber Stoffe aus dem Verpackungsmaterial können in die Flüssigkeit wandern. Selbstverständlich gibt es auch hier Grenz- und Toleranzwerte. Polyethylen ist undurchlässig für Flüssigkeiten, daher wird es als äußerste und innerste Schicht verwendet und kommt damit am intensivsten mit dem Lebensmittel in Kontakt. Es wird aus Erdöl und Erdgas gewonnen. Es lässt Gase, Aromastoffe und ätherische Öle hindurch. Wird es für Getränkekartons verwendet, darf es keine gesundheitsgefährdenden Inhaltsstoffe aufweisen, vor allem keine Schwermetallverbindungen mit Cadmium oder Blei. Auch für andere Stoffe, die in das Lebensmittel gelangen können, sind Grenzwerte festgelegt.

PET kann auch allein als sog. PET-Flasche Verwendung finden, mit denselben Problemen wie vorher angeschnitten. Für Bio-Lebensmittel hat die PET-Flasche keine große Bedeutung erlangt.

Bei Bio-Lebensmitteln erwarten Sie keine Chemie. Dies ist am besten bei Glasverpackungen gewährleistet. Insbesondere Mehrwegsysteme bieten hier zusätzlich Umweltschutzvorteile. Vergleichende Untersuchungen zwischen Glas und anderen Verpackungsmaterialien ergaben keine Vorteile für Alternativen zu Glas. Ob die Grenzwerte für andere Materialien auf Dauer niedrig genug sind, wird die Zukunft zeigen.

Kürzlich ist ein neuer Verpackungs-Schadstoff mit Namen „Semicarbazid" (SEM) ins Gerede gekommen. Er befindet sich in manchen Twist-off-Deckeln und geht von dort in das Produkt über. Die Deckeldichtung mit dem Schadstoff schützt die Ware vor Verderb und Aromaverlust.

SEM ist seit 20 Jahren EU-weit erlaubt. Allerdings weiß man erst seit kurzem, dass es in Lebensmitteln und Verpackung vorkommt. Es wurde im Tierversuch als schwach krebserregend und erbgutschädigend ermittelt. Die zuständigen Behörden (Europäische Behörde für Lebensmittelsicherheit: EFSA & Bundesinstitut für Risikobewertung: BfR) schätzen das Risikopotenzial von SEM als sehr gering ein. Dennoch fordern sie die Industrie auf, geeignete Ersatzstoffe zur Herstellung der Twist-off-Deckel zu entwickeln. Man wird sehen, ob man geeignete Substanzen findet.

Fazit: Welche Schadstoffe sind durch Kauf von Bio-Produkten vermeidbar?

Es gibt zahlreiche Schadstoffe, die über Umweltverschmutzung oder via Produzenten und Anbieter ins Lebensmittel gelangen. Naturgegeben sind nur sehr wenige: Vulkanausbrüche gibt es bei uns nicht, gefährliche Waldbrände ebensowenig. Die umweltbedingten Schadstoffe könnte man durch Engagement in oder Unterstützung von Umweltverbänden langfristig beseitigen, eigene Zubereitungsfehler durch Umsicht ebenso. Dann sähe die Tabelle aus Kapitel 1 schon mal anders aus (die gelb markierten Bereiche sind die theoretisch vermeidbaren Schadstoffe, die rot markierten diejenigen, die durch den Kauf von Bio-Produkten vermeidbar sind):

Luftschadstoffe:	**Wasserschadstoffe:**	**Bodenschadstoffe:**
Unvermeidbar aus: ➜ Vulkanausbrüchen ➜ Waldbränden ➜ natürl. Radioaktivität	**Unvermeidbar aus:** ➜ natürlicherweise schadstoffhaltigen Böden (arsenhaltig....)	**Unvermeidbar:** ➜ Schadstoffe aus Vulkanausbrüchen
Theoretisch unvermeidbar aus: ➜ Industrieabgasen ➜ dem Kfz-Verkehr, z. B. Dieselrußpartikel ➜ Energiewerken, wie z. B. Atomanlagen, Steinkohlekraftwerken ➜ der Müllverbrennung	**Theoretisch unvermeidbar aus:** ➜ Industrie- und ➜ Haushaltsabwässern	**Theoretisch unvermeidbar aus:** ➜ Überschwemmungen ➜ Industriellen Verunreinigungen
Vermeidbar aus: häuslichen Feuerungen	**Vermeidbar aus:** ➜ Landwirtschaftsabwässern	**Vermeidbar:** ➜ Rückstände aus der Landwirtschaft ➜ Klärschlammeinträge

↓

Vermeidbare Schadstoffzufuhr aus:	
Pflanzlichen Lebensmitteln:	**Tierischen Lebensmitteln:**
➜ Kunstdünger ➜ Künstliche (chemisch-synthetische) Pestizide ➜ Wachstumsregulatoren ➜ Erntehilfsmittel...	➜ pflanzliche Futtermittel mit ihren anhaftenden Schadstoffen s. „Pflanzl. Lebensmittel" ➜ Futterzusätze: verboten: Hormone erlaubt: Arzneimittel, z. B. zugelassene Antibiotika

↓

Verarbeitete Lebensmittel:	**Unverarbeitete Lebensmittel**
Vermeidbare Schadstoffe: ➜ gesundheitsschädliche Zusatzstoffe (z. B. best. Konservierungsstoffe) ➜ aus der Gentechnik ➜ durch radioaktive Bestrahlung z. B. beim Toasten..., Nitrosamine **theoretisch unvermeidbar** aus der Verpackung	**Vermeidbare Schadstoffe:** ➜ aus dem Küchengeschirr (Blei, schadstoffhaltige Kunststoffe...) ➜ Zubereitungsfehler: z. B. Fettüberhitzung, ➜ falsche Lagerung (z. B. Schimmelpilz- oder Salmonellenentwicklung)

Lässt man die umweltbedingten und diejenigen, die in unserem Land keine Rolle spielen, weg, passt in der eigenen Küche auf und verwendet nur Bio-Lebensmittel, bleibt Folgendes übrig:

Luftschadstoffe:		
Unvermeidbar: –	Theoretisch unvermeidbar: –	Vermeidbar: –
Wasserschadstoffe:		
Unvermeidbar: natürlicherweise schadstoffhaltige Böden (arsenhaltig....)	Theoretisch unvermeidbar –	Vermeidbar: –
Bodenschadstoffe:		
Unvermeidbar: –	Theoretisch unvermeidbar –	Vermeidbar: –

↓

Vermeidbare Schadstoffzufuhr:	
Pflanzliche Lebensmittel –	Tierische Lebensmittel –

↓

Vermeidbare Schadstoffe aus der Verarbeitung: –	Vermeidbare Schadstoffe: –

... dann, ja dann wäre die Schadstoffproblematik gänzlich beseitigt.

Zuerst aber einmal können Sie relativ leicht auf Bio-Lebensmittel umsteigen. Im Folgenden erfahren Sie, wie Sie diese Nahrungsmittel erkennen, wie sie kontrolliert werden, und wo Sie sie kaufen können.

II Schadstoffe bereits beim Einkauf zurücklassen

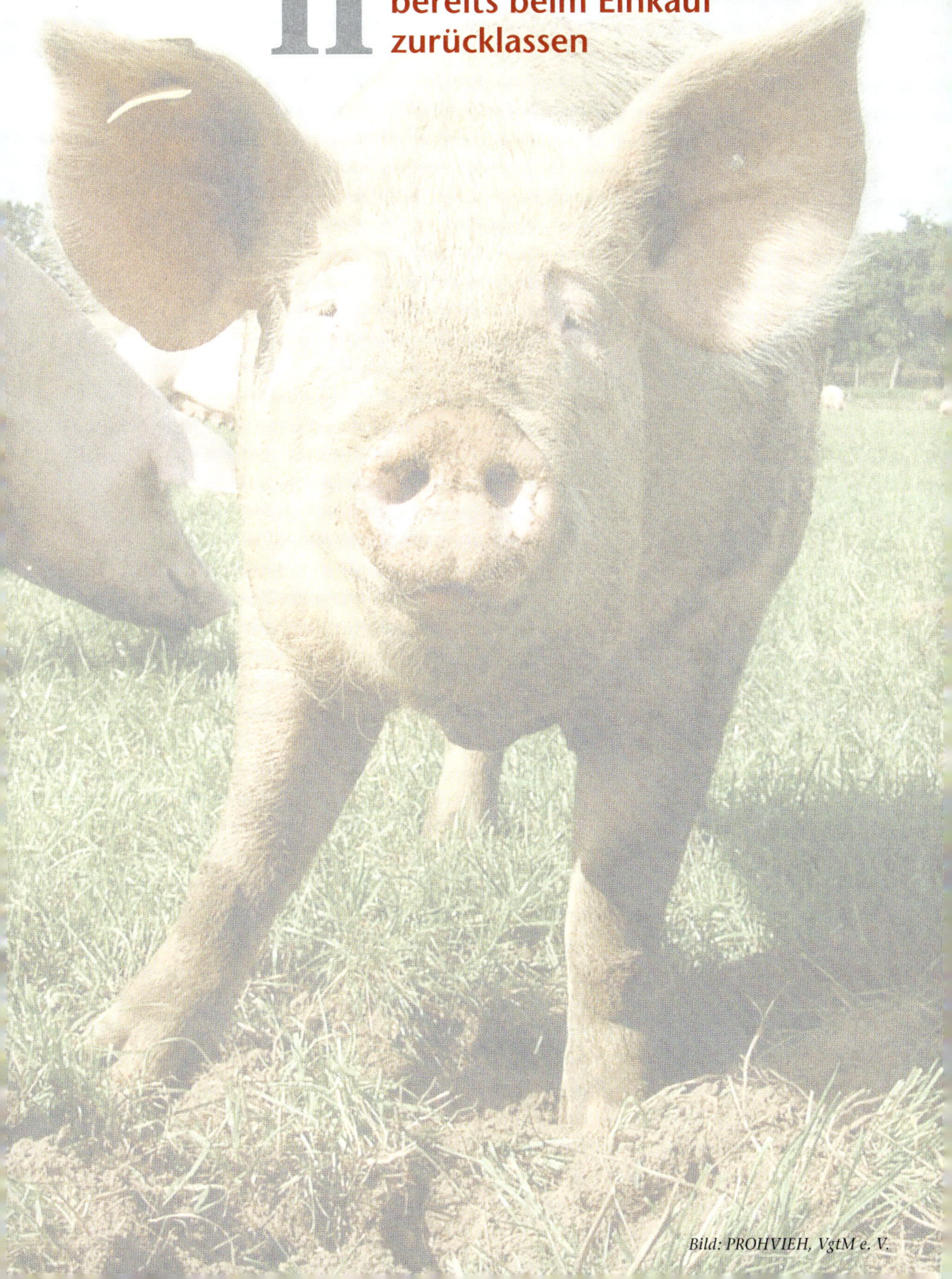

Bild: PROHVIEH, VgtM e. V.

Was ist eigentlich „Bio"?

Bereits mehrmals wurde auf Öko- oder Bio-Lebensmittel bzw. Produkte aus dem sogenannten „ökologischen Anbau" hingewiesen. Aber was versteht man denn nun genau unter diesen Begriffen? Kann man auch sicher sein, dass die zugehörigen Vorschriften eingehalten werden?

Die ökologische Landwirtschaft – eine majestätische Anbauform

Manche glauben, dass es viele Supermärkte, Drogeriemärkte und vor allem Discounter gibt, die ihre Produkte als „Öko" oder „Bio" bezeichnen, diese Lebensmittel jedoch nur teurer verkaufen wollen, ohne einen Vorteil für die VerbraucherInnen zu bieten.

Nichts von all dem ist wahr. Auch Supermärkte etc. müssen sich an die Gesetze halten und dürfen konventionelle Produkte nicht als Bio verkaufen. Auch die Bio-Produkte in Supermärkten stammen aus der ökologischen Landwirtschaft. Und diese Bio-Bauern haben zumeist einen Grund für ihren Umstieg auf den Öko-Landbau. Sie wollen schlicht und ergreifend ihren Acker nicht mehr als Chemielabor betrachten. Sie registrierten, dass ein konventioneller Landwirt nur dann überleben kann, wenn er mit relativ massivem Chemieeinsatz in Form von Kunstdünger, Pestiziden, Halmverkürzern, Antibiotika im Viehfutter etc. arbeitet und zu guter Letzt auch noch mit Gentechnik – und sie wollten dies nicht mehr. Sie möchten einen verantwortungsbewussten Umgang mit der Natur. Sie können sich nicht vorstellen, dass eine Ernährung mit chemischen Rückständen für den Menschen auf Dauer gesund ist. Auch die Tiere, die sie mästen, großziehen und schließlich zum Schlachthof bringen, wollten sie nicht derart erbarmungslos quälen, wie das in der Massentierhaltung oft genug der Fall ist. Wenn das Tier schon Milch gibt, Eier legt oder Fleisch liefert, dann kann man es doch wenigstens zu Lebzeiten gut behandeln, so die Meinung verantwortungsbewusster Landwirte (s. hierzu das Kapitel „Vorteile artgerechter Tierhaltung für den Menschen"). Und diese Einstellungen gelten auch für Bio-Bauern, die für den Supermarkt, Discounter, Drogeriemarkt oder ein Kaufhaus produzieren.

Auch ***Prinz Charles*** bewirtschaftet seine Felder ökologisch. Der Prinz erkannte, dass Natur und Agrarindustrie nicht zusammenpassen und ließ sein Gut Highgrove in der Grafschaft Gloucestershire auf organischen Anbau umstellen. Trotz aller Kritik wollte er beweisen, dass Bio-Landbau nicht nur umweltverträglicher, sondern auch profitabler sei und obendrein die wohlschmeckenderen Produkte liefert. Innerhalb von 10 Jahren trimmte der prinzliche Gutsverwalter David Wilson die gesamten 1800 ha Highgrove-Ländereien auf „Öko“. Das Überraschendste an der Umstellung war, dass der „Bio-Prinz“, wie er etwas respektlos im Greenpeace-Magazin genannt wurde, aus jedem Hektar Land 15% mehr Gewinn herausholte als ein intensiv wirtschaftender Landwirt. Ohne Agrarsubventionen für die konventionelle Landwirtschaft wäre der Gewinn sogar um 30% höher. Sein Vieh lässt der Bio-Prinz bei Krankheit homöopathisch behandeln und er ist absoluter Gegner der Gentechnik.

Die wichtigsten Regeln des ökologischen Landbaus

Zum Hauptziel der ökologischen Landwirtschaft gehört die Gesunderhaltung des Kreislaufs Boden – Pflanze – Tier – Mensch. Folgende Regeln sind wichtig:

- ***Artgerechte Tierhaltung:*** Sie richtet sich nach den Bedürfnissen der jeweiligen Tierart. Das bedeutet z. B.: Auslauf, Einstreu im Stall statt Vollspaltenböden (s. Anhang, Lexikon), Bewegungsmöglichkeit, Verbot der Käfighaltung von Hühnern und Einzelhaltung von Kälbern in Mastboxen. Die Ställe werden von Tageslicht geflutet, Schweine stehen auf Stroh und haben genügend Platz. Auch die möglichst schonende Schlachtung gehört dazu. Die jeweilige Tierart soll möglichst an die Standortbedingungen angepasst sein, um eine hohe Widerstandsfähigkeit des jeweiligen Tieres zu erreichen. „In wissenschaftlichen Versuchen ziehen Tiere Haltungsformen vor, wie sie auf Bio-Höfen üblich sind“, so nachzulesen im Greenpeace-Magazin (s. Anhang, Quellen).

- Anpassung der Tierhaltung an die ***Betriebsfläche***. Das bedeutet: nur begrenzte Anzahl von Weidetieren pro Fläche. Dadurch entsteht keine überschüssige Gülle und Mist, wie in der konventionellen Landwirtschaft.

- Förderung bewährter ***Kultursorten*** und ***Zuchtrassen***, besonders im Hinblick auf Schädlingsresistenz und Tiergesundheit.

- ***Ausschluss der Gentechnik*** bei Produktion und Verarbeitung.

- Möglichst ***regionale Vermarktung*** verbrauchernah erzeugter Lebensmittel.

- Weitgehende ***Vermeidung von importierten Futtermitteln*** aus der Dritten Welt.

- Verbot von ***Kunstdünger***, chemisch-synthetischen ***Schädlingsbekämpfungsmitteln*** (in diesem Buch generell als ***Pestizide*** bezeichnet), Lagerschutz- und Nachreifemitteln, Hormonen sowie Wuchsstoffen, ***Antibiotika*** und anderen leistungsfördernden Medikamenten als Futterzusatz etc.

- ***Futter*** vom eigenen Hof. Bei Zukauf nur von ökologisch wirtschaftenden Betrieben.

- ***Kurze Wege*** für den Transport zum Schlachthof und bei der Vermarktung, um die tierquälerischen Tiertransporte zu vermeiden.

- Verbot der Lebensmittel***bestrahlung*** mit ionisierenden Strahlen zur Haltbarmachung.

- Förderung der Bodenfruchtbarkeit und der ***natürlichen Abwehrkräfte*** von Pflanzen und Tieren gegen Krankheiten und Schädlinge.

- Schonung des ***Grundwassers***, insbesondere in Bezug auf Nitrat und Rückstände von Pestiziden.

Diese „Mindest"-Richtlinien gelten für alle „Bio-Betriebe", die für die Bio-Marken der Super- und Drogeriemärkte etc. produzieren. Für die Einhaltung der Regeln sorgen zum einen die jeweiligen Anbauverbände, die mit ihrem speziellen Kennzeichen, Siegel oder Logo auf ihren Produkten die Einhaltung dieser Regeln demonstrieren. Diese Verbände heißen: Demeter, Bioland, Biokreis, Naturland,

Öko-Siegel, Gäa, Biopark oder Ecovin. Die einzelnen Verbände haben noch zusätzliche Richtlinien, deren Einhaltung ebenfalls überprüft wird. So berücksichtigen z. B. die Demeter-Bauern bei der Aussaat den Stand der Sterne. Die speziellen Regeln können Sie bei den jeweiligen Verbänden erfragen (s. Anhang „Hilfreiche Adressen“). Ein Verstoß gegen die jeweiligen Regeln hat eine Geldstrafe und bei Wiederholung Verbandsausschluss zur Folge (siehe: Der ökologische Landbau und die Kontrolle). Wer keinem Verband angehört, aber „Bio“ produziert, muss dann zumindest die Richtlinien der europäischen Bio-Verordnung (s. Folgendes) einhalten.

Was geschieht mit dem „verseuchten“ Boden, wenn ein Bauer umstellt?

Nun werden Sie sich fragen: „Wenn ein Bauer auf den ökologischen Landbau umstellt, so ist doch sein Boden und damit die darauf wachsenden Lebensmittel, belastet?“ (konventionelle Pestizide sind z. T. über Jahrzehnte haltbar, s. z. B. Nitrofen und DDT). Dazu kommt, dass die Produktionshallen unter Umständen „verseucht“ sind. Das stimmt. Daher dauert es auch mindestens 2 Jahre, bis der umstellungswillige Landwirt seine Ware als „Bio“ kennzeichnen darf. Bis diese Zeit abgelaufen ist, muss er seine Ware mit dem Hinweis kennzeichnen: „aus Umstellungsbetrieb“. Das ist für den Bauern nicht einfach, denn er hat Ernteverluste in Höhe von etwa 30% im Vergleich zur konventionellen Landwirtschaft. Höhere Preise kann er erst dann rechtfertigen, wenn man ihm das Verbandszeichen und/oder das EU-Siegel zuerkannt hat.

Gesetzliche Vorschriften rund um „Bio“- oder „Öko-Lebensmittel“

In der Regel waren früher alle Bauern, die ökologisch wirtschafteten, einem Verband angeschlossen. Andere wirtschafteten zwar ihrer Meinung nach auch ökologisch und produzierten „Bio“-Lebensmittel, wollten jedoch keiner Organisation angehören und vermarkteten ihre Produkte auch als Bio-Lebensmittel. Das ist vorbei!

„Bio" und „Öko" sind gesetzlich geschützte Begriffe

Bereits 1991 regelten Gesetze der europäischen Union die Bezeichnung „ökologischer Landbau". Damals wurden allerdings nur für den pflanzlichen Bereich europaweit einheitliche Regelungen für die Erzeugung, Kennzeichnung und Kontrolle von Produkten des ökologischen Landbaus geschaffen.

Inzwischen sind auch tierische Produkte mit in den Geltungsbereich einbezogen: Diese EG-Öko-Verordnung ***(Verordnung 1804/1999/EG)*** bezieht sich nicht nur auf die ökologische Produktion der Lebensmittel, sondern auch ***auf die Verarbeitung!*** Durch sie ist die Liste der Zusatzstoffe, die bei der Verarbeitung von Bio-Lebensmitteln verwendet werden dürfen, auf etwa 52 Stoffe beschränkt. Trotz Verarbeitung soll bei Bio-Produkten die Natürlichkeit der Lebensmittel durch möglichst wenig Verarbeitungsschritte bewahrt werden.

Mit dieser „Bio-Verordnung" hat der Rat der Europäischen Gemeinschaften

- die Grundregeln des ökologischen Landbaus festgelegt für die Erzeugung von Pflanzen und Pflanzenerzeugnissen, Tieren und tierischen Erzeugnissen, Bienenhaltung und Imkereierzeugnissen,
- die in einem ökologisch wirtschaftenden landwirtschaftlichen Betrieb zulässigen Betriebsmittel festgelegt,
- eine Liste der Stoffe aufgestellt, die bei der Herstellung ökologischer Lebensmittel verwendet werden dürfen,
- Rahmenvorschriften zur Kennzeichnung und Werbung für Erzeugnisse aus dem ökologischen Landbau erlassen,
- ein Kontrollverfahren zur Überwachung dieser Vorschriften definiert und vorgeschrieben.

Die Ziele dieser Verordnung sind der Schutz des ökologischen Landbaus, die Sicherstellung des lauteren Wettbewerbs zwischen den Herstellern derart gekennzeichneter Erzeugnisse und die Steigerung des Verbrauchervertrauens.

Das bedeutet für Sie, dass Sie den Begriffen „Öko"- und „Bio" auf den Lebensmitteln wirklich vertrauen können. Auch in Super- und Drogeriemärkten und sogar in Billigmärkten! Verstößt ein Erzeuger gegen die Vorschriften,

kann er wegen Verbrauchertäuschung strafrechtlich belangt werden.
Wenn also ein Unternehmen, ... ein Lebensmittel unter der Bezeichnung „Öko“ oder „Bio“ vermarkten will, muss es sich bei der zuständigen Behörde des jeweiligen Mitgliedstaates nach einem festgelegten Muster melden. Außerdem hat es sich dem Kontrollverfahren durch einen Kontrollvertrag mit einer zugelassenen Kontrollstelle zu unterwerfen. Letztere stellt dann auf Wunsch des Kontrollierten ein Zertifikat aus, das beweist, dass sich der Betrieb dem Kontrollverfahren unterzieht. Wenn Sie Zweifel haben, ob ein von Ihnen gekauftes „Bio“-Produkt auch wirklich „Bio“ ist, können Sie sich bei den zuständigen Behörden (Landwirtschaftsämter) erkundigen.

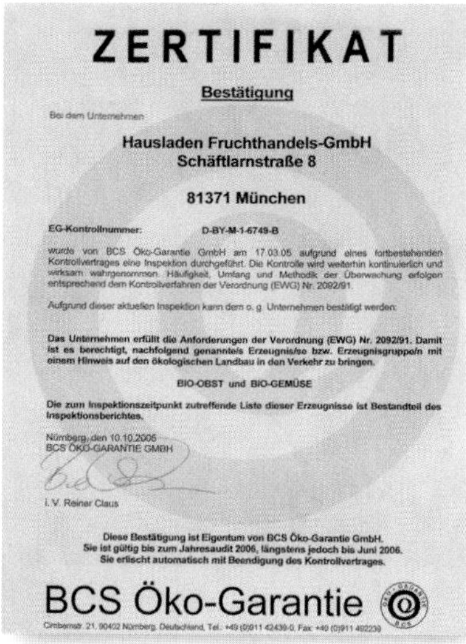

ZERTIFIKAT

Bestätigung

Bei dem Unternehmen

Hausladen Fruchthandels-GmbH
Schäftlarnstraße 8

81371 München

EG-Kontrollnummer: D-BY-M-1-6749-B

wurde von BCS Öko-Garantie GmbH am 17.03.05 aufgrund eines fortbestehenden Kontrollvertrages eine Inspektion durchgeführt. Die Kontrolle wird weiterhin kontinuierlich und wirksam wahrgenommen. Häufigkeit, Umfang und Methodik der Überwachung erfolgen entsprechend dem Kontrollverfahren der Verordnung (EWG) Nr. 2092/91.

Aufgrund dieser aktuellen Inspektion kann dem o. g. Unternehmen bestätigt werden:

Das Unternehmen erfüllt die Anforderungen der Verordnung (EWG) Nr. 2092/91. Damit ist es berechtigt, nachfolgend genannte/s Erzeugnis/se bzw. Erzeugnisgruppe/n mit einem Hinweis auf den ökologischen Landbau in den Verkehr zu bringen.

BIO-OBST und BIO-GEMÜSE

Die zum Inspektionszeitpunkt zutreffende Liste dieser Erzeugnisse ist Bestandteil des Inspektionsberichtes.

Nürnberg, den 10.10.2005
BCS ÖKO-GARANTIE GMBH

i. V. Reiner Claus

**Diese Bestätigung ist Eigentum von BCS Öko-Garantie GmbH.
Sie ist gültig bis zum Jahresaudit 2006, längstens jedoch bis Juni 2006.
Sie erlischt automatisch mit Beendigung des Kontrollvertrages.**

BCS Öko-Garantie

Cimbernstr. 21, 90402 Nürnberg, Deutschland, Tel.: +49 (0)911 42439-0, Fax: +49 (0)911 492239

Garantiert kontrolliert – das beweist das Zertifikat

Zu der EG-Verordnung kommen die jeweiligen speziellen Richtlinien der Anbauverbände hinzu, die unterschiedlich strenge Kriterien ansetzen, z. B. was die teilweise Umstellung des Betriebes auf ökologischen Landbau betrifft. Für den Verbraucher heißt das: Produkte, die den Hinweis auf die Öko-Kontrollstelle haben und die Produktbezeichnung „Bio-“ oder „Öko-“ enthalten, entsprechen mindestens den gesetzlichen Vorschriften der EU. Findet man einen Hinweis auf dem Produkt, dass es sich bei dem Erzeuger um ein Mitglied eines der Öko-Verbände handelt, so wurden diese Vorschriften ***zusätzlich*** bei der Erzeugung des Lebensmittels beachtet. Wer sich mit den Bedingungen der einzelnen Verbände nicht auseinandersetzen will, hat es seit der Verabschiedung der EG-Verordnung viel leichter. Jetzt weiß man, wenn man ein „Bio“- oder „Öko“-Lebensmittel kauft, dass zumindest die gesetzlichen Rahmenbedingungen dafür eingehalten wurden. Das bedeutet für Sie:

Den Begriffen „Bio“- und „Öko“ können Sie vertrauen!

Wie zuverlässig sind ausländische Bio-Produkte?

Die EG-Bio-Verordnung gilt innerhalb der EU. Will man Ware von außerhalb einführen, so darf ein Importeur die von ihm eingeführten pflanzlichen Erzeugnisse nur dann mit dem Hinweis auf „Öko"- oder „Bio" vermarkten, wenn er von einer von der EU zugelassenen Kontrollstelle überprüft wird. Außerdem muss er für seine eingeführten Erzeugnisse eine Kontrollbestätigung für deren Herkunft aus ökologischem Landbau vorlegen können.

Auch für Drittländer, z. B. Argentinien, Australien und die Schweiz gelten diese Bestimmungen, wenn sie ihre Lebensmittel als „Öko" oder „Bio" bezeichnen wollen. Das bedeutet:

„Öko"- und „Bio"-Vorschriften gelten auch für ausländische Produkte!

Die Qualitätszeichen echter „Bio"-Lebensmittel erkennen

Wie Sie gesehen haben, erkennt man Bio-Lebensmittel an der Bezeichnung „Bio" oder „Öko". Aber das ist nicht das einzige Qualitätsmerkmal: Das wichtigste ist die Bezeichnung der Öko-Kontrollstelle. Sie wird von der obersten Kontrollbehörde des jeweiligen Bundeslandes zugelassen, die auch deren Arbeit überwacht. Sie finden das Erkennungszeichen der Kontrollstelle auf der Verpackung eines Lebensmittels (s. Kasten). Hat man Bedenken, ob es sich bei dem Produkt tatsächlich um Bio-Ware handelt, kann man bei der angegebenen Kontrollstelle nachfragen, ob alles seine Richtigkeit hat, denn sie haftet für die „Öko"-Qualität der Ware.

Das muss auf der Verpackung eines Bio-Produktes stehen, ***z. B.: DE-005-Öko-Kontrollstelle***
DE = Länderkürzel, DE für Deutschland, IT für Italien etc.
005-Öko-Kontrollstelle = Nummer der Kontrollstelle, hier z. B. für IMO = Institut für Marktökologie GmbH, Konstanz. – Deutsche Kontrollstellen verwenden Ziffern, in anderen EU-Ländern sind auch Buchstaben üblich z. B. AIB für eine italienische Kontrollstelle.

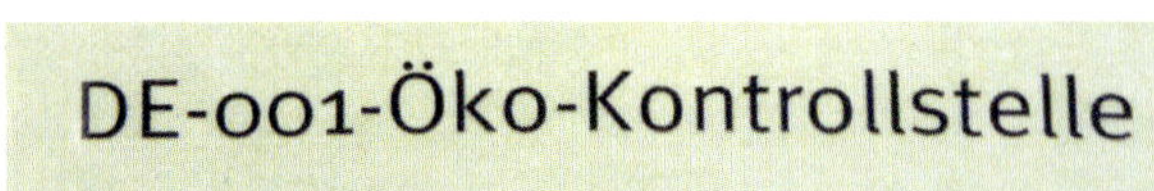

So sieht die Kontrollstellennummer auf der Verpackung eines Bio-Produktes aus

Sie können die Kontrollstellen im Internet einsehen, z. B. unter der Adresse (Liste der Kontrollstellen gemäß Artikel 15 der Verordnung (EWG) Nr. 2092/91): www.europa.eu als PDF-Datei.

Seit Herbst 2001 gibt es außerdem ein bundeseinheitliches Zeichen für Produkte aus dem ökologischen Anbau, die nach den Richtlinien der genannten EG-Verordnung produzieren. Es erleichtert allen Verbrauchern, Bio-Produkte von konventionellen zu unterscheiden.

Kennzeichen der Bundesregierung für ökologisch produzierte Lebensmittel

Seitdem es dieses Zeichen gibt, haben 1.250 Unternehmer die Nutzung dieses Signets für mehr als 25.000 Produkte bei der Informationsstelle BIO-SIEGEL bei der Öko-Prüfzeichen GmbH angezeigt (Stand Sommer 2005). Es ist das im Fach- und Lebensmitteleinzelhandel am weitesten verbreitete Zeichen für Bio-Lebensmittel in Deutschland, und ist ein Zeichen für eine „Wende in der Agrarpolitik", „Klasse statt Masse", wie die ehemalige Bundesverbraucherministerin Künast (B.´90/Grüne) es nannte. Man erkennt daran leicht: „Wo Bio draufsteht, ist auch Bio drin." Dafür wird der jeweilige Artikel von einem Expertenkreis eingehend geprüft.

Die EG-Bio-Verordnung ist kein Status quo. Stellt man einen Mangel fest, versucht man ihn zu beheben. Im Herbst 2005 trafen sich die Verantwortlichen wieder, um über diverse Richtlinienverbesserungen zu sprechen. Wenn Sie mehr dazu wissen wollen: www.organic-revision.org.

Auch Skandale wie z. B. der Nitrofenskandal führen zu Verbesserungen – oder besser gesagt: Korrekturen. So ist seit Juli 2005 ein Gesetz in Kraft, damit Lagerhallen und Ähnliches ebenfalls einer Kontrolle unterzogen werden. Damit soll verhindert werden, dass noch einmal mit kriminellen Methoden versucht wird, Bio-Produzenten und -anbietern etwas anzuhängen, was weder ihren Gesetzen, Satzungen, Verordnungen noch Einstellungen entspricht.

Der ökologische Landbau und die Kontrolle

Die Kontrolle im ökologischen Landbau ist sehr streng – und sie wurde z. T. sogar noch strenger, als die EG-Verordnung hinzukam.

Wer sorgt nun dafür, dass die Verbandsrichtlinien und die EG-Verordnung eingehalten werden?

Ein Öko-Bauer, der seine Produkte als „Öko"- oder „Bio"-Lebensmittel vermarkten will, wird einmal jährlich kontrolliert. Ein diplomierter Agraringenieur oder Landwirtschaftsmeister einer zugelassenen Kontrollstelle überprüft den Bauern im Hinblick auf die Einhaltung der EG-Verordnung und der jeweiligen Verbandsvorschriften.

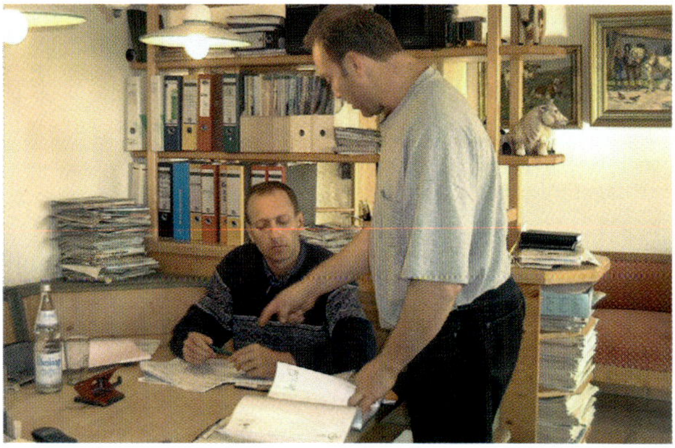

Kontrolleur Rasso Völk kontrolliert die Bücher bei Bio-Bauer Schlickenrieder

Er kontrolliert die Buchhaltung und rechnet ganz genau nach, ob die Ausgaben und Einnahmen schlüssig sind. Er überprüft den Einkauf und den gesamten Betrieb.

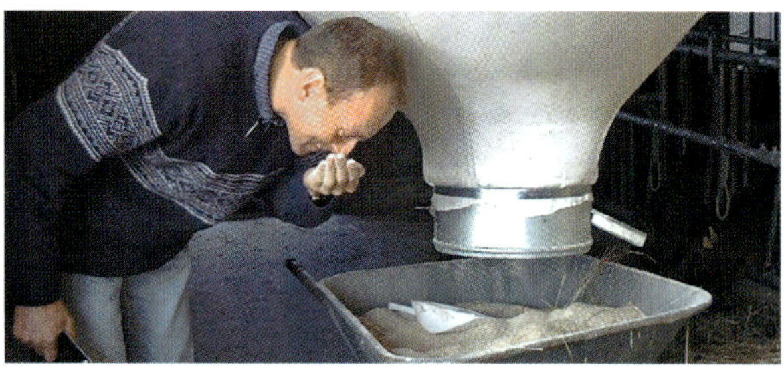

Die Kontrolle ist sehr genau

Auf den Feldern sieht er sofort, ob mit Kunstdünger und chemisch-synthetischen Pestiziden gearbeitet wurde: wenig oder gar kein Beikraut ist ein Hinweis auf Schädlingsbekämpfungsmittel und veranlasst Bodenproben.

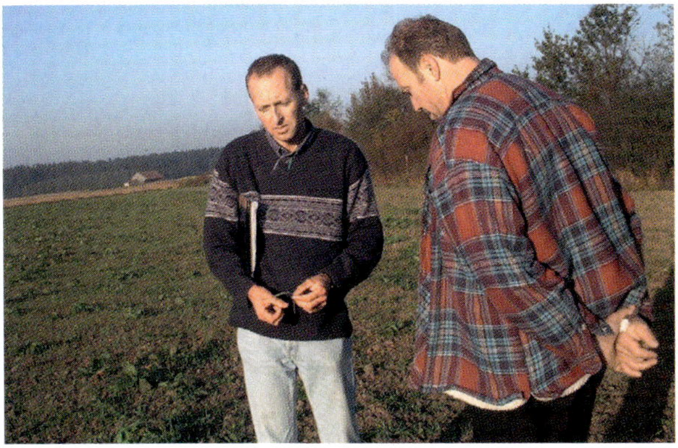

Kontrolle der Felder mit Bio-Bauer Schlickenrieder

Ein Blick in die Ställe zeigt ihm, ob die Tiere artgerecht untergebracht sind oder ob Umbaumaßnahmen erfolgen müssen. In der Regel ergibt die Kontrolle bei Bio-Bauern,

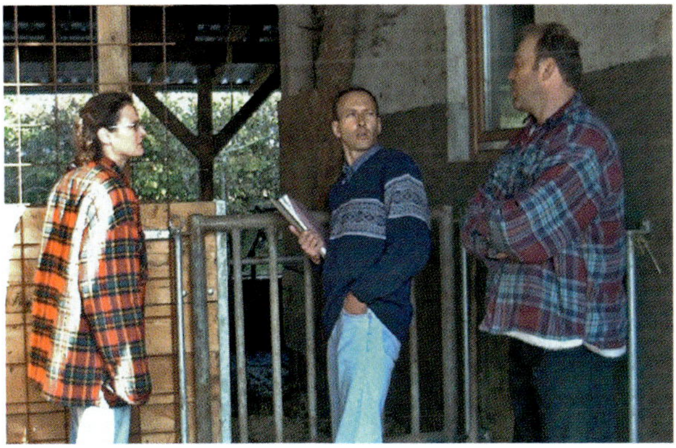

Überprüfung der Stallungen

dass alles in Ordnung ist. Wurde aber doch eine Kleinigkeit entdeckt, (z. B. ein kleiner Rest Mastfutter aus der konventionellen Haltung steht noch herum) wird der Sünder bestraft. Der Betrieb darf seine Ware nicht mehr als „Bio" oder „Öko" vermarkten. Ist der „Sünder" Verbandsmitglied, darf er das Verbandszeichen nicht mehr nutzen. In krassen Fällen der Richtlinienübertretung erfolgt der Ausschluss aus dem Verband. Alle vorangegangenen Investitionen und Ernteausfälle waren vergeblich und können den Ruin des betreffenden Bauern bedeuten. Die erhaltenen Subventionen oder Fördermittel müssen ebenso zurückgezahlt werden. Zusätzlich erhält der Sünder eine Anzeige wegen Subventionsbetrug. Bei leichten Mängeln bekommt der Bauer die Möglichkeit, Verbesserungen durchzuführen – und gegebenenfalls eine Geldstrafe vom Verband. Dann wird zusätzlich eine unangemeldete Kontrolle vom Verband bzw. der EU-Kontrollstelle angeordnet, um sicherzustellen, dass die Empfehlung ernst genommen und im Laufe des Jahres Maßnahmen zur Verbesserung eingeleitet wurden.

Die Strafen sind durchaus ernst zu nehmen: Im Februar 2003 wurde ein Bio-Bauer aus Thüringen zu sechseinhalb Jahren Gefängnis verurteilt, weil er 50.000 t konventionelles Getreide als Bio-Ware verkauft hatte.

Für die Kontrolle muss der Bauer ca. 250,00 € bezahlen, je nach Betriebsgröße auch mehr! Mit der Verbandsmitgliedschaft, die mit jährlich etwa 1.000,00 € (ebenfalls gestaffelt nach Betriebsgröße, Umsatzmöglichkeiten, Art der Produkte...) zu Buche schlägt, bedeutet dies pro Jahr ca. 1.250,00 € an Kosten, die ein konventioneller Betrieb nicht hat.

Um zu verhindern, dass der Kontrolleur vielleicht sogar gegen Bezahlung großzügig wird, setzt man immer einen anderen Prüfer ein (spätestens nach 4 Jahren erfolgt der Austausch).

Seit der Einführung der EG-Verordnung für Bio-Produkte wird in Bayern bei 20%, in den anderen Bundesländern zwischen 5 und 20%, der Höfe oder Betriebe eine zusätzliche unangemeldete Kontrolle pro Jahr durchgeführt. Eine Überprüfung der konventionellen Bauern erfolgt dagegen selten oder gar nicht. Es gibt Bauern, die während ihres ganzen Berufslebens niemals einen staatlichen Kontrolleur gesehen haben. Nur die Einhaltung der Gesetze wie z. B. die Düngemittelverordnung oder ähnliches wird stichprobenartig sowohl bei den konventionellen als auch bei den Bio-Bauern überprüft.

Übrigens: Die Kontrolle geht weiter: Nicht nur Bio-Bauern werden überprüft, auch die Lieferanten, Verarbeiter und schließlich die Anbieter der Bio-Lebensmittel.

Nirgendwo ist das Netz an Kontrollen dichter als im ökologischen Landbau!

Vorsicht: Nepper, Schlepper, Bauernfänger!

Begriffe wie „kontrolliert“, „umweltverträglich“ oder Kombinationen wie „kontrolliert ungespritzt“ bedeuten nicht, dass das jeweilige Produkt „Bio“ ist. Derartige Lebensmittel stammen weder von den ökologischen Anbauverbänden noch sind sie „Bio“ nach der EG-Öko-Verordnung. Es handelt sich um „Pseudo“-Bio-Produkte, welche nur ein Öko-Image vortäuschen wollen. Auch Bezeichnungen wie „vom Lande“ bei Billighähnchen (klar, dass sie nicht am Münchner Marienplatz gezogen wurden) oder „unter ständiger tierärztlicher Kontrolle“ (ist das positiv oder negativ?) sind kein Qualitätsmerkmal.

Folgende Bezeichnungen garantieren Bio-Lebensmittel:		
Bio Anbau	Biologisch-dynamisch	Biologisch
Organisch-biologisch	Ökologische Agrarwirtschaft	Ökologischer Landbau – EG-Kontrollsystem
Organic	Kontrolliert biologischer Anbau (kbA)	Ökologisch
Ökologischer Landbau	Kontrolliert ökologischer Anbau	Organisch
	Bio	

Mit Bio-Lebensmitteln haben folgende Bezeichnungen nichts zu tun:		
Alternativ	Kontrolliert	Auf Gründünger gewachsen
Aus umweltschonendem Anbau	Gewachsen ohne Chemie	Naturgedüngt
Biologische Schädlingsbekämpfung	Kontrollierter Anbau	Ungespritzt
Naturnahe Verfahren beim Umweltschutz	Nicht chemisch behandelt	Nicht gespritzt
Ohne Kunstdünger	Kontrollierte Qualität	Umweltverträglich
Unbehandelt	umweltgerecht	umweltfreundlich
extensiv	Kontrolliert ungespritzt	Kontrolliert umweltschonend
	unbehandelt	

Ökologischer Anbau der Gesundheit zuliebe?

Was sagt die Wissenschaft zu „Bio"?
Wenn Umweltschutzgruppen wie Greenpeace auf die Rückstandsproblematik von Pestiziden hinweisen, werden Behörden und Industrie nicht müde, die Unbedenklichkeit des Verzehrs von pestizidhaltigen Lebensmitteln zu betonen. „Keine akute Gesundheitsgefahr", heißt es fast immer. Keine akute? Dann muss man aber wohl Dauerschäden befürchten? So gut wie immer wird darauf hingewiesen, dass die Proben ja nur selten über den Grenzwerten liegen. Wer aber legt diese fest? Tierversuche gehören hier dazu. Dass diese oft genug nicht auf den Menschen übertragbar sind, hat sich immer wieder gezeigt. Außerdem fehlt ein Summengrenzwert, der alle Schadstoffe umfasst. „Produkte, wie man sie im Supermarkt, im Gemüsegeschäft kauft, wurden niemals hinsichtlich gesundheitlicher Risiken untersucht", so nachzulesen in der Studie von Dr. Alberta Velimirov vom Ludwig-Boltzmann-Institut in Österreich und dem Risikoforscher Werner Müller (s. Anhang, Quellen). Sie untersuchten ***175 Studien, in denen konventionelle und Bio-Lebensmittel*** miteinander verglichen wurden. Außerdem hat das Bundesinstitut für gesundheitlichen Verbraucherschutz und Veterinärmedizin (BGVV) eine umfangreiche Auswertung von qualitätsvergleichenden Studien von Lebensmitteln durchgeführt. Auch die ***Senatsarbeitsgruppe*** der Bundesforschungsanstalten (s. Anhang, Quellen) fertigte eine völlig neue, umfangreiche Literaturstudie zur Bewertung von Lebensmitteln aus unterschiedlichen Produktionsverfahren an.

Folgendes fand man heraus:

- Bereits 1940 gab es eine Untersuchung in Neuseeland zum Gesundheitszustand von Schülern in einem Schülerheim. Durch eine fast ausschließliche Ernährung mit Bio-Lebensmitteln ***verbesserte sich ihre Gesundheit:*** Nach 3 Jahren Test stellte man fest, dass sie weniger unter Verkühlung und Husten litten, sich schneller von Krankheiten erholten, weniger Sportverletzungen, Hautprobleme und gesündere Zähne hatten.

- Eine neuere schwedische Untersuchung an Waldorfschülern zeigte eine geringere Wahrscheinlichkeit, eine ***Allergie*** zu bekommen, was zumindest zum Teil auf eine Ernährung mit biologisch-dynamisch (entsprechend Demeter-Lebensmitteln) erzeugten Lebensmitteln zurückgeführt wird.

- In der Regel ist der Nitratgehalt von Bio-Lebensmitteln geringer (s. hierzu Kap. Nitrat, Nitrit, Nitrosamine... im Teil I).

- Die Anwendung von chemisch-synthetischen Pestiziden ist verboten. Da das Tierfutter vom eigenen Hof stammen soll und importierte Futtermittel vermieden werden, können auch die entsprechenden Pestizide aus den Ländern der Dritten Welt (z. B. DDT) nicht vorkommen.

- In Kartoffeln und Bio-Zwiebeln fand man deutlich ***höhere Mengen an Mineralstoffen und Spurenelementen***, dafür in Kartoffeln weniger von dem gesundheitsschädliches Cadmium.

- In einem Vergleich von Bio-Suppenmischungen mit konventionellen wurden in ersteren 5-mal höhere Mengen an ***Salicylsäure*** festgestellt. Die Substanz stärkt das Immunsystem und beugt Herz-Kreislauferkrankungen vor.

- In diversen Gemüsesorten (z. B. Hülsenfrüchte und Getreide) wurde ein – im Vergleich zu konventionellen Produkten – erhöhter Gehalt an ***lebensnotwendigen Eiweißbausteinen*** festgestellt.

- Bei Bio-Gemüse und -Obst besteht generell die Tendenz zu einem höheren Gehalt (um 10–50%) an sekundären Pflanzenstoffen (s. Anhang, Lexikon), die wichtig sind zur Vorbeugung gegen Krebs (s. a. mein „Anti-Krebs-Kochbuch"), Herz-Kreislauferkrankungen etc.. Man erklärt sich das damit, dass keine Pestizide eingesetzt werden dürfen.

- Bio-Obst und -Gemüse bzw. organisch gedüngte Produkte neigen zu einem ***höheren Vitamin-C-Gehalt als konventionelle Lebensmittel***. Frau Dr. Kirchhoff (s. Anhang, Quellen) zeigte, dass eine gesteigerte Stickstoffdüngung, wie sie mit Kunstdünger üblich ist, zu einer deutlich erkennbaren verminderten Vitamin-C-Konzentration in Pflanzen führt. Als Ursache dafür wird ein Verdünnungseffekt durch das gesteigerte Wachstum der Pflanzen durch die hohe Stickstoffzufuhr vermutet. Da auch ein Stickstoffmangel unerwünscht ist, stellt die Lösung eine organische Düngung dar, die den Pflanzen eine harmonische Nährstoffzusammensetzung bietet, damit sie reichlich Vitamine und andere Nährstoffe bilden können.

- In der alternaiven Krebstherapie verwendet man oft Bio-Lebensmittel, um Schadstoff-Rückstände zu vermeiden.

- Man fand, dass durch den Genuss konventioneller Lebensmittel die Spermienqualität sinkt: deren Anzahl war bei biologisch ernährten Männern etwa doppelt so hoch.

- Untersuchungen der Universität Rostock zeigten, dass Rinder, die auf der Weide stehen und viel Grünfutter fressen, einen höheren Anteil an Omega-3-Fettsäuren (s. Anhang, Lexikon) in ihrem Fleisch aufweisen, als Tiere, die im Stall stehen und mit sog. Kraftfutter und Getreide gemästet werden. Grünfutter sowie Weidegang wird von den meisten Öko-Verbänden vorgeschrieben. Die vermehrt vorgefundenen Fettsäuren wirken blutdruck- und cholesterinsenkend. Dabei handelt es sich um diejenigen Fettsäuren, die man in Fischen vorfindet und deren Genuss man deshalb empfiehlt.

- In Bio-Milch fanden Wissenschaftler wesentlich mehr Omega-6-Fettsäuren, eine Substanz, die als krebshemmend gilt und die Entstehung von Arterienverkalkung verhindern kann. Weidehaltung erhöht auch deren Konzentration.

- Durch die stark eingeschränkte Verwendung von Zusatzstoffen können auch die gesundheitlichen Probleme der entsprechenden Substanzen nicht auftreten (s. Kapitel über Zusatzstoffe und Verordnung zu Bio-Lebensmitteln (EWG) Nr.2092/91, Artikel 5, Anhang VI, Teil A)

- Künstliche und naturidentische Aromen sind in Bio-Lebensmitteln verboten – dagegen können Genießer von Bio-Lebensmitteln auch keine Allergie entwickeln.

- Rückstände von Tierarzneimitteln sind praktisch nicht möglich. Dies insbesondere, da vorbeugende Medikamentengabe für Bio-Schlachttiere verboten ist.

- Gentechnik sowie radioaktive Bestrahlung und damit ihre gesundheitlichen Folgen sind ausgeschlossen.

- Viele Bio-Produzenten und -anbieter – auch diejenigen der Supermärkte – legen Wert darauf, dass die Ware aus der Region stammt. Damit verhindern sie, dass unnötige KFZ- und LKW-Schadstoffe in die Umwelt gelangen und schützen damit Mensch und Tier. Nicht zuletzt werden damit bei uns Arbeitsplätze geschaffen und erhalten.

Vorteile artgerechter Tierhaltung für den Menschen

Wer kennt die Berichte nicht: Tiere massenweise eingepfercht, zu Bewegungslosigkeit verurteilt, auf Medikamente angewiesen, um überhaupt lange genug zu leben, damit man Sie zum Schlachter bringen kann. Krebsgeschwülste an Puten, die Tiere derart auf Brustfleisch gezüchtet, dass sie oft genug auf die Schnauze, Pardon, den Schnabel fallen, Kühe mit kranken Fesseln und entzündeten Eutern. Last but not least kommen die Tiertransporte hinzu, die z. B. der Erzeuger des Parmaschinkens hinter sich hat. Das zugehörige Tier wurde arbeitsteilig unter ständigem Stress von Stall zu Stall verladen, da der Brotbelag an den verschiedensten Standorten „erzeugt" wurde etc. etc.. Das alles kennen wir aus der Massentierhaltung, aus der 98% unseres Fleisches stammen. Tiere werden wie leblose Materie behandelt. Die bäuerlichen Idyllen der Werbung, falsche Versprechungen der Politiker und der künstliche Geschmack von der Lebensmittelindustrie täuschen darüber hinweg. Und das Ganze wird nicht aufhören: Der Bund für Umwelt und Naturschutz (BUND) hat festgestellt, dass in den ostdeutschen Ländern, aber auch in den Agrarprovinzen Niedersachsens und Schleswig-Holsteins riesige Tierfabriken geplant werden: Hähnchen und Enten ab 30.000, Hennen und Puten ab 15.000 Tieren. Jeder 2. neue Schweinestall soll mehr als 750 Sauen einpferchen. Und das Ganze wird von der EU subventioniert: „So fließen die Brüsseler Subventionen weiterhin zu 70% an die industriell geführten Großbetriebe, die Tiere wie leblose Rohstoffe behandeln. Und die OECD-Staaten pumpen jährlich über 3400 Milliarden Euro in den Agrarsektor, um dessen Güter billig auf den Weltmarkt zu bringen. Dies aber geht nur, wenn es sich um Massenware handelt", liest man im Greenpeace-Magazin. Zu den Subventionen gehören auch diejenigen für Schlachttierexporte.

20 kg Pflanzen (Soja, Getreide etc.) benötigt man nach diesen Verfahren, um 1 kg Fleisch zu erzeugen – unser intensiver Beitrag zum Welthunger. Aber auch die Belastung durch die Gülle ist enorm, sogar so enorm, dass Holland die Kühe abschaffen will, da das Grundwasser

durch sie verseucht wird. So berichtet Petra Thorbrietz im Greenpeace-Magazin, dass der Fleischfabrikant Boekos in Cuijk nicht nur Fleisch produziert, sondern auch an fleischlosen Produkten arbeitet.

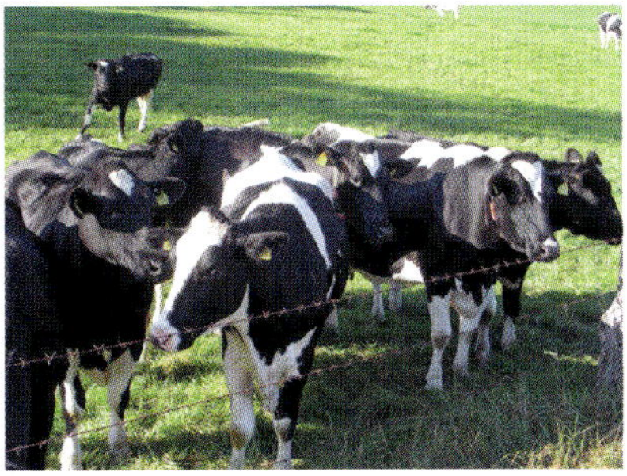

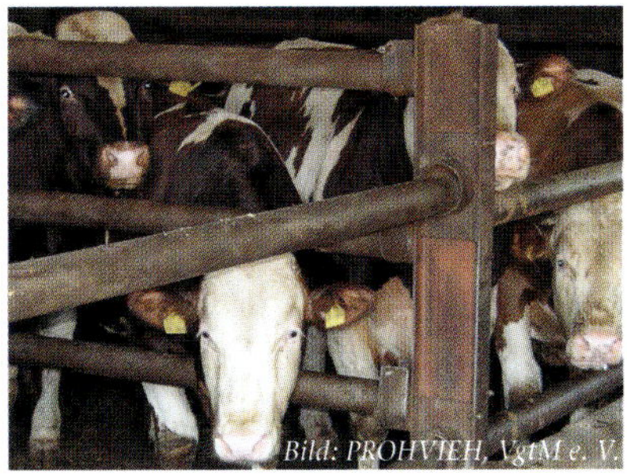

Sie entscheiden: Rinder ohne Kuhtrainer auf der Weide oder beengt im Stall

Der Kuhtrainer

Haben Sie schon vom Kuhtrainer gehört? Frau Dr. Rusche von der Tierschutzakademie Neubiberg (Sie kennen sie bereits vom Vorwort) erzählte uns davon auf meiner Tagung mit dem Titel: „Vorteile artgerechter Tierhaltung für den Menschen". Dies funktioniert folgendermaßen: Bevor die Kuh ihren Fladen absetzt, geht sie mit dem Po noch mal hoch. Dies nutzt man, indem man einen Draht über den Kuhhintern spannt und ihn unter Strom setzt. Geht die Kuh also vor ihrem „Geschäft" noch mal hoch, kommt sie an den Draht, bekommt einen Stromstoß, erschrickt und geht einen Schritt zurück. Dadurch gelangt der Fladen dahin, wohin in der Kuhhalter haben will. Mir wurde gesagt, dass dies die übliche Praxis in der konventionellen Kuhhaltung sei.

Da ist es eigentlich nur von Vorteil, dass eine Kuh dieses Leben nur noch durchschnittlich 5,4 Jahre ertragen muss, während sie vor 50 Jahren noch 15–20 Jahre leben durfte. Damit die Kuh ausreichend Milch gibt, muss sie alle 12 Monate ein Kalb zur Welt bringen. „Während die meisten weiblichen Kälber für die nachfolgende Milchproduktion dienen, sind die männlichen Kälber ‚übrig' Zur ‚Marktbereinigung' innerhalb der EU wird deshalb der Export lebender Schlachtrinder in Drittländer bezuschusst. Und so werden jährlich ca. 200.000 (in Worten: zweihunderttausend!) Rinder aus der EU ausgeführt

– Deutschland an der Spitze – wobei die Exporteure mit bis zu 230 Euro pro Tier subventioniert werden." Das unbeschreibliche Leid, das die Tiere ertragen müssen, bezahlen wir auch noch mit unseren Steuern! Aber die Zahlen sind harmlos gegenüber denjenigen Transporten, die innerhalb Europas stattfinden: Obwohl wir ein Tierschutzgesetz haben, das eigentlich Tiernutzgesetz heißen sollte, werden jährlich etwa 250 Millionen Schlachttiere quer durch Europa transportiert. Das kann auch 70 Stunden dauern: von Bayern nach Spanien, von Kiel bis Neapel oder Nordafrika oder in den Nahen Osten. Als Laie kann man den Grund dafür nicht verstehen – man ahnt, dass es nur ums Geld geht, wenn dabei die LKWs krebserregende Abgase in die Luft blasen und die Tiere oft genug mit Medikamenten vollgepumpt werden, um die Transporte heil zu überstehen. Die gebrochenen Glieder und die Schmerzen schmeckt man nicht deutlich genug. „Bis zur ihrer Schlachtung haben die meisten Mastschweine dreimal den Besitzer gewechselt und die Straßen Europas kennengelernt", erfuhr man sogar auf der BUGA in München im Schweisfurth-Pavillon.

Die 40 Millionen ***Schweine***, die jährlich in Deutschland gemästet werden, sind fast alle Turbo-Tiere, die in 6–7 Monaten ihr Schlachtgewicht erreichen müssen. Das Ergebnis: blasses Schweinefleisch, das beim Braten viel Wasser verliert. Die Ursache: Die konventionell gezogenen Tiere werden beim Gang zum Schlachter – mit Stromstößen angetrieben – hypernervös. Das führt zu Adrenalinstößen. Dadurch tritt Wasser aus den Zellen aus und läuft ins Gewebe. In nur fünfeinhalb Monaten erreichen die Tiere ein Schlachtgewicht von 95 kg. In dieser Zeit leben sie auf Spaltenböden über ihrem eige-

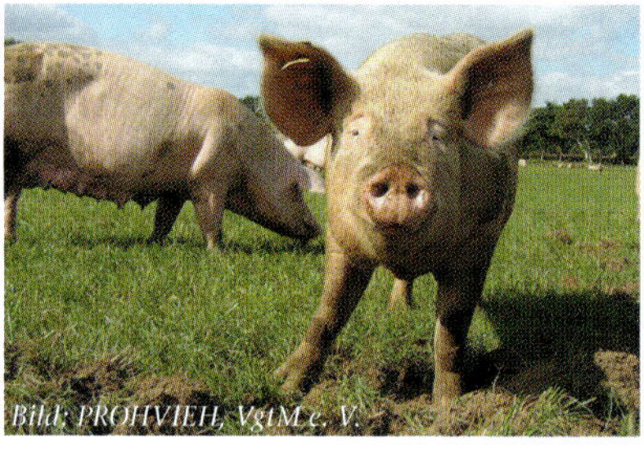

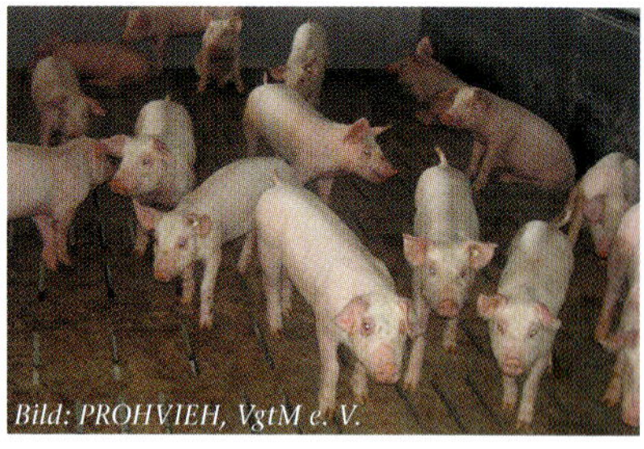

Bio-Schweine im Freien oder beengt konventionell

nen Kot. 90% dieser Turboschweine sehen Tageslicht nur beim Auf- und Abladen.

Oft genug müssen Arzneien Probleme bekämpfen, die hausgemacht sind. Man kann manches schon fast als Qualzucht bezeichnen, was mit den Schweinen, Puten etc. getrieben wurde. Die Fleischberge der Schweine überfordern deren Knochen und Gelenke. Die folgenden Entzündungen müssen wieder mit Medikamenten behandelt werden. Dass zusammengepferchte Tiere ohne Möglichkeit sich zu bewegen und ihr natürliches Verhalten zu zeigen, leichter krank werden, dürfte jedem einleuchten.

Alternative Tierarten als Lösung?

Seit BSE und Maul- und Klauenseuche etc. grassieren, weichen VerbraucherInnen auf andere Tierarten aus. So werden z. B. etwa 20–30 Mio. ***Kaninchen*** im Jahr gegessen. Aber das ist keine echte Alternative. Auch bei diesen Tieren haben sich „Tierliebhaber" Batteriekäfige einfallen lassen: „Vier bis sechs Mastkaninchen teilen sich darin ein Drahtverlies. In der beengten Haltung auf Drahtböden sind die bewegungsfreudigen Tiere nahezu zur Bewegungsunfähigkeit verdammt. Hoppeln, Sprünge, „Männchenmachen" sind nicht möglich. Die Folge sind schmerzhafte Wirbelsäulenverkrümmungen, Gelenkprobleme sowie Pfotenverletzungen und Ballengeschwüre", so nachzulesen in einer Informationsschrift des Deutschen Tierschutzbundes e. V.. Die Zuchthäsinnen müssen alle 4–6 Wochen Junge „produzieren". Diese nicht artgerechte Haltung hat sogar zur Folge, dass die Häsinnen ihre eigenen Jungen fressen. Infolge der beengten Haltung treten massive Verhaltensstörungen der Tiere auf. Die Schweiz verweigert sich diesem System. Dort werden artgerechte Haltungssysteme für Kaninchen z. T. bereits eingesetzt.

Das ***Geflügel*** in der konventionellen Massentierhaltung hat auch ein trostloses Leben.

Damit Puten weißes, mageres Fleisch liefern (das nebenbei bemerkt extrem eisenarm ist, da Eisen die rote Farbe über den Blutfarbstoff verursacht), werden sie in extremer Hochzucht auf engstem Raum gehalten. Etwa sechs Puten drängeln sich auf einem Quadratmeter und „nur mit großen Mengen an Medikamenten überleben sie die Zeit bis zur Schlachtung", weil sie häufig krank werden. Die aus der Hochleistungszüchtung hervorgegangene Pute „Big Six“ ist nach 18 Wochen schlachtreif und besteht zu 40% aus Brustfleisch. Das eingangs erwähnte auf den Schnabel fallen resultiert darin, dass das Verhältnis so ist, als müsste ein Baby das Übergewicht eines Erwachsenen herumschleppen.

Ein Huhn kann durchaus 10–12 Jahre alt werden, ein Lege-Batteriehuhn zählt nur 1,6 Lenze, bis es seinen Zweck erfüllt hat. „Ein Masthähnchen lebt dagegen nur 35 Tage und kostet in der Herstellung ***ca. 85 Cent***“, konnte man von der Schweisfurth-Stiftung in München erfahren.

Ob ein Tier gequält wird, bestimmen wir – mit unserem Einkaufskorb!

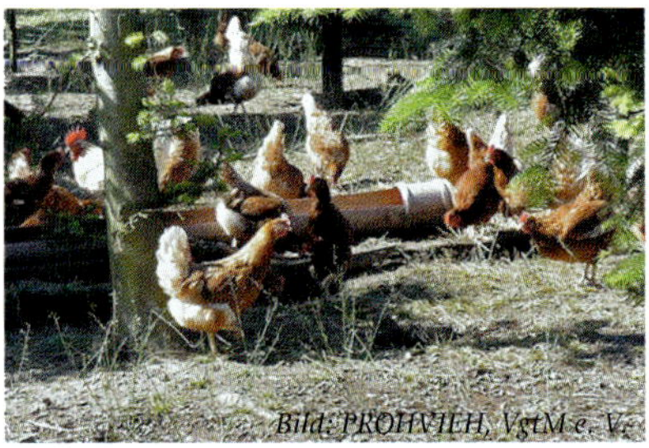

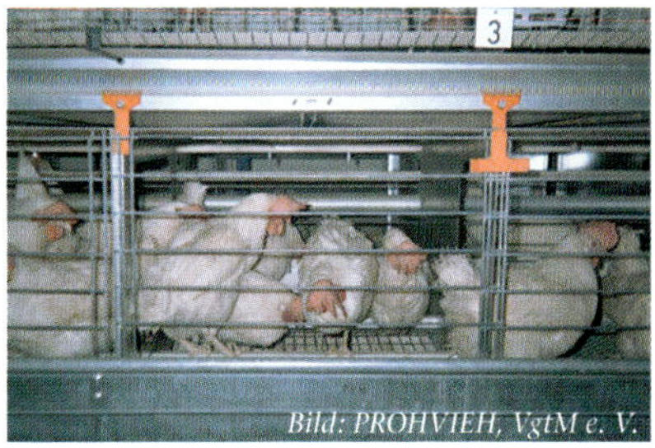

Eier von einem glücklichen Huhn oder aus dem Käfig – Das entscheiden Sie!

Vorteile von Bio-Fleisch

Tiere für Bio-Fleisch werden möglichst regional vermarktet – man versucht ihnen die quälenden Transporte zu ersparen und die Transportzeit auf maximal 2 Stunden zu beschränken. Die Transportdauer ist auf maximal 200 km Entfernung begrenzt. Möglichst nachts oder in den frühen Morgenstunden an heißen Tagen sind die Tiere unterwegs. Auf Elektroschocks kann man verzichten: die Tiere hatten auch vor dem Transport schon Bewegung und sind nicht bereits durch den Gang zum Transporter überfordert. Auch beim Schlachthof achtet man darauf, dass die Tiere so schonend wie möglich behandelt werden. Das alles erspart Medikamente, die wir ansonsten oft genug mitessen müssen.

Generell schreibt die EU-Bio-Verordnung vor, dass Stress vor und während der Schlachtung zu vermeiden ist. Die Folge ist eine bessere Fleischqualität. Dadurch wird DFD (dark/dunkel, firm/fest und dry/trocken)- und PSE-(pale/blass, soft/weich exudativ/wässrig)Fleisch vermieden. Die Verbraucherzentrale spricht von „ausreifen“: „Ob in der Intensivhaltung Hochleistungsrassen in immer kürzerer Zeit, eng zusammengepfercht mit zigtausend Artgenossen ihr Schlachtgewicht erreichen müssen – diesen Unterschied schmeckt man!“ „Rückstände von vorbeugend eingesetzten Medikamenten sind hingegen nicht zu schmecken“.

Die in der EU geltende Rückstands-Höchstmengenverordnung für Tierarzneimittel umfasst etwa ***750 Substanzen***, die unter Berücksichtigung von Wartezeiten, die nach dem Verabreichen eingehalten werden müssen, in der konventionellen Tierhaltung erlaubt sind!

Wozu die Fütterung mit Tiermehl (zermahlene tote Tiere) geführt hat, weiß jeder, der jemals etwas von BSE gehört hat. Und schmeckt Fleisch, bei dessen Genuss man nicht daran denken muss, dass das Tier zu Lebzeiten gnadenlos gequält wurde, nicht einfach besser?

Welche Vorteile es hat, wenn Bio-Tiere ins Freie kommen und Grünfutter fressen, haben Sie bereits gelesen.

Generell ist eine artgerechte Tierhaltung im ökologischen Anbau Vorschrift (s. Kap. I.1). Das hält die Tiere gesund, es stärkt ihr Immunsystem, ihre Belastbarkeit und fördert ihre Fruchtbarkeit. Artgerecht gehaltene Tiere werden bei guter Fütterung und ausreichenden Hygienemaßnahmen weniger krank und benötigen daher weniger Medikamente. Medikamentenrückstände im Fleisch sind hier kein Thema. Wenn irgend möglich, werden Naturheilverfahren eingesetzt, um erkrankte Tiere zu kurieren. Konventionelle Medikamente sind nur in Ausnahmefällen erlaubt, in der Regel auch nur, um dem Tier Leid zu ersparen. Antibiotika zur Vorbeugung oder als Masthilfe sind in der Bio-Produktion verboten. 1997 wurden in ganz Europa etwa soviel Medikamente für die Tierproduktion (5.093 t) verwendet wie im gleichen Zeitraum für die Behandlung von Menschen (5.400 t)! Bio-Tiere werden nicht auf Kosten ihrer Gesundheit zur Hochleistung getrimmt. Da die Richtlinien die Bauern veranlassen, hauptsächlich Futter von ihrem eigenen Hof zu verwenden, wissen sie auch, was ihre Tiere fressen. Müssen tatsächlich Medikamente eingesetzt werden, um eine Krankheit zu kurieren, so sind die Wartezeiten, bis das Tier vermarktet wird, doppelt so lang wie die der konventionellen.

Wenn es in Deutschland ausschließlich ökologischen Landbau gäbe, müssten wir auf etwa ein Drittel unseres Konsums an tierischen Kalorien (Fleisch, Milch etc.) verzichten. Das wäre problemlos möglich, entspricht das doch dem genussorientierten ***Ernährungsverhalten der Italiener***, die deutlich gesünder leben.

Dazu kommt, dass durch die artgerechte Tierhaltung endlich das Tierschutzgesetz eingehalten wird, ansonsten ist es nach Aussage von Frau Dr. Rusche (Akademie für Tierschutz, Neubiberg) nicht einmal als grober Anhaltspunkt anzusehen. Man kann hier eher von „Tier-Nutzgesetz" sprechen. 3/4 der Deutschen ist gegen Batteriehaltung von Hühnern, aber 3/4 greifen trotzdem zu den billigsten Eiern.

Zusammenfassung: Viele Vorteile von artgerecht erzeugtem Fleisch

Alles in allem kann man die Vorteile artgerechter Tierhaltung für den Menschen folgendermaßen zusammenfassen:

- gesundheitliche Vorteile (s. Kapitel II. 2)
- Kein oder kaum Medikamentenbedarf
- Bildung natürlicher Muskelmasse
- Artgerecht gehaltene Tiere benötigen mehr Arbeitskraft. Das schafft Arbeitsplätze!
- Keine Gefahr von Antibiotika, Hormonen und anderen Chemikalien als Rückstände im Fleisch und neuerdings auch in Pflanzen
- Kein Fleisch von gestressten Tieren
- Zubereitungsverluste geringer
- Keine Gefahr von Resistenzbildung gegen die eingesetzten Antibiotika
- Kein saft- und kraftloses Fleisch, sondern saftige, wohlschmeckende Schnitzel und andere Produkte
- Keine zusätzlichen Medikamente gegen Parasitenbefall bei einer Haltung mit begrenzter Stückzahl
- Keine Gülleseen
- Kein belastetes Trinkwasser durch Tierhaltung
- Das Fleisch entsteht aus gutem Futter, das kommt uns zu Gute, denn wir essen dieses Futter, das zu Fleisch wurde

- Keine Ansteckungsgefahr mit BSE, da Tiermehlfütterung verboten
- Keine Rückstände aus chemisch-synthetischen Futterzusätzen
- Vermeidung von Gentechnik, auch bzgl. des Futters
- Einsatz heimischer Futtermittel und daher Förderung einheimischer Wirtschaft und Arbeitsplätze
- Geringere Geruchsbelästigung in der Nähe der Tierhaltung
- Keine zusätzliche Schädigung der Wälder (wurde in der Umgebung von Massentierhaltung von Hühnern beobachtet)
- Weniger versiegelte Fläche durch geringeren Flächenbedarf für Stallungen
- der Tendenz zu immer größeren Betrieben und dem Sterben der kleinen und mittleren Betrieben wird entgegengewirkt
- Keine Verwendung von Masthilfsmitteln oder Beruhigungsmitteln für die Transporte
- Genuss ohne schlechtes Gewissen.

Es stellt sich generell die Frage, ob Tiere, die nur mit vorbeugender Medikamentengabe und/oder chirurgischen Eingriffen (Abbrennen der Schnäbel, Kupieren von Schwänzen...) sowie überhaupt nur kurzzeitig in ausschließlich wirtschaftlich orientierten Haltungssystemen leben können, als gesund zu bezeichnen sind. Bei Zuchtsauen, die keinen Auslauf haben, liegt die Erkrankungsrate um 100% über denjenigen Tieren, die Auslauf haben. Jedenfalls sind diese Tiere nach der Definition der WHO, wonach Gesundheit nicht nur in Abwesenheit von Krankheit, sondern in generellem Wohlbefinden begründet ist, nicht gesund. Und wollen wir uns wirklich von kranken Tieren ernähren? Um es mit den Worten von ÖKOTEST zu formulieren:

„Wer Fleisch aus ökologischer oder zumindest artgerechter Tierhaltung kauft, unterstützt verantwortungsbewusst wirtschaftende Betriebe."

Bio-Lebensmittel aus dem Supermarkt – wirklich echt Bio?

Bio im Supermarkt: die Produzenten, Lieferanten, Anbieter, Hersteller ihre Besonderheiten und Kennzeichen

Nie war es so leicht wie heute, sich ökologisch zu ernähren – fast alle Super- und Drogeriemärkte, Discounter, Kaufhäuser etc. führen inzwischen Bio-Produkte. Knapp 21.000 Unternehmen sind in Deutschland bekannt, die biologische Lebensmittel herstellen, verarbeiten oder importieren. Die meisten davon sind in Bayern und Baden-Württemberg ansässig. Der Anteil der Bio-Fläche an der gesamten landwirtschaftlichen Nutzfläche beträgt 4,5%, der Anteil der Bio-Bauern 3,9% (Stand: August 2005).

Ursprünglich gab es Bio-Ware nur im Naturkostladen. Zunehmend haben Supermärkte den Bedarf an „Bio"-Produkten erkannt und bieten vermehrt Lebensmittel aus dem ökologischen Anbau an. Dann kamen Kaufhäuser, Drogeriemärkte und Discounter hinzu. Inzwischen gibt es kaum mehr Anbieter, die nicht zumindest eine kleine Bio-Ecke führen. Für die Verbraucher hat dies den Vorteil, dass sie so alles zusammen – zu verbraucherfreundlichen Öffnungszeiten – kaufen können und nicht extra noch in den Naturkostladen laufen müssen. Dennoch bleiben vielen VerbraucherInnen Zweifel. Ist Bio-Ware aus dem Supermarkt wirklich Bio?

Die Frage, ob es sich hierbei um echte Bio-Kost handelt, kann mit einem eindeutigen „JA" beantwortet werden. Die gesetzlichen Voraussetzungen dafür haben Sie kennengelernt.

Supermärkte bieten vor allem die „Basis-Bio-Produkte" wie Trockenwaren, Milchprodukte, Eier, Obst und Gemüse, Drogeriemärkte zumeist nur Trockenware, Discounter zumeist das, was gerade in großen Mengen zu bekommen und schnell zu vermarkten ist, d. h. saisonal eingekauft.

Supermärkte, Drogeriemärkte etc. versuchen die Bio-Produkte preiswerter anzubieten. Dies gelingt zum Beispiel dadurch, dass sie die ökologischen Anbauverbände nicht erwähnen, von denen sie die Waren erhalten. Der Grund: die Verbände verlangen Lizenzgebühren bzw. Mitgliedsbeiträge, wenn sie auf dem Produkt gezeigt werden. Das bedeutet: Das jeweilige Produkt, das Sie woanders teurer mit dem Verbandslabel kaufen, können Sie im Supermarkt evtl. kostengünstiger ohne Verbandszeichen erwerben.

Zumeist sind bei Supermärkten, Drogeriemärkten etc. die Produzenten nicht sofort zu erkennen. Das liegt auch daran, dass manche Naturkostlieferanten eine eigene Marke für die Supermärkte haben, die sie völlig getrennt – und ohne dass es die VerbraucherInnen wissen – produzieren. Auch manche Reformkosthersteller liefern Bio-Ware z. B. an Drogeriemärkte, – preiswerter, versteht sich. Letzteres liegt auch an der höheren Abnahmemenge, die teure Logistik einspart. Sie sehen: Supermärkte, Drogeriemärkte etc. nutzen jede auch nur irgend mögliche Einsparmöglichkeit, um Bio-Produkte so preisgünstig wie irgend möglich anzubieten. Das bedeutet alles in allem:

Bio-Produkten aus dem Supermarkt und von anderen Anbietern können Sie vertrauen!

1. Die Produzenten und Lieferanten

Ich habe einigen Produzenten, Lieferanten und Anbietern von Bio-Kost Fragen zu ihrem Sortiment gestellt, damit Sie erkennen können, wie ernst die Firmen „Bio“ nehmen. Sehen Sie sich an, was die Firmen geantwortet haben:

Zu Aldi gelangt nur einwandfreie Bio-Ware: Hausladen Fruchthandels GmbH

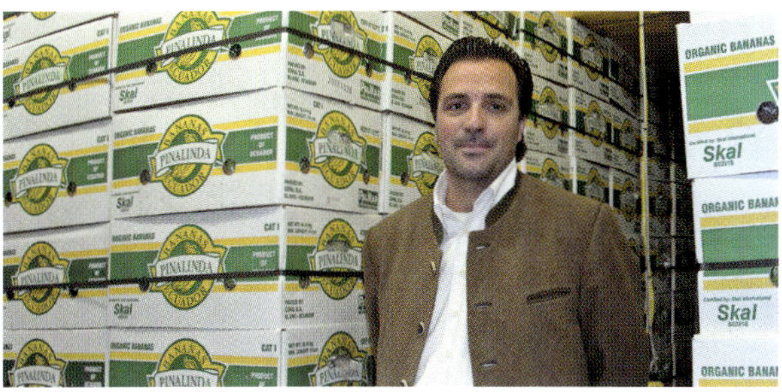

Andreas Buchner liefert echte Bio-Bananen nicht nur an Aldi und Co

Andreas Buchner ist der Geschäftsführer des Familienunternehmens Hausladen Fruchthandels GmbH München und beliefert Aldi, Tengelmann und Füllhorn mit

Bio-Bananen sowie anderen Früchten und Gemüsesorten – auch in Bio-Qualität. Er ist sogenannter Zwischenhändler und beschafft die Ware, wie sie die Auftraggeber wünschen. Die Bio-Bananen sind Bio-zertifiziert, für die Kontrolle ist z. B. die Firma BCS Öko-Garantie GmbH, Nürnberg (Codenummer: ***DE-001-Öko-Kontrollstelle***) oder ***SKAL*** (s. Aufdruck auf den Schachteln mit Bio-Bananen auf dem Bild) zuständig. Sie garantieren, dass es sich tatsächlich um echte Bio-Ware handelt. Herr Buchner berichtet: „Die Bananen wachsen in Ecuador oder der Dominikanischen Republik. Die Bauern, die sie heranziehen, werden streng kontrolliert, ob sie die Bio-Richtlinien einhalten. Es werden Bodenproben genommen, und wenn alle Richtlinien eingehalten werden, darf der Bauer seine Früchte als Bio-Bananen verkaufen. Zur Kontrolle fliegt die Firma BCS direkt hin und kontrolliert vor Ort. Dabei handelt es sich bei den Bauern in der Regel um kleine Landwirtschaftsbetriebe ohne die großen Monokulturen, die man so schwer von Schädlingen frei halten kann. Die Bio-Früchte werden dann – noch grün (es handelt sich um spezielle Züchtungen, die man grün ernten kann und die bei den richtigen Bedingungen fertig reifen) zu uns nach Deutschland verschifft. Wenn die Bio-Bananen in Europa ankommen, wird vor der Verladung auf LKW oder Waggon vom Zoll kontrolliert, ob alle erforderlichen Kontrollbescheinigungen vorliegen. Ist dies nicht der Fall, kann die Ware zwar verzollt und verladen werden, wird jedoch dann als konventionelle Ware klassifiziert und kann nicht als Bio-Ware in den Handel kommen. Bei uns werden die Bio-Bananen dann entsprechend den Kundenwünschen gereift. Anschließend werden die Früchte verpackt und in den gewünschten Mengen zum Anbieter – also z. B. zu Aldi gebracht. Dabei wird

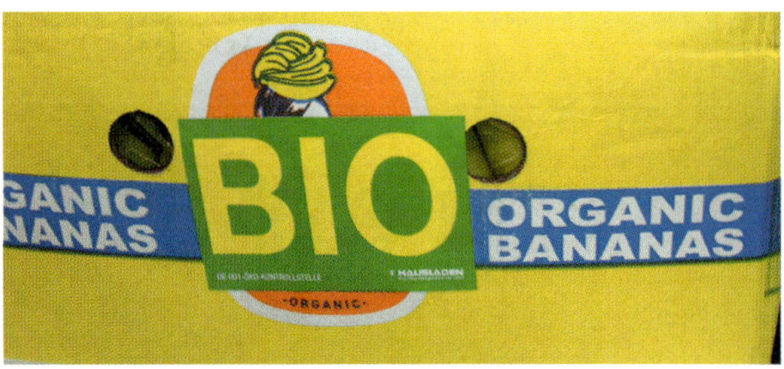

genau darauf geachtet, dass die Bio-Ware streng von der konventionellen getrennt wird." Eine spezielle Banderole auf der Verpackungsschachtel sorgt dafür, dass Irrtümer ausgeschlossen sind. „Da achtet Aldi streng darauf."

„Seit diesem Jahr gibt es einen Bio-Boom! Soviel Bio-Ware habe ich noch nie verkauft", erfährt man von Herrn Buchner. „Bislang redeten die Leute immer von „Bio", aber im Verkauf habe ich das nicht gemerkt. Erst seit diesem Jahr verkaufe ich sehr viel Bio-Ware." Und Herr Buchner würde noch mehr davon verkaufen, wenn die Nachfrage weiter zunähme. „Wir lassen auch selbst Analysen auf chemische Rückstände durchführen, um auch wirklich sicher zu gehen, dass die Bio-Ware einwandfrei ist – sonst würde Aldi sofort aus dem Liefervertrag aussteigen."

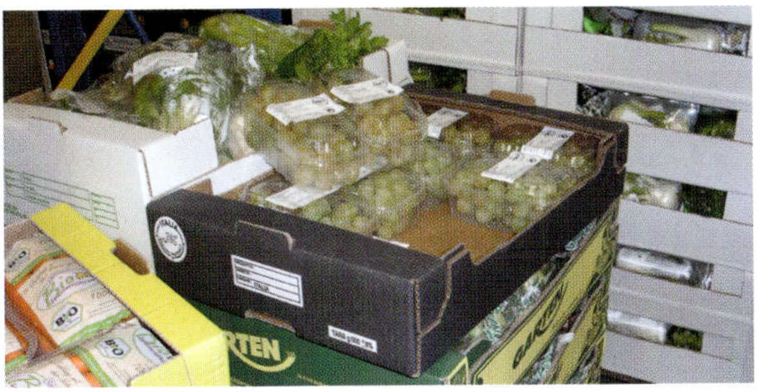

Von der Münchner Firma Hausladen direkt zu Aldi & Co: Bio-Obst und -Gemüse

Firma Töpfer GmbH – in Harmonie mit der Natur

Töpfer ALLGÄU

Töpfer – die natürlichste Entscheidung. Diesem Motto hat sich die in Dietmannsried/Allgäu ansässige Töpfer GmbH verschrieben. Säuglingsmilchnahrung in Bio-Qualität (erhältlich in der Müller Drogerie, bei dm, Globus, im Amper-Einkaufszentrum (AEZ), bei V-Märkten, Kaufmarkt und im Direktversand über Internet), Babypflegeprodukte und naturnahe Kosmetik mit dem bekannten „Töpfer Kleie Kinderbad" sowie probiotische Nahrungsergänzungsmittel, Vitamin- und Mineralstoffpräparate sind die wesentlichen Artikel des vielfältigen Herstellungsprogramms.

Im Jahre 1911 gründete Max Töpfer in Böhlen bei Leipzig die Töpfer GmbH. Nach der Verlagerung ins Allgäu wurde in Dietmannsried kontinuierlich ausgebaut.

Seit 2002 hat die Töpfer GmbH, auch um der steigenden Nachfrage nach Bio-Produkten Rechnung zu tragen, seine Säuglingsmilchnahrung auf Bio-Qualität umgestellt. Anfang 2003 wurde mit der neuen „Töpfer Bio 3 Folgemilch nach dem 8. Monat" das Sortiment nach oben abgerundet. Ausschließlich mit Rohstoffen aus ökologischer Herkunft werden die vom Verbraucher geforderten Qualitätsansprüche erfüllt.

Die Töpfer-Produkte werden im Drogerie- und Lebensmittelhandel und in Apotheken – mit Schwerpunkt in Süddeutschland – vertrieben. Schon seit über fünf Jahren kann man bei Töpfer unter www.toepfer-gmbh.de online einkaufen.

Das Unternehmen liefert auch anderen Firmen, die die Verantwortung gegenüber der Natur, die Qualität der Produkte sowie die hohe Leistungsfähigkeit, Verlässlichkeit und Flexibilität des ISO- und IFS- zertifizierten Unternehmens schätzen. Das Leistungsspektrum reicht von der Entwicklung von Rezepturen und deren Produktion bis hin zum verkaufsfähigen Produkt ganz im Sinne einer Partnerschaft aus Überzeugung.

Sehen wir uns an, welche Antworten die Firma Töpfer auf meine Fragen hat:

1. „Warum bieten Sie Bio-Produkte zusätzlich zu konventioneller Ware an – wie kamen Sie auf die Idee?"

„Wir stellen sukzessive um, daher gibt es momentan noch konventionelle Produkte. Wir machen das, weil wir uns damit größere Marktchancen erwarten. Außerdem leisten wir dadurch einen aktiven Beitrag zum nachhaltigen Umweltschutz, da Bio grundsätzlich auf chemisch-synthetische Pflanzenschutzmittel und mineralische Stickstoffdünger verzichtet, tiergerechte Haltung fördert, Boden, Wasser und Luft schützt und für Artenvielfalt sorgt. Bio verzichtet auf Gentechnik, strebt eine Kreislaufwirtschaft mit möglichst geschlossenen Nährstoffzyklen an. Bio vermindert den Energieverbrauch und schont Rohstoffreserven. Mit Bio sorgen wir dafür, dass auch unsere Nachfahren in einer intakten, lebenswerten Umwelt leben können."

2. „Gibt es Speziallösungen in Ihrem Bereich?"

„Eine Sonderlösung in unserem Bereich ist die probiotische Bio-Säuglingsnahrung. Diese Konstellation ist auf dem deutschen Markt einzigartig.

Künftiges Unternehmensziel: Wo immer möglich, Schritt für Schritt auf Bio umstellen. Unsere Produkte „Probifido“, „Eugalan plus 3“ und unsere Molkedrinks werden in kurzer Zeit in Bio-Qualität angeboten.“

3. „Wie lange bieten Sie schon Bio-Produkte an?“
„Töpfer Säuglingsmilchen seit Frühjahr 2002. Im Bereich Lohnfertigung sind wir seit über 15 Jahren im Bio-Bereich tätig.“

(Das bedeutet: Mit Bio-Säuglingsmilch werden auch andere Bio-Firmen beliefert..., Anmerkung der Autorin).

4. „Welche Lieferanten bevorzugen Sie?“
„Unsere Lieferanten müssen folgende Kriterien erfüllen:

- Sehr gutes Preis-Leistungs-Verhältnis
- Konstante Qualität entsprechend unseren Vorgaben
- Effiziente Qualitätssicherung
- Zertifizierung durch anerkannte Bio-Kontrollstellen, mindestens konform mit der EU-Bio-Verordnung
- Geografische Nähe, sofern möglich
- idealerweise größenmäßig zu unserem Unternehmen passend“

5. „Wie können Sie garantieren, dass es sich um echte Bio-Ware handelt?“
„Wir arbeiten sofern möglich langfristig mit vertrauenswürdigen Partnerfirmen zusammen. Bei neuen Kontakten werden mindestens Lieferantenselbstaudits eingeholt, in der Regel aber von uns selber Audits durchgeführt, bei denen wir uns persönlich ein Bild von den Rohstoff- und Produktketten machen. Lieferantenaudits werden systematisch in gewissen Abständen wiederholt. Daneben gibt es die unanbhängigen Prüfinstitute, die mindestens einmal jährlich strenge Kontrollen (auch unangemeldete) durchführen. Nur bei bestandener Prüfung werden den Unternehmen die Bio-Zertifikate für ein weiteres Jahr ausgestellt. Vorlage des Bio-Zertifikats ist für uns eine Grundvoraussetzung für eine Geschäftsbeziehung im Bio-Bereich. Auch unsere Kosmetikprodukte für Kinder und Erwachsene stellen wir auf kontrollierte Naturkosmetik, (BDIH) mit Bio Inhaltsstoffen um.“

Wer kennt sie nicht: die Füllhornprodukte aus Mini-Mal, HL, Toom, REWE-Märkten und Bio-Supermärkten

(Vierlinden) sowie Karstadt Feinkost GmbH? Was will Füllhorn nun mit seinen Bio-Produkten erreichen?

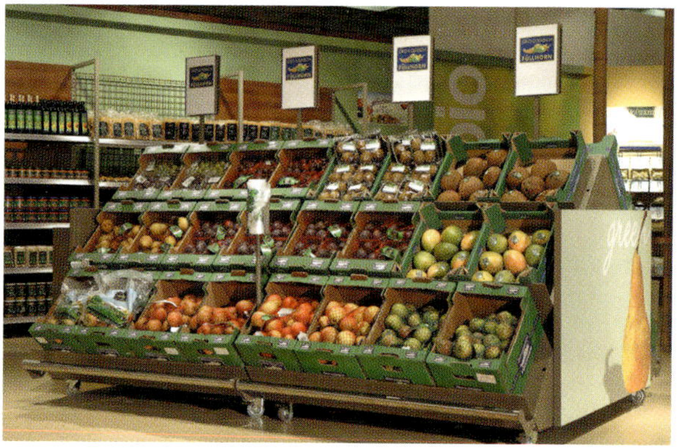

Füllhorn bietet viele Obst- und Gemüsesorten – verpackt, damit sie nicht mit konventionellen Produkten verwechselt werden

Den Kunden Bio-Produkte schmackhaft machen: Füllhorn von REWE

Die REWE-Handelsgruppe möchte ihren Kunden im Supermarkt biologische Alternativen zu konventionellen Produkten bieten. Zum Start 1988 umfasste die Angebotspalette der Bio-Marke Füllhorn etwa 60 Artikel aus dem Trockensortiment wie Müslis, Getreidemischungen oder Trockenfrüchte. Mittlerweile findet man von Füllhorn allein im Trockensortiment rund 130 verschiedene Artikel in Produktgruppen wie Teigwaren, Reis, Reiswaffeln, Gebäcke, Süßungsmittel, Brotaufstriche, Würzen/Brühen, Getreide-Ganzkorn, Getreide-Flocken, Mahl-Produkte, Müsli, Saaten und Trockenfrüchte, Knabbergebäck, Süßwaren und Tee. In der Kühltheke finden sich viele Artikel aus dem Molkereibereich wie Frischmilch, Joghurt, Quark und Frischkäse sowie in Kürze auch SB-Wurst und Schinken. Bio-Kunden legen auch zunehmend Wert auf eine schnelle und unkomplizierte Zubereitung. Dies erklärt zum Beispiel den Erfolg der gekühlten Halbfertigprodukte wie Tortellini oder Gnocchi oder TK-Ofen-Pommes Frites.

Im Frischebereich zählen Möhren, Kartoffeln und Zwiebeln, Äpfel, Zitronen, Avocados, Tomaten, Gurken, Kiwis, Äpfel und Bananen zum Standard-Sortiment. Darüber hinaus werden saison- und erntebedingt auch Orangen, Pfirsiche, Nektarinen, Pflaumen und viele andere Artikel aus bis zu 50 Obst- und Gemüse-Sorten angeboten.

Die Eigenmarke Füllhorn ergänzt sinnvoll das Sortiment der Supermärkte der REWE. Mit einer eigenen Bio-Marke sollen Bio-Produkte einer immer größer werdenden Zahl von Verbrauchern „schmackhaft" gemacht werden. Füllhorn besitzt bei den Kunden einen hohen Stellenwert und genießt hohes Ansehen. Vor allem die Möglichkeit der Auswahl zwischen Produkten aus konventionellem oder biologischem Anbau wird von den Kunden geschätzt. Auch bisherige „Nichtverwender" greifen so leichter auch einmal zu Bio.

Die Ware für das Füllhorn-Sortiment wird entweder direkt von Landwirten bezogen oder von verarbeitenden Betrieben, die nach der EU-Öko-Verordnung zertifiziert sind. In diesen Betrieben wird sowohl EU-zertifizierte Ware verarbeitet, als auch Rohstoffe aus landwirtschaftlichen Betrieben, die einem ökologischen Anbauverband angehören. Ware aus Umstellungsbetrieben wird mit dem Vermerk „der Betrieb befindet sich in Umstellung" gekennzeichnet.

Exotische Obst- und Gemüsesorten und Früchte wie Bananen, Orangen oder getrocknete Aprikosen werden aus Drittländern wie Afrika oder Südamerika importiert. Für diese Länder gelten die Bestimmungen der ausländischen Anbauverbände, deren Vorschriften entweder von der EU als gleichwertig anerkannt werden, oder die die Basisrichtlinien eines entsprechenden Dachverbandes, wie dem IFOAM (International Federation of Organic Agriculture Movements) auf internationaler Ebene erfüllen.

Füllhorn-Produkte sind dreifach kontrolliert: durch die Kontrollstellen der EG-Öko-Verordnung 2092/91, die ökologischen Anbauverbände und die REWE Qualitätssicherung. Um für die Kunden Bio-Qualität zu garantieren, führt die REWE selbst regelmäßig Qualitätskontrollen durch. Hierbei wird die Ware nicht nur auf Rückstände überprüft. Es werden auch sensorische Tests nach Geruch, Geschmack und Optik durchgeführt und so sichergestellt, dass die Produkte in jeder Hinsicht hohen Qualitätskriterien entsprechen.

Füllhorn-Produkte tragen zur besseren Orientierung für den Kunden das staatliche Bio-Siegel. Zudem bürgt das Füllhorn-Logo für die Produkte aus kontrolliert biologischem Anbau.

In einem Supermarkt, der neben Bio-Produkten auch konventionell angebaute Ware führt, ist eine klare Trennung für den Verbraucher notwendig, die die Produkte optisch einwandfrei als Bio-Produkte von Füllhorn erkennbar macht. Daher sind alle Füllhorn-Produkte auch in der Obst- und Gemüseabteilung verpackt, um zu vermeiden, dass ein konventionell angebauter Apfel zu den biologisch angebauten gelegt wird. Bei der Wahl der Verpackung spielen Umweltaspekte eine wichtige Rolle. Für die Verpackung werden nur recyclingfähige Materialien verwendet und, wo es möglich ist, auf Packungen aus Kunststoff verzichtet.

Gut & Gerne: Die BZ Bio-Zentrale GmbH

Wenn Sie bislang noch nicht entdeckt haben, von wem die Bio-Produkte in Ihrem Supermarkt stammen, dann haben Sie jetzt die Möglichkeit dazu. Die BZ Bio-Zentrale gehört zu den größten Bio-Lieferanten im deutschen Lebensmitteleinzelhandel.

Dabei handelt es sich bei der BZ Bio-Zentrale GmbH um ein Unternehmen, das bereits 1975 mit der Verarbeitung von Rohstoffen aus kontrolliert biologischer Landwirtschaft und der Vermarktung von Bio-Erzeugnissen begonnen hat. Ein 1995 neu erbauter Betrieb ist ausschließlich auf die Verarbeitung und den Vertrieb von Bio-Produkten ausgerichtet.

Unter der Eigenmarke „Gut & Gerne" wie auch unter Handelsmarken werden die Partner aus dem Lebensmittelhandel mit über 250 Artikeln aus dem Trockensortimentsbereich beliefert.

Folgende Produktgruppen findet der Kunde unter der Marke Gut & Gerne:

- Müslis, Mühlenprodukte, Haferflocken, Getreide, Hülsenfrüchte und Teigwaren. Sie bilden die Basis einer vollwertigen, gesunden Ernährung.
- Feine Gut & Gerne Riegel-Varianten, hochwertige Snackartikel wie Chips, Schokolade, Gebäcke und Cracker, Samen, Trockenfrüchte, Reiswaffeln, Nüsse, Studentenfutter und vieles mehr bringen süße Abwechslung in den Speiseplan!
- Wenn es einmal schnell gehen muss, bietet das Gut & Gerne Sortiment leckere Convenience-Produkte wie z. B. Tomatensauce, Dinkel-Risottos, Brühen, Brotaufstriche, Suppen, Saucen etc., die schnell und einfach zuzubereiten sind.

- Als Ergänzung für einen ausgewogenen Speiseplan und zum Verfeinern vieler Gerichte enthält das Sortiment Gut & Gerne Gewürze, Fruchtaufstriche, Süßungsmittel, Backzutaten, Essig, Öle und Brotaufstriche.

Bei folgenden Handelsunternehmen erhalten Sie die Produkte:
EDEKA, REWE und Märkte, die zur REWE gehören, wie toom, HL, minimal, Karstadt mit Lebensmittelabteilungen, Wal*Mart, Kaufland, Handelshof, Markant-Märkte, V-Märkte der Firma Kaes in Kaufbeuren, Citti in Norddeutschland, Coop in Schleswig-Holstein, Famila in Baden-Württemberg, Marktkauf, Konsum in Dresden und Leipzig, Globus St. Wendel, Spar, Ihr Platz, Comet, K+K (Klaas + Kock), Fegro/Selgros (Großhandel)

Um das Bio-Sortiment dem Kunden „schmackhaft" zu machen, führt die Bio-Zentrale mit geschulten Mitarbeitern jährlich über 1000 Verkostungen in den Supermärkten durch.

Der Verbraucher hat bei diesen Veranstaltungen die Möglichkeit, verschiedene Bio-Produkte zu probieren. Die Promoter, die die Verkostung durchführen, geben den Verbrauchern Rezepttipps und erklären dem Kunden die Besonderheiten von Bio-Produkten.

Darüber hinaus bietet die Bio-Zentrale Bio-Seminare für das Marktpersonal an, beteiligt sich an Schulungsaktionen und bundesweiten Veranstaltungen.

Auf meine Fragen erhielt ich von der Bio-Zentrale folgende Antworten:
„Warum bieten Sie Bio-Produkte anstelle von konventioneller Ware an – wie kamen Sie auf die Idee?"

„Wir haben schon immer nur Bio-Lebensmittel verarbeitet und vermarktet. Zu unserer Firmenphilosophie gehört „Nachhaltigkeit". Dies ist mit Bio-Lebensmitteln am ehesten möglich.

Wir wollen den vielfältigen Kundenwünschen nach einer gesunden und ausgeglichenen Ernährung mit Produkten aus biologischer Erzeugung gerecht werden.

Wir geben dem Verbraucher die Sicherheit und das Vertrauen, dass er mit Gut & Gerne-Produkten naturbelassene und hochwertige Lebensmittel einkauft."

„Gibt es Speziallösungen in Ihrem Bereich?"
„Wir bieten – wie bereits erwähnt – ausschließlich Bio-Lebensmittel an."

„Wie lange bieten Sie schon Bio-Produkte im Supermarkt an?"
„Als eine der ersten Firmen begannen wir 1975 Rohstoffe aus kontrolliert biologischer Landwirtschaft zu verarbeiten und zu vermarkten.

Seit dem Jahr 2000 verfügt die Bio-Zentrale zudem über eine moderne Riegelanlage. Auf dieser werden hochwertige Bio-Riegel in Form von Fruchtschnitten, Müsliriegeln, Energieriegeln, Schoko- und Gourmetriegeln produziert, die ebenfalls im Lebensmitteleinzelhandel erhältlich sind."

„Welche Lieferanten bevorzugen Sie? Wie können Sie garantieren, dass es sich um Bio-Ware handelt?"
„Wir bevorzugen Bio-Verbandsware. Zumeist verarbeiten und bieten wir Naturland und Bioland-Produkte an.

Wir arbeiten sehr eng mit der größten europäischen Bio-Mühle zusammen und beziehen von dieser Mühle, die in Bayern angesiedelt ist, 40% aller Produkte.

Alle ***Gut & Gerne Erzeugnisse*** sind aus ***kontrolliert-ökologischer Landwirtschaft***. Der Anbau und die Be- und Verarbeitung der Artikel erfolgt nach den strengen Richtlinien der EG Bio-Verordnung und denen anerkannter Anbauverbände."

Das bedeutet:
- Die Rohstoffe werden im Einklang mit der Natur erzeugt. Die Umwelt wird möglichst wenig belastet.
- Es werden keine chemisch-synthetischen Pflanzenschutz- und Düngemittel eingesetzt. Der Anbau auf den Feldern erfolgt in stetig wechselnder Artenvielfalt.
- ***Der Einsatz von Gentechnik ist verboten.***
- Die Tierhaltung erfolgt artgerecht.

Dass „Bio" drin ist, wo „Bio" drauf steht, erkennen Sie an folgenden Hinweisen auf allen Gut & Gerne Verpackungen:

- Angabe der Codenummer der staatlich anerkannten Kontrollstelle, die den herstellenden Betrieb auf Erfüllung der EG Bio-Verordnung kontrolliert hat, zum Beispiel: ***DE – 001 – Öko-Kontrollstelle*** (001 entspricht einer Kontrollstelle in Nürnberg)
- Aufdruck des bundesweiten ***Öko-Siegels*** für Produkte aus ökologischer Landwirtschaft

Darüber hinaus verfügt die Bio-Zentrale über ein Qualitätsmanagement, gemäß HACCP.

Die besonderen Qualitätsanforderungen werden durch umfangreiche Produktspezifikationen, die mit den Kunden und den Partnern auf der Beschaffungsseite gemeinsam erarbeitet worden sind, abgesichert. Hierzu gehören ausführliche Dokumentationen sowie produktspezifische Rückstandsanalysen, die während und nach dem Verarbeitungsprozess durchgeführt werden.

2. Anbieter von Bio-Produkten

tegut ... gute Lebensmittel

tegut... Bio
aus ökologischem Anbau

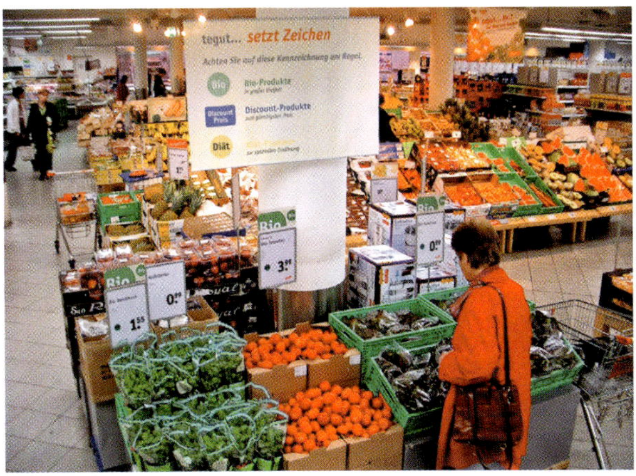

tegut ... gute Lebensmittel lässt den Kunden freie Wahl: Konventionell – Diät – und: jede Menge Bio

Ein Pionier unter den Anbietern von Bio-Produkten im Supermarkt ist „tegut... gute Lebensmittel". Hier ist nicht nur das Personal für ein reichhaltiges Bio-Angebot zuständig – der Vorstand, z. B. in persona von Herrn Gutberlet, steht hinter diesem Angebot. So verwundert es nicht, dass tegut... unter allen Super- oder Verbrauchermärkten das größte Bio-Angebot hat: über 10% mit dem Ziel, demnächst 20% des derzeitigen Sortiments zwischen 8.400 und 24.000 Artikeln (je nach Verkaufsfläche) in Bio-Qualität anzubieten! Sehen wir uns an, wie dieser Lebensmittelmarkt auf meine Fragen antwortete:

1. „Warum bieten Sie Bio-Produkte zusätzlich zu konventioneller Ware an – wie kamen Sie auf die Idee?"
„Tegut...hat ein Ziel – gute Lebensmittel. Wenn sich ein Unternehmen, wie eigentlich jeder Mensch, immer mal wieder die Frage stellt, wem und wozu alle Arbeit dient, wird sein Verantwortungsbewusstsein wachsen – bei tegut... für die Qualität der Lebensmittel. Deshalb begann Wolfgang Gutberlet, Vorstandsvorsitzender tegut..., 1980 zusammen mit gleich gesinnten Freunden, Dr. Götz Rehn und Götz Werner, zu erforschen, was er dafür tun kann. Sie entschieden, ein Sortiment zu entwickeln, das den hohen ökologischen Anforderungen genügen muss, und geschmacklich sowie qualitativ gut ist. Unter dem Motto: „Sinnvoll für Mensch und Erde" erhielt das erste Sortiment den Namen AlnaturA. Viele Mitarbeiter bei tegut... waren von diesem Projekt so begeistert, dass sie in ihren Bereichen – bei Obst/Gemüse, bei Fleisch/Wurstwaren, bei Brot/Backwaren, bei Molkereiprodukten und bei der Wissensvermittlung – ebenfalls begannen, in gleicher Richtung zu arbeiten – inzwischen bieten tegut... Märkte u. a. unter den Marken herzberger Bäckerei, kff Bio, kff Rhöngut Bio, AlnaturA und tegut... Bio mehr als 1.800 Bio-Produkte. Laut Studie des Schweizer FiBL sind tegut... Lebensmittelmärkte mit dieser Vielzahl bei einem Umsatzanteil von rund 13% als Anbieter von Bio-Produkten führend in Europa (bioPress 2001).

Dabei ist Bio nicht einfach ein Etikett – es ist für die Erzeuger, Produzenten und uns Händler ein Weg voller Arbeit, der jedoch sehr viel Sinn und den tegut... Kunden bessere Ernährungsmöglichkeiten gibt. Zwar sind kontrolliert biologisch erzeugte Mittel zum Leben nicht die einzigen guten Lebensmittel, doch gerade bei ihnen wird von der Erzeugung bis zum Konsumenten viel Mühe aufgewendet, um zu bewahren, was die Natur uns bietet; sie möglichst lebendig zu erhalten. Das macht die

Wahrscheinlichkeit, dass sie den Menschen Lebenskraft geben, einfach größer."

2. Gibt es bei Bio auch Täuschungen?

„Es ist eine Tatsche, dass es kaum andere Lebensmittel gibt, die so argwöhnisch betrachtet und so stark kontrolliert werden, wie die Bio-Produkte. Durch diese vielen Kontrollen dürfte gerade bei Bio-Produkten sicherer sein, dass das drin ist, was drauf steht.

Die Menschen bei tegut... haben ein Ziel – gute Lebensmittel. Und daran arbeiten sie stetig."

3. „Was tun Sie für die Schulung Ihrer Mitarbeiter?"

„Sonderkonditionen im Bereich Personalschulung:

Wir bieten einen Selbst-Lern-Lehrgang tegut...Bio für Mitarbeiter der Filialen an. Ziel:

- tegut... Mitarbeiter bekommen ein umfassendes Bild von der Bedeutung des ökologischen Landbaus für Gesundheit und Wohlbefinden und den Erhalt der Umwelt

1. Lernphase: der Unterschied zwischen Bio-Lebensmitteln und konventioneller Ware. Die Mitarbeiter beantworten sich selbst mit Hilfe des Ordners Lernprogramm tegut...Bio Fragen wie:
    - Warum tegut... Bio-Produkte anbietet?
    - Was sind Bio-Lebensmittel?
    - Woran erkennt man Bio-Lebensmittel?
    - Was macht ein Bio-Lebensmittel aus?
    - Welche Bedeutung haben sie für den Menschen?
    - Tipps zur gesunden Ernährung
2. Lernphase: Bandbreite des tegut... Bio-Sortiments
    - Bereich Getreide- und Getreideerzeugnisse
    - Obst und Gemüse
    - Fleisch und Wurst
    - AlnaturA-Produkte
    - Bio-Lebensmittel aus der Bedienungstheke
    - Sonstige Bio-Produkte

Am Ende des 6-monatigen Selbst-Lern-Lehrgangs steht eine Prüfung. Mit Bestehen dieser Prüfung erhalten die Mitarbeiter ein Zertifikat. (Die Mitarbeiter erhalten dazu den Button: „Ich kenn mich aus mit tegut... Bio."). Für Mitarbeiter mit diesem Zertifikat besteht die Möglichkeit der Teilnahme an dem weiterführenden Seminar „Bio erleben!".

Zudem gibt es die ***„Lernmomente"***. Hierbei handelt es sich um ein Karteikartensystem, welches wie folgt funktioniert. Jeder Monat steht unter einem anderem Thema zum Bereich der Lebensmittel. Im Aufenthaltsraum der tegut... Filialen befinden sich Kartenhalter, zwei Karten mit den Informationen zu dem jeweils aktuellen Thema werden eingestellt. Die Mitarbeiter haben die Möglichkeit, sich über das aktuelle Monatsthema Wissen anzueignen."

4. „Ist eine Steigerung des Bio-Anteils von 10 auf 20% zu erwarten?"

„Im Frischebereich hat tegut... den Bio-Anteil von 20% bereits erreicht, bei Obst- und Gemüse steigt der Anteil saisonbedingt auf bis zu 30%.

Eine Steigerung des Angebots an Bio-Lebensmitteln im gesamten Sortiment ist von der Nachfrage abhängig. Der Händler bietet an, was der Kunde haben möchte! Die Entscheidung liegt beim Kunden."

5. „Welche Lieferanten bevorzugen Sie? Wie können Sie garantieren, dass es sich um Bio-Ware handelt?"

„tegut... bezieht einen Großteil seines Obst- und Gemüseangebotes aus unter anderem eigens mit den landwirtschaftlichen Erzeugern abgeschlossenen Anbauverträgen. Es besteht eine enge Partnerschaft mit einigen Landwirten – insbesondere den Bio-Anbauern-, deren Betriebe regelmäßig besucht werden.

Darüber hinaus bietet tegut... seinen Kunden schon seit Jahren ein attraktives und breites Bio-Sortiment – tegut... bio – zu angemessenen Preisen: Bio-Brot und Bio-Backwaren aus der herzberger Bäckerei, Bio-Fleisch und Bio-Wurstwaren aus der kff, der tegut... Fachmetzgerei, Bio-Obst und Bio-Gemüse, AlnaturA Bio-Produkte, Bio-Milchprodukte etc. – zusammen mehr als 1.800 Bio-Artikeln durch alle Bereiche. Hinter allen Produkten stehen Erzeuger, die nach strengen Vorgaben des ökologischen Landbaus arbeiten und regelmäßig kontrolliert werden – von im Inland wie im Ausland anerkannten Anbauverbänden des ökologischen Landbaus wie Demeter, Bioland, AIAB, Crae, BCS usw.

6. Die kff Fachmetzgerei sorgt für gute Fleischqualität

Dass es den Kunden auch gerade beim Lebensmittel Fleisch auf Qualität ankommt, ist der kff Fachmetzgerei, einer 100-prozentigen tegut... Tochter, sehr bewusst, und so setzt sie von Beginn an ausschließlich auf höchste Fleischqualität. Sie bietet seit über 30 Jahren die Sorgfalt, die heute bei Qualitätsfleisch erwartet wird – z. B. wird dies bei kff-Bio Rind- und Kalbfleisch durch die gesetzliche Öko-Kontrolle und den Herkunftsnachweis auf der Verpackung gewährleistet. Der Kunde erhält entweder an der Bedienungstheke oder durch den Verpackungshinweis Informationen über den Erzeuger. Unter der Marke kff-Bio bieten tegut... Märkte zudem Lamm- und Schweinefleisch aus kontrolliert ökologischer und regionaler Erzeugung – z. B. unter der Marke Rhöngut luftgetrocknete Bio-Rohwurst und Bio-Rohschinken, für die die kff 2003 mit dem Bio-Innovationspreis für Technologie und Verfahren von der damaligen Bundesministerin Renate Künast ausgezeichnet wurde.

7. Herrlich kraftvoll –
Bio-Brote aus der herzberger Bäckerei

Auch die große Auswahl an Bio-Broten aus der herzberger Bäckerei machen dem genussorientierten und umweltbewussten tegut... Kunden die Entscheidung für das tägliche Brot leicht. Alle herzberger Bio-Brote und Bio-Backwaren werden ausschließlich mit Getreide aus kontrolliert biologischem Anbau, Mineralwasser aus eigenem Brunnen und weiteren Bio-Zutaten gebacken. Diese ausgewählten Zutaten, traditionelle Rezepturen und handwerkliche Verfahren machen die herzberger Bio-Brote und Bio-Backwaren zu dem, was sie sind – zu wertvollen und vorzüglich schmeckenden Lebensmitteln für Menschen, die sich genussvoll und gesund ernähren möchten. Der neue tegut... Markt im Göttinger Kauf Park bietet ein vielfältiges SB-Sortiment an Bio-Broten und Bio-Backwaren jeweils frisch vor Ort gebacken in der herzberger Backstation."

8. „Stichwort Billig-Bio! Wie reagiert tegut..
auf das Bio-Angebot bei Discountern?"

„Der Handel mit Bio-Lebensmitteln steht Discountern ebenso offen, wie Bio-Händlern und Supermärkten. Bio-Lebensmittel bei tegut... entsprechen den Vorschriften der EU-Öko-Verordnung und sind deshalb mit dem Bio-Siegel gekennzeichnet.

Für tegut... steht nicht nur die Erfüllung der EU-Öko-Verordnung im Vordergrund, sondern auch der Geschmack, der Genuss, der innere Wert und die daraus resultierende Kundenzufriedenheit sind für den Ausbau des tegut... Bio-Sortiments ausschlaggebend. Wie eine Pflanze angebaut oder ein Tier gehalten wird, wirkt sich auf die Qualität des Lebensmittels aus. Auch der Verarbeitung kommt eine entscheidende Bedeutung zu. Welche Methoden werden angewendet? Aus welchem Geist heraus wird „Hand angelegt“? Haben die Lebensmittel Zeit zum Reifen? Welche Sorten werden angebaut? Dies sind ebenso wichtige Gesichtspunkte, die tegut... in seinem Bio-Angebot mit berücksichtigt.

Die Discounter schauen immer, was im Vollsortimenter (ob LEH oder Fachgeschäft, Food oder Nonfood) gut läuft, nehmen einige wichtige Artikel daraus auf und veraktionieren diese. Das führt zu kurzfristiger Markterweiterung, aber schnell auch zu Preisverfall, Verlust von Vielfalt und Qualität. Dagegen kann der Vollsortimenter bessere Angebote machen durch das Achten auf Qualitäten, Beratung und das Führen von Verbandsware. Es liegt im Interesse der Vollsortimenter, dass sich die Qualitäten nicht verschlechtern und Richtlinien nicht verwässert werden, denn dann wird nur der Preis zum Kaufkriterium. Das heißt: Der Vollsortimenter sollte einen Qualitätswettbewerb beginnen.“

9. „Kann man mit Bio-Produkten überhaupt Geld verdienen?“

„Diese Frage ist nicht richtig formuliert. Es stellt sich eher die Frage: Kann man mit Lebensmitteln in unterschiedlichen Qualitätsstufen Geld verdienen?

Dass unser Anliegen, gut Lebensmittel anbieten zu können, auch gelingt, verdanken wir letztlich den Kaufentscheidungen unserer Kunden. Diese haben im Jahr 2004 dazu geführt, das der Bio-Anteil bei Obst und Gemüse 16,7%, bei Brot und Backwaren 40,2%, bei Fleisch und Wurstwaren wie auch bei Molkereiprodukten je 9,6% betrug. So können wir inzwischen mehr als 1.800 Bio-Produkte führen, die insgesamt weit über 10% unserer Verkäufe ausmachen.“

10. „Wie kann Bio-Ware im Supermarkt billiger werden?“

„Hier stellt sich die Frage: Wieso sollte Bio noch günstiger werden? tegut... Bio ist bereits sehr preisattraktiv! Qualität hat ihren Preis. Produkte in Bio-Qualität können nicht zu den gleichen Kosten wie konventionelle Ware hergestellt werden. Kunden, die bei tegut... Bio-Produkte kaufen, sind bereit, etwas mehr Geld für deutlich mehr Leistung und Qualität zu zahlen. In Anlehnung an die allgemeine Wertvorstellungen akzeptiert der Verbraucher das ausgewogene Preis-Leistungs-Verhältnis, das Bio-Produkte bieten.

Wir wollen uns durch bessere Angebote vom Discounter abgrenzen.

Die große Versuchung aller Beteiligten ist es leider, den Verbraucher nicht günstiger, sondern schlechter zu bedienen. Durch einfaches Preisdrücken wird keine Qualität erzeugt. Bei günstigen Preisen kommt es entscheidend darauf an, dass an der richtigen Stelle gespart wird. Es muss an all den Stellen gespart werden, wo dieses eben nicht die Qualität der Produkte mindert. Wenn die Logistik optimiert wird, die Prozesskosten gesenkt werden, wenn das örtliche Zulieferernetz dichter wird, dann sind dies Verbesserungen, die die Handelslogistik besser abwickeln, aber nicht die Produktqualität tangieren. Und bei vielen Artikeln können wir noch immer am ehesten durch Steigerung der Verkaufsmengen den Preis senken, ohne die Qualität zu mindern. Das ist die beste Strategie, dem Kunden mehr Qualität für weniger Geld zu bieten. Dazu zählt sicher auch die Ausgestaltung unserer Filialen. Die sollen schön aussehen, sollten aber einfach bleiben, damit auch an dieser Stelle die Preise nicht unnötig belastet werden.“

Leider gibt es tegut... nicht flächendeckend in ganz Deutschland. Am schnellsten finden Sie den Markt in ihrer Nähe unter: www.tegut.com.

Rossmann-Naturkost:

Ich denke, dass alle VerbraucherInnen die Rossmann-Drogeriemärkte kennen. Dass sich Rossmann allerdings auch im Bio-Bereich stark macht, wissen (noch) nicht viele. Sehen wir uns an, was der Drogeriemarkt Rossmann zu seinem Bio-Sortiment zu sagen hat:

Gesund und bewusst leben mit enerBiO

„Die Themen Gesundheit und Ernährung haben heute einen hohen Stellenwert. Rossmann hat sich auf die zunehmenden Bedürfnisse nach gesunden und geschmackvollen Produkten eingestellt, und vor zwei Jahren (2003: Anmerkung der Autorin) die Naturkost-Eigenmarke „enerBiO“ eingeführt. Das enerBiO-Sortiment umfasst ausschließlich Nahrungsmittel mit Bio-Qualität namhafter Produzenten der Bio-Branche, die nach EG-Öko-Verordnung Bio zertifiziert sind. Innerhalb der vergangenen 18 Monate (seit 2003: Anmerkung der Autorin) sind rund 200 Produkte erfolgreich eingeführt worden, die zurzeit in 240 Rossmann-Märkten geführt werden. 30 Diät- u. Naturkost-Artikel von enerBiO gibt es in allen 1.132 Rossmann-Märkten.

Bio liegt im Trend – nicht zuletzt aufgrund von BSE-Krise, Dioxin-Eiern und anderen Lebensmittelskandalen. Dem wachsenden Bedürfnis nach gesunden und leckeren Lebensmitteln will Rossmann daher gerecht werden, und zugleich eine ganzheitliche Betrachtung von Mensch, Erde und Natur fördern. Im November 2003 führte Rossmann daher das enerBiO-Sortiment ein, das zu Beginn des Jahres 2005 von 80 auf 200 Artikel ausgeweitet wurde. Das enerBiO Sortiment umfasst ausschließlich Nahrungsmittel mit Bio-Qualität.

Wir wollen mit unseren enerBiO Produkten vor allem die ernährungsbewussten Genießer ansprechen und beweisen, dass Genuss, guter Geschmack und gesunde Ernährung optimal miteinander verbunden werden können.“ betont Julia Hertz-Eichenrode, die verantwortliche Produktmanagerin bei Rossmann. ***„Daher haben wir bei der Auswahl unserer Lieferanten ausschließlich namhafte Produzenten aus der Bio-Branche ausgewählt und mit der Einführung von enerBiO konsequent auf die Produkte des ökologischen Landbaus gesetzt. Alle enerBiO-Produkte sind reine Bio-Kost gemäß der EG-Öko-Verordnung und tragen das neue Bio-Gütesiegel. Die Zutaten sind aus kontrolliert biologischem Anbau und damit gentechnisch nicht verändert. Zudem haben wir bei der Qualität auf exzellenten Geschmack geachtet.***

Die Qualitätssicherung wird ferner sichergestellt, indem Rossmann ein unabhängiges Lebensmittelinstitut zur Beratung und für regelmäßige Produkttests beauftragt hat. Alle enerBiO Artikel werden regelmäßig im Labor untersucht. Bei neuen Produkten und möglichen Qualitätsverbesserungen stehen unabhängige Lebensmittelexperten Rossmann beratend zur Seite. Gleichwohl gilt auch für die enerBiO-Produkte die Rossmann-Eigenmarken-Philosophie, hohe Qualität zu einem fairen Preis anzubieten. Zwar sind enerBiO Produkte aufgrund der hohen Bio-Qualität grundsätzlich teurer als konventionelle Lebensmittel, im Vergleich zu anderen Bio-Produkten jedoch immer noch äußerst preisgünstig, getreu dem Rossmann-Motto: enerBiO soll sich jeder leisten können!

Und so fängt der gute Start in den enerBiO-Tag mit einem gesunden und leckeren Frühstück z. B. mit dem energiereichen Fit- oder Schokomüsli an. Dazu schmecken besonders gut gekühlte Sojamilch oder einer der fruchtigen Säfte. Für alle Kaffee- und Teetrinker bietet enerBiO auch eine große Auswahl an. Dazu gehören Röstkaffee, Cappuccino, Malzkaffee und verschiedene Teesorten. Italienisches Flair in der Küche verbreiten die Pastagerichte, die leicht und schnell zuzubereiten sind. Zu duftendem selbstgebackenem Brot – aus den neuen Backmischungen – passen besonders gut die süßen und herzhaften Aufstriche.

Da vornehmlich die enerBiO-Backmischungen, -Griesbreie, -Getreide- und -Mehlsorten zu über 90% aus niedersächsischer Produktion stammen, kam es Anfang des Jahres (2005: Anmerkung der Autorin) zu einer Zusammenarbeit mit dem Bund für Umwelt und Naturschutz (BUND), Landesverband Niedersachsen, bei der aktuellen BUND-Kampagne „Heimat braucht Freun.de." Mit dieser Kampagne, die sich seit Oktober 2005 in ganz Niedersachsen auf vielfältige Weise an die Öffentlichkeit wendet, will der BUND zum Erhalt von niedersächsischen Kulturlandschaften wie der Lüneburger Heide oder der Oberharzer Bergwiesen sowie zum Artenschutz einen wirksamen Beitrag leisten. Ziel dieser Kampagne ist es, vornehmlich Produkte und Dienstleistungen, die aus dem Erhalt geschützter niedersächsischer Kulturlandschaften mit Naturschutzwert resultieren, in ihrer Vermarktung zu fördern. Von der Marketinginitiative des BUND Niedersachsen können folglich jene Erzeuger und Händler profitieren, die Produkte aus dem niedersächsischen Landschaftserhalt anbieten und vermarkten. Sie dürfen nach BUND-Registrierung den Produktzusatznutzen Landschaftserhalt in Form der BUND-Wort-Bild-Marke „Heimat braucht Freun.de" auf ihren Produkten ausloben. Das trifft auf besagte Produkte der Rossmann-Qualitätsmarke enerBiO zu. Die Medienkooperationen und Pressekontakte des BUND könnten den hochwertigen neuen Rossmann-Reformkostsortimenten jetzt vor allem in Niedersachsen schnell zu noch höherer Bekanntheit und Akzeptanz beim Kunden verhelfen."

NORMA

Auch der Discounter „Norma" ist vielen bekannt – nicht jedoch sein Engagement für „Bio". Meine diesbezüglichen Fragen beantwortete er folgendermaßen:

„Warum bieten Sie Bio-Produkte anstelle von konventioneller Ware an – wie kamen Sie auf die Idee?"
„Als mittelständischer Lebensmitteldiscounter versucht NORMA seit jeher, sich an Verbraucherwünschen und aktuellen Trends zu orientieren. Nicht zuletzt durch die von verschiedenen Lebensmittel-Skandalen geprägte Berichterstattung der vergangenen Jahre, wollte NORMA durch die Vermarktung von schadstoffarmen und gesunden Lebensmitteln den Verbraucherwünschen Rechnung tragen."

„Gibt es Speziallösungen in Ihrem Bereich?"
„Als Lebensmitteldiscounter mit einem auf Artikel des täglichen Bedarfs beschränkten Sortiment kann NORMA normalerweise keine Produkte anbieten, die nur von einer sehr kleinen Zahl von Kunden nachgefragt werden. Als NORMA vor über 3 Jahren (2001 – Anmerkung der Autorin) als erster Lebensmitteldiscounter begann, Bio-Produkte in seinem Sortiment anzubieten, wurde festgestellt, dass viele dieser Bio-Produkte aufgrund des relativ geringen Anteils am Gesamtsortiment vom Verbraucher nur sehr schwach wahrgenommen wurden. Erst als damit begonnen wurde, Bio-Produkte im Rahmen von regelmäßigen Themen-Wochen mit entsprechender Wer-

beunterstützung anzubieten, konnten zufriedenstellende Umsätze erzielt werden. Auch die positive Resonanz unserer Kunden hat uns letztlich bewogen, an diesem Konzept einer Aktionsvermarktung von Bio-Artikeln festzuhalten. Seit dem finden bei NORMA mehrmals pro Jahr Bio-Wochen statt."

„Wie lange bieten Sie schon Bio-Produkte im Supermarkt an?"
„Wie bereits erwähnt, war NORMA vor über drei Jahren der erste Lebensmitteldiscounter, der flächendeckend Bio-Produkte anbot."

„Welche Lieferanten bevorzugen Sie?"
„In der Regel arbeitet NORMA nicht mit den bekannten Bio-Verbänden bzw. Bio-Systemlieferanten zusammen, sondern bevorzugt kleinere aber dennoch leistungsfähige und flexible Bio-Lieferanten, die in der Regel in der Lage sind, besser auf die Erfordernisse des Handels einzugehen."

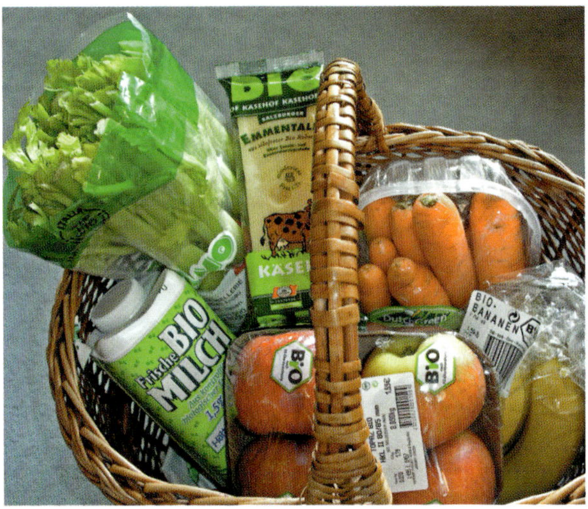

Gut versorgt mit NORMA-Bio-Produkten

„Kann man mit Bio-Ware überhaupt Geld verdienen?"
„Nirgendwo in Europa herrscht ein derartiger Wettbewerb unter den Lebensmittelhändlern mit konventioneller Ware wie in Deutschland. Das Ergebnis daraus sind

extrem günstige und teilweise ruinöse Verkaufspreise, die einerseits natürlich einen Vorteil für den Verbraucher darstellen, andererseits aber die Ertragsmöglichkeiten der Handelsunternehmen sehr verringern. Im Bereich der Bio-Produkte wird dieser Wettbewerb noch nicht in dieser Schärfe geführt, so dass Bio-Produkte heute sicherlich mit einer etwas höheren Spanne verkauft werden können."

„Wie kann Bio-Ware im Supermarkt kostengünstiger werden?"

„Bio-Produkte können für den Verbraucher dann kostengünstiger werden, wenn bedingt durch höhere Nachfragen seitens der Kunden alle Produktions- und Logistikprozesse optimiert werden können."

Karstadt Feinkost GmbH & Co. KG

PERFETTO
FEINE KOST BEI KARSTADT

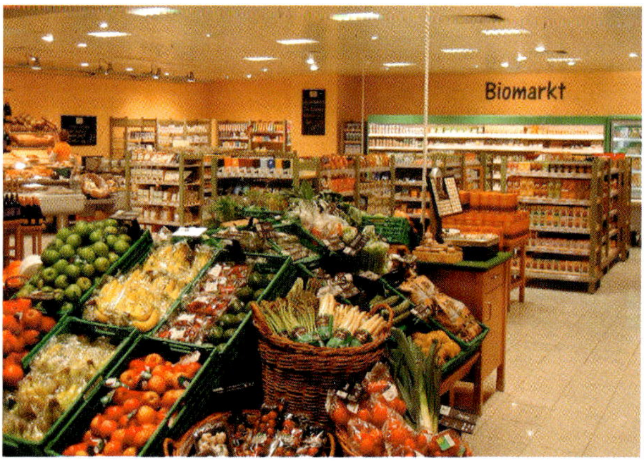

Eine gute Einkaufsmöglichkeit für Bio-Produkte im Bio-Markt von Karstadt

Wer kennt das Kaufhaus nicht? Bei Karstadt oder Oberpollinger hat wohl jeder schon mal eingekauft – und nach dem Kaufhausbummel noch kurz die Lebensmittelabteilung besucht, um nicht noch woanders hingehen zu müssen. Wer aber weiß schon, dass zum konventionellen Lebensmittelmarkt zunehmend Bio-Märkte hinzukommen?

Jürgen Kassner betreut als Gebietsleiter die Karstadt-Feinkostabteilungen von Köln bis Rosenheim. Zusätzlich ist er noch für alle Bio-Märkte in Deutschland hinsichtlich

Planung, Sortiment, Preisfindung etc. zuständig. In einem per- sönlichen Gespräch beantwortete er die Fragen der Autorin.

„Warum bietet Karstadt Feinkost Bio-Lebensmittel an? Wie kamen Sie bzw. Karstadt auf die Idee?"

„Vor über 10 Jahren wurde in Berlin ein Bio-Markt eröffnet, den eine Dipl.-Ökotrophologin leitete. Dieser Markt hat sich so gut entwickelt, dass das Konzept zur Serienreife weiterentwickelt wurde. Den KundInnen und Kunden, die in unser Kaufhaus kommen und die Bio kaufen wollen, möchten wir diesen Service einfach gerne bieten. Und wir wollten die Waren anbieten, die man auch im Naturkostfachgeschäft bekommt. Das wäre mit einer Bio-Ecke nicht möglich gewesen."

„Gibt es Speziallösungen in Ihrem Bereich?"

„Nun ja, die Umstellung auf Bio in unseren Lebensmittelmärkten. In den umgebauten und umzubauenden Feinkostabteilungen werden dort, wo es sinnvoll und der Platz vorhanden ist, zusätzlich zur Lebensmittelabteilung Bio-Fachmärkte mit einer Verkaufsfläche von 100 - 150 m^2 eingesetzt. Sozusagen Bio-Supermärkte mit einem Angebot wie im Naturkostladen – nur viel, viel größer. Dafür haben wir auch schon einen Preis bekommen: Nach tegut... belegte der Bio-Supermarkt von Karstadt Feinkost GmbH & Co. KG den 2. Platz bei der Prämierung der Lebensmittelzeitung. Darauf sind wir sehr stolz. Zur Zeit haben wir 10 Bio-Fachmärkte und in den nächsten zwei Jahren werden noch einmal so viele dazu kommen. Wir wollen außerdem zwei Sparten einrichten – mit und ohne Bedienung, je nachdem, wie viel Platz wir in den jeweiligen Läden haben.

Bei Bedienung haben wir eine Wurst-, Käse- und Backwarentheke. Bei Selbstbedienung werden wir Bio-Käse-Wurst-Backwaren in unseren jeweiligen Bedienungstheken im Lebensmittelmarkt anbieten. Hier werden die örtlichen Bio-Bäcker, -Metzger oder Käsereien berücksichtigt. Ansonsten müssen wir auf den Selbstbedienungsbereich ausweichen mit deutlich gekennzeichneten Bio-Produkten. Außerdem führen wir auch Aktionswochen, z. B. eine Italienwoche durch – mit Sonderpreisen.

Was uns besonders am Herzen liegt, ist, dass unsere Mitarbeiter geschult werden. Sie bekommen ein Fernstudium zur Naturkostfachkraft bezahlt. Unser Personal soll gut informiert sein, und Auskunft geben können, auch über spezielle Ernährungsthemen. Für mich ist Bio-Kost Feinkost, die Öle sind kalt gepresst, alle Lebensmittel qualitativ hochwertig, gerade auch im Hinblick auf die Zusatzstoffe."

„Welche Lieferanten bevorzugen Sie? Handelt es sich um Öko-Verbandsware?"
„Wir haben das Ziel, unsere Ware hauptsächlich von den Bio-Verbänden wie demeter, Bioland, Naturland etc. zu beziehen. Zumindest sollen unsere Lebensmittel jedoch den Bio-Richtlinien der EU entsprechen. Da uns diese Richtlinien jedoch nicht weit genug gehen, möchten wir hauptsächlich Öko-Verbandsware anbieten. Auch Füllhorn-Produkte gehören zu unserem Angebot, aber sonst finden Sie alle Anbieter, die Sie auch in Naturkostläden oder Bio-Supermärkten finden. Wichtig für uns ist, dass die Ware an einem Tag bestellt wird und am nächsten Tag im Laden sein muss. Diese Voraussetzungen muss ein Lieferant erfüllen können."

„Wie können Sie garantieren, dass es sich um echte Bio-Ware handelt?"
„Das ergibt sich bereits aus der Kennzeichnung. Das Bio-Siegel auf der Ware oder ein Verbandsname garantieren, dass es sich tatsächlich um Bio-Produkte handelt. Sie wissen ja, wie streng Bio-Ware kontrolliert wird."

„Kann man mit Bio-Ware überhaupt Geld verdienen?"
„Man kann mit Bio-Ware durchaus Geld verdienen. Wir haben zwar höhere Personalkosten bei Bedienung an der Käsetheke etc., aber dennoch."

„Wie kann Bio-Ware im Kaufhaus kostengünstiger werden?"
„Viel Kosten kann man nicht mehr einsparen. Wir versuchen preisgünstig mit Hilfe unseres Großhändlers einzukaufen. Durch Bedienung von zahlreichen Kunden wird das Angebot preisgünstiger. Auch der Naturkosthandel hat Eigenmarken seiner Produkte, die preiswert angeboten werden."

3. Konventionelle Hersteller und ihre Bio-Produkte

Inzwischen bieten auch einige konventionelle Hersteller Bio-Produkte an, leider bleiben nicht alle dabei. Die Firmen Nordzucker AG (s. Teil III, Süßigkeiten: Bio-Gelierzucker) und „Deutsche See GmbH" sind konsequent. Lesen Sie die Meinung von „Deutsche See" zu ihren „Bio"-Produkten:

Deutsche See GmbH

deutschesee
Fischmanufaktur

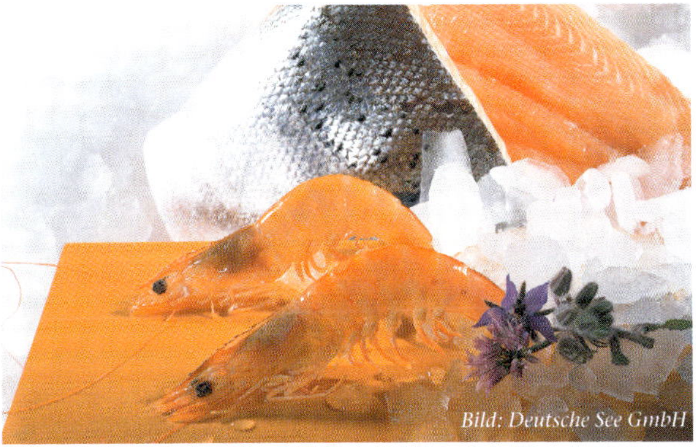

Die Deutsche See GmbH führt nicht nur Bio-Lachs und Bio-Garnelen (s. a. Kapitel II 4C)

Bio gehört einfach dazu

„Bio-Produkte gehören heute zu einem vollständigen Sortiment. Bereits seit einigen Jahren geht der Trend zunehmend in Richtung Bio. Auch Fisch hat sich in diesen Reihen fest etabliert und der Markt für Bio-Fisch und -Meeresfrüchte verspricht große Wachstumschancen. Gastronomen und Einzelhändler können sich mit Bio-Fisch deutlich profilieren, und vom Wettbewerb abgrenzen. Seit 2002 bietet Deutsche See Bio-Fisch an, und trägt damit der steigenden Nachfrage Rechnung. Das Bio Sortiment wird seitdem Schritt für Schritt erweitert. Deutsche See beliefert sowohl den Naturkost- als auch den konventionellen Handel, außerdem Caterer und sogar Sterneköche mit Bio-Fisch und Bio-Meeresfrüchten. Das Angebot reicht von ganzem Frischfisch über Fischfilets und Tiefkühlportionen bis hin zu feinen Räucherspezialitäten und gebeizten Delikatessen.

Weltweiter Einkauf für höchsten Genuss

Deutsche See kauft Rohwaren, frisch und ausgesucht, weltweit ein. Der Bio-Lachs wächst im rauen Klima der Hebriden in den Gewässern Schottlands auf. Die Garnelen, die über besonders zartes Fleisch mit einem feinnussigen Geschmack verfügen, kommen aus Ecuador. Die Bio-Bachforelle von Deutsche See stammt aus der Lüneburger Heide und das Bio-Pangasius-Filet (Anmerkung der Autorin: Der Fisch aus der Familie der Welse wächst besonders schnell: innerhalb von 6 Monaten wächst er auf 1 bis 2 kg Gewicht) aus dem vietnamesischen Mekong. Deutsche See glaubt fest an ‚Bio' und will das Angebot weiter ausbauen.

Garantiert Bio durch Zertifikate, Kontrollen und handwerkliche Sorgfalt

Weil neben Haltung und Fütterung auch die Abstammung wichtig für die Zertifizierung von Bio-Produkten ist, können Bio-Fisch und Bio-Meeresfrüchte nur aus Aquakulturen stammen. Die Bio-Produkte von Deutsche See stammen ausschließlich aus zertifizierter Aquakultur. Sämtliche Bio-Fische und -Meeresfrüchte sind entweder durch die britische Soil Association oder Naturland zertifiziert. Deutsche See hat selbst ein BCS Öko-Garantie-Zertifikat.

Wichtig ist eine saubere Bio-Produktion von der Aufzucht bis zur Auslieferung. Deshalb erwartet Deutsche See von den Bio-zertifizierten Lieferanten absolute Transparenz bei Haltung und Fütterung der Tiere. Die Deutsche See-Qualitätssicherung führt vor Ort Besichtigungen durch und nimmt stichprobenartig Rückstandsuntersuchungen vor. Am Hauptsitz in Bremerhaven gewährleistet Deutsche See hohe Qualität und Produktsicherheit durch Stichprobenkontrollen und regelmäßige Untersuchungen der eingehenden Ware. Ware, die nicht einwandfrei den gesetzten Standards entspricht, wird sofort gesperrt und gelangt erst gar nicht zum Kunden. Außerdem wird die Bio-Ware strikt getrennt von der konventionellen Ware verarbeitet, und unterliegt vom Fang bis zur Auslieferung der lückenlosen Kühlung.

Der hohe Kontrollaufwand, hochwertige Futtermittel und niedrige Besatzdichten in den Aquakulturgehegen sorgen dafür, dass Deutsche See-Kunden ein echtes Bio-Produkt kaufen.

Qualität entscheidet

Gastronomie und Einzelhandel entscheiden sich immer dann für den nationalen Marktführer Deutsche See, wenn besondere Qualität und Zuverlässigkeit gefragt sind. Der weltweite Einkauf von hochwertigen Rohwaren, das überdurchschnittliche Qualitätsmanagement, die kundenindividuelle Produktion und Veredelung in den eigenen Manufakturen und ein im Markt einzigartiges Logistiknetz garantieren Qualität, Frische und Genuss. Seit November 2003 gehört auch die Feinkostmarke BEECK zu Deutsche See."

Produkte der Deutsche See erhalten Sie z. B. in verschiedenen gastronomischen Betrieben und bei Edeka, Real, Toom, Kaufhof und Karstadt.

FRoSTA Tiefkühlkost GmbH

Die Marke FRoSTA ist Marktführer für Tiefkühlkomplettgerichte in Deutschland. Die Firma bietet auch ein kleines Sortiment von Bio-Produkten (Bioland-Junge Erbsen, -Bohnen, -Sommergemüse) an. Wichtiger ist ihr jedoch der völlige Verzicht auf Gentechnik und vor allem auf Zusatzstoffe.

„Als erste und einzige TK-Marke in Deutschland verzichtet FRoSTA seit Anfang 2003 gänzlich auf den Einsatz von Farbstoffen, Geschmacksverstärkern, Aromen, Stabilisatoren, Süßstoffen und chemisch modifizierter Stärke", so Frosta. In diesem Zusammenhang kritisiert Frosta andere Lebensmittelhersteller, die zwar mit Parolen wie „frei von künstlichen Aromazusätzen" werben, aber nicht so wie Frosta konsequent auf alle Zusatzstoffe verzichten. „Hier wird der Verbraucher irregeführt. Denn die wenigsten Menschen wissen, dass zum Beispiel natürliches Erdbeeraroma gar nicht aus Erdbeeren hergestellt wird, sondern aus Sägespänen", sagt FRoSTA Vorstand Felix Ahlers. Dabei geht die Firma sogar noch weiter als manche Bio-Produzenten: Die bereits erwähnten sogenannten „natürlichen Aromen", die nicht aus dem Geschmack der ursprünglichen Frucht oder dem Gemüse stammen, lehnt die Firma ab. Sie können sich über das Sortiment der Firma, ihre Grundsätze, Ihren nächstgelegenen Anbieter (Plus, Famila, Wal*Mart, REWE-Märkte (minimal, HL...), EDEKA, Spar), Bio-Produkte etc. im Internet weiter informieren: unter www.frosta.de.

Folgende Fragen hat die Autorin an Frosta gestellt:
Warum bieten Sie Bio-Produkte und Waren ohne Zusatzstoffe an? Wie kamen Sie auf die Idee?
„Wir verzichten bei unseren Produkten seit Anfang 2003 konsequent auf Zusatzstoffe, wie Aromen, Farbstoffe, Geschmacksverstärker, Emulgatoren und Stabilisatoren. Auf die Idee, diese Zusätze wegzulassen, kamen wir, weil die Tiefkühlung diese Zusatzstoffe überflüssig macht. Geschmack und Aussehen der Rohwaren werden durch die Tiefkühlung auf natürliche Weise bewahrt. Außerdem wissen wir durch eine Emnid-Umfrage, dass die meisten Verbraucher keine Zusatzstoffe in ihrem Essen haben möchten. Und schließlich haben wir festgestellt, dass unsere Produkte ohne diese Zusätze viel besser und natürlicher schmecken! Ein weiterer wichtiger Bestandteil unseres selbstauferlegten Reinheitsgebotes ist die Transparenz für den Verbraucher. Wir deklarieren sämtliche Inhaltsstoffe zu 100% auf der Verpackung und gehen damit über die gesetzlichen Anforderungen hinaus. Sammelbegriffe wie ‚Gewürze‘ wird man bei uns nicht finden.“

Gibt es Speziallösungen in Ihrem Bereich?
„Bei der kompletten Überarbeitung unseres Sortiments haben wir uns gefragt: Warum soll man ein Tiefkühlgericht anders zubereiten als ein Gericht zu Hause oder in einem Spitzenrestaurant? Die ehrliche Antwort: Es gibt keinen vernünftigen Grund. Deshalb haben wir uns die klassische Küche zum Vorbild genommen. Wir verwenden frisch geriebenen Knoblauch statt Knoblauchpulver, frische Milchprodukte statt High-Tech-Produkten aus industrieller Verarbeitung, Butter statt Margarine und frisch geriebenen Käse statt Schmelzkäsezubereitungen. Die Umstellung auf eine Produktion ohne Zusatzstoffe erforderte darüber hinaus eine technische Anpassung unserer Produktionsanlagen. Unsere frische Sahne zum Beispiel enthält keine Stabilisatoren. Wir lagern sie deshalb in einem Kühlbehälter mit eingebautem Rührwerk, um das Aufrahmen zu verhindern. Ein anderes Beispiel ist das Salz. Es enthält keine Trennmittel und verblockt leichter. Vor der Produktion muss es deshalb in einer eigens entwickelte Salzmühle gemahlen werden. Und für den frisch geriebenen Knoblauch und den frisch geriebenen Käse mussten wir einen speziellen Cutter anschaffen.“

Welche Lieferanten bevorzugen Sie, um zu gewährleisten, dass tatsächlich keine Zusatzstoffe in den Waren sind?
„Wir kaufen grundsätzlich nur bei Lieferanten, die wir kennen. Also nicht bei Händlern, sondern direkt beim Produzenten oder Anbauer. Diese werden von uns in regelmäßigen Abständen besucht, und müssen sich genau an unsere strengen Vorgaben halten. Unser Rindfleisch stammt zum Beispiel von Rindern aus Südamerika, die das ganze Jahr im Freien leben und nicht zugefüttert werden. Sie haben lediglich Zugang zu einem Mineralleckstein, ansonsten leben sie ganzjährig von Gras und Kräutern. Unser Wildlachs, unser Alaska Seelachs und unser Neuseeland Seehecht stammen aus MSC-zertifizierter Fischerei (s. hierzu Teil III, Kapitel Fisch, Anmerkung der Autorin)."

Kann man ohne Zusatzstoffe überhaupt Geld verdienen?
„Die Produkte wurden durch das FRoSTA Reinheitsgebot etwas teurer, aber wir glauben, dass eine wachsende Zahl der Verbraucher genau solche Produkte sucht und auch kaufen wird."

Wie kann man erreichen, dass noch mehr Produzenten im Supermarkt etc. Ware ohne Zusatzstoffe anbieten?
„Zunächst brauchen wir eine noch stärkere Sensibilisierung dafür, was in unserem Essen alles drin ist. Und Aufklärung darüber, was hinter bestimmten Stoffen eigentlich steckt. Zum Beispiel, dass ein ‚natürliches Aroma' häufig nicht aus dem gewonnen wird, wonach es schmeckt. Dass der Gesetzgeber es erlaubt, ein Aroma ‚natürlich' zu nennen, auch wenn es mithilfe von Bakterien- oder Schimmelpilzkulturen produziert wurde, ist vielen Menschen noch nicht bewusst."

4. Wenn man nicht alle Lebensmittel in Bio-Qualität findet: Der Naturkostladen, der Bio-Supermarkt und andere Alternativen

Leider ist es für VerbraucherInnen oft noch schwierig, an Bio-Produkte heranzukommen. Inzwischen haben zwar fast alle Supermärkte, Discounter, Drogeriemärkte und Kaufhäuser Bio-Produkte im Angebot, aber nicht immer das Vollsortiment. Hier gibt es aber reichlich Alternativen. Naturkostläden, Bio-Supermärkte, Reformhäuser, Bio-Bäcker und -Fleischer, Wochenmärkte, Food Coops (zu deutsch: Einkaufsgemeinschaften oder Lebensmittelkooperativen, etwa 200 gibt es davon in Deutschland, einen nahe gelegenen finden Sie im Internet unter: www.lebensmittelkooperativen.de), Hofläden auf den Bauernhöfen und last but not least der Versandhandel. Auch im Internet finden Sie zahlreiche Einkaufsquellen (s. Anhang, „Hilfreiche Adressen“). Mit Hilfe von Öko- oder

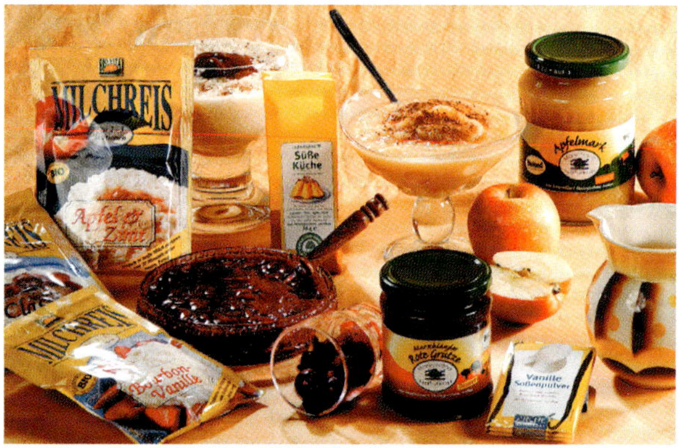

Nur eine winzige Auswahl der Produkte, die Sie beim Lieferdienst „Blauer Planet“ in Bio-Qualität bestellen können (Bild Blauer Planet GmbH)

Abo-Kisten können Sie sogar frisches Obst und Gemüse liefern lassen. Unter www.oekokiste.de finden Sie die Öko-Kiste in Ihrer Nähe.

Dennoch, in manchen Orten und auch für ältere Personen ist und bleibt es manchmal schwierig, an Bio-Produkte heranzukommen. Hier bietet sich der Versandhandel an. Deutschlandweit versendet zum Beispiel „Der Blaue Planet“. Dieses Unternehmen wurde von Ulli und Heike Atts, „vor 15 Jahren mit dem Gedanken gegründet, etwas für die Umwelt zu tun, die Natur zu respektieren und die Gesundheit in jeder Form (Körper, Geist und Seele) zu stärken“. Aus dieser Idee entstand das Versandhaus „Blauer Planet“, welches inzwischen auch außerhalb von Deutschland anbietet (es wird EU-weit versendet, nur für die Schweiz wäre es aufgrund hoher Zollgebühren zu teuer) und einen guten Ruf genießt. Sie können dort in Bio-Qualität nahezu alles bestellen: Von Alternativen zu Kuhmilch, über Fisch, Müsli, Nudeln, Reis, Wein und Wurstwaren bis hin zum Zubehör für Keimlinge etc. finden Sie dort alles (s. Adressverzeichnis im Anhang).

Bei einer weiteren Versandfirma „Aßmus (Adresse s. Anhang) Naturtextilien OHG“ bekommen Sie nicht nur Bio-Lebensmitteln sondern auch Naturtextilien, Haushaltswaren und Kosmetika, persönliche Beratung inclusive. Allergiker finden naturbelassene Kleidung und „Frische Kosmetik“, die sich auch für allergische Haut eignet. Bei vielen Artikeln finden Sie eine Produktinformation mit dem Werdegang von der Pflanze bis zum fertigen Produkt. Von Braunhirse, die viele Mineralien und Vitamine enthält, Brotaufstrichen, Buchweizen, verschiedene Bulgur-Spezialitäten, Dinkel, Erdmandeln, geschmackvollen Fruchtschnitten ohne Süßungsmittel, Gebäck, Kindergriess, Grissini nicht nur mit Käse, Hafer, Hanfprodukten (z. B. Hanf-Tee, Knabber-Hanf süß, Nuss-Hanf-Müsli, Hanfsamen-Öl, Hanf-Bratlingen), Knäckebrot, Kräutern, Pralinen-, Halbbitter-, Haselnuss-, Mandelsplitter- und Kokos-Pralineschokolade, Suppenbrühen, Tees, Tomatensoßen bis hin zu Ziegenmilchpulver und Zwieback, erhalten Sie alles in Bio-Qualität. Die interessantesten heißen und kalten Getränkegrundlagen (köstlich ist z. B. Frappé „Eiskaffee“) ergänzen das leckere Programm.

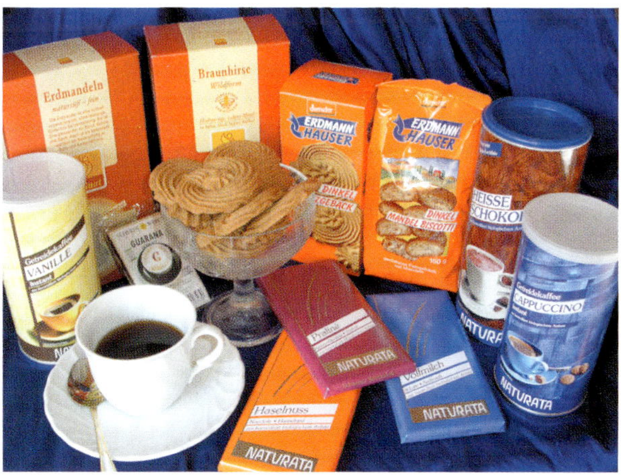

Nicht nur zur Kaffeepause mit Genuss lädt die Firma Aßmus ein

Warum sind Bio-Lebensmittel teurer als konventionelle Ware?

Man weiß, dass Bio-Lebensmittel mehr kosten als konventionelle. Dies ist auch gerechtfertigt, denn: ein ökologisch bewirtschafteter Betrieb ist zumeist arbeitsintensiver, da die Chemie als Hilfskraft ausfällt. So erfordert z. B. der Bio-Apfel dreimal so viel Arbeit wie der konventionelle. Im Obstbau sammelt man die Käfer zum Teil noch mit der Hand ab. Auch die Erträge sind geringer. So erwirtschaftet ein Bio-Bauer etwa 38 Dezitonnen/ha Weizen. Fast doppelt soviel, nämlich 61 Dezitonnen/ha erntet ein konventioneller Bauer. Die Folge der schonenden und aufwändigeren Wirtschaftsweise hat zur Folge, dass die Renditen im ökologischen Anbau rund ein Drittel niedriger sind. Lebensmittel, die umwelt- und tierfreundlich sowie mit hoher Qualität erzeugt werden, haben einfach ihren Preis.

Selbstverständlich hat der Öko-Bauer geringere Ausgaben für Düngemittel, Pestizide, Tierhaltung und Futtermittel. Jedoch sind die dadurch gewonnenen Ersparnisse nicht so hoch, wie man gemeinhin annimmt. Dazu kommt eine aufwändige, kostenintensive Logistik, da Bio-Biobauernhöfe immer noch selten sind und verstreut in der Landschaft liegen. Dadurch muss ein LKW, der die Produkte einsammelt, oft lange und kostspielige Wege zurücklegen, bis er die Menge an Waren hat, die er braucht. Die Kosten dafür haben die VerbraucherInnen in der Hand: mehr Bio-Käufer -> mehr Bio-Bauern -> kürzere Wege und einfachere Logistik -> preiswertere Lebensmittel.

Würden z. B. die Subventionen für Transporte in der EU in den ökologischen Anbau bzw. in die Produktion ökologischer Produkte wandern, so wären hier weitere merkbare Preisreduktionen möglich, die nicht nur den VerbraucherInnen, sondern auch der Umwelt zu Gute kämen.

Generell sollte man sich davor hüten, nur auf den Preis zu achten. Denn dann sind die Produzenten wieder gezwungen, auf billigere Ausgangsware auszuweichen und die Skandalkette beginnt wieder von neuem – diesmal auf der Bio-Ebene.

Im folgenden erfahren Sie von weiteren Gründen, warum konventionelle Lebensmittel billiger sein können: mit welchen Tricks gearbeitet wird, damit die VerbraucherInnen meinen, mehr im Korb zu haben, als dies eigentlich der Fall ist. Dann werden Sie die Preise für Bio-Produkte in einem anderen Licht sehen und –zumindest bei manchen Produkten – verstehen, warum sie teurer sind.

„Profitin" oder: Die Kunst der Hersteller, Wasser in Fleisch und andere „Lebensmittel" zu verwandeln

Nichts bringt mehr Rendite, als Wasser in Form von Lebensmittel zu verkaufen. Spöttisch spricht man deshalb bei Wasser in Lebensmitteln von ***„Profitin"*** oder ***„Profitol"***. Wenn dafür schadstoffarmes Trinkwasser verwendet wurde, ist das noch nicht mal schlimm – außer für den geplagten Geldbeutel. Welche Möglichkeiten gibt es nun, Wasser in Lebensmittel zu verwandeln?

Zusatzstoffe helfen

Gelier-, Verdickungs- und Feuchthaltemittel (E400–418) werden zum Binden von Flüssigkeiten in Lebensmitteln verwendet. Sie verdicken bzw. verfestigen sie, halten sie feucht, beeinflussen das Schmelzverhalten (z. B. im Speiseeis) oder das Kaugefühl (z. B. in Süßigkeiten). Einige Wurstsorten, die – ganz legal – mit Hilfe von preisgünstigem Fett und Schwarten – gemäß seit langem üblichen Wurstrezepturen – hergestellt werden, enthalten dadurch „schnittfest" gemachtes Wasser. Auch Emulgatoren, die eigentlich nicht miteinander vermischbare Stoffe wie Fett und Wasser (z. B. für Mayonnaise) verbinden sollen, helfen „Profitin" ins Lebensmittel zu bringen. Bekanntes Beispiel: Light-Produkte. In Light-Margarine wird Fett durch „Profitin" ersetzt.

Bei der Herstellung von Wurst aus Fleisch (wenn man Glück hat!) wird neben Gewürzen und diversen Zusatzstoffen wie Antioxidantien (s. Teil I, 3), auch Phosphat zugesetzt. Auch hier soll Wasser gebunden werden.

„Einem Kochschinken sehen Sie den Betrug nicht an: Da werden zwanzig Prozent Fremdwasser zugesetzt", erklärt der Lebensmittelchemiker Armin Valet von der Verbraucherzentrale Hamburg Greenpeace. Das billige Wasser wird von skrupellosen Geschäftemachern gemeinsam mit aufgekochter Gelatine, die das Wasser bindet, in den Schinken gespritzt. Damit sich das ganze gleichmäßig verteilt, wird er in einer Trommel geschleudert. Auch von Hähnchenbrustfilets kennt man dieses Verfahren.

Getränke und Eis

Die VerbraucherInnen stehen verwirrt vor einem Angebot von „Fruchtnektar“, „Fruchtsaftgetränk“ oder „Orangenlimonade“ – lauter mehr oder weniger gepanschte Sachen.

Nur ***„Fruchtsaft“*** darf nicht mit Wasser verdünnt werden. Vorsicht: ***„Saft“*** in der Werbung bedeutet nicht unbedingt „Fruchtsaft“. Hinter dem Begriff „Saft“ kann sich auch ***„Fruchtnektar“*** oder ***„Fruchtsaftgetränk“*** verbergen. „Fruchtnektar“ besteht – je nach Fruchtart – nur zu 25–50% aus Fruchtsaft oder Fruchtmark, Rest: Zuckerwasser. „Fruchtsaftgetränke“ aus Kernobst- oder Traubensaft enthält nur noch 30%, aus Beeren- und Steinobstsaft sowie Mischungen lediglich 10% und aus Zitrusfrüchten nur noch 6% Saft.

„Limonade“ muss gar keine Frucht aufweisen. Weil das ein bisschen wenig ist, wird mit künstlichen Aromastoffen, Säuren und Zucker nachgeholfen. „Brause“ ist ein rein künstliches Produkt. Der Obstgeschmack wurde im Chemielabor komponiert, der Rest ist Zucker und Wasser.

Nicht umsonst gehören – nach dem Gesetz – bereits „Fruchtsaftgetränke“ nicht mehr zu den Fruchtsäften, sondern zu den Erfrischungsgetränken.

Schon mein Vater sprach immer verächtlich von „Wassereis“, wenn ich mit fünf Jahren wieder mal in die nahe gelegene Eisdiele wollte. Das kann man auch heute noch erleben. So fand ÖKOTEST, dass einige Eissorten nur aus Wasser, Zucker, Fett, Aromen und Farbstoff bestehen. Das heißt: wenn Sie Wassereis statt Fruchteis kaufen, müssen Sie damit rechnen, dass Sie oder ihr Nachwuchs nur gefärbtes und eingefrorenes Zuckerwasser schlecken.

Bei Bio-Gemüse und -Obst ist bekannt, dass es oft einen wesentlich höheren ***Trockensubstanzgehalt*** aufweist, das heißt, es ist nicht so wässrig wie konventionelle Ware. Dies verursacht der Kunstdünger des konventionellen Anbaus. Die Pflanze „schießt ins Kraut“, das heißt sie wächst sehr schnell und hat gar nicht die Zeit Vitamine, Aromastoffe, sekundäre Pflanzenstoffe etc. zu bilden (s. auch „Die Vitaminlüge“, Verlag Neumann-Neudamm). Das bedeutet: Man kauft mehr Bio-Gemüse oder -Obst als bei den entsprechenden konventionellen Waren, die wesentlich mehr Wasser enthalten können.

Es gibt noch mehr Tricks, „Profitin" ins Lebensmittel zu bekommen. Sie können diese in meinem Buch „Essen ohne Risiko – Bio – Die Alternative", erschienen beim Umschau-Verlag, nachlesen.

Sonstige Tricks, um Lebensmittel „billiger" zu machen

Nicht nur mit Wasser kann man tricksen, um das Lebensmittel vermeintlich billiger zu machen. Eine gute Möglichkeit bieten auch Aromastoffe. ÖKOTEST fand zum Beispiel in 6 Senfsorten natürliche und künstliche Aromastoffe. Da nicht alle Firmen – insbesondere die Bio-Anbieter – diese Möglichkeit nutzen, mutmaßt der von ÖKOTEST zu Rate gezogene Aromaexperte Dr. Klaus Haase-Aschoff, dass mangelnde Qualität der Rohware von zugesetztem Aroma wettgemacht werden soll. Bei der Gelegenheit wies ÖKOTEST gleich auf einen üblichen Irrtum hin, dem man bei sogenannten „natürlichen Aromen" oft genug unterliegt: „Aromen mit Geschmacksrichtungen wie Pfirsich, Kokos, Nuss oder Bratkartoffel werden beispielsweise biotechnologisch aus Schimmelpilzkulturen gewonnen. Der Hinweis „natürlich" bezieht sich nur auf den Gewinnungsprozess", so ÖKOTEST. Das heißt: Die Ausgangsware muss natürlichen Ursprungs sein, aber Erdbeeraroma muss nicht aus Erdbeeren hergestellt werden, um als natürliches Aroma tituliert zu werden.

Künstliche Fruchtaromen

Künstliche Aromen bieten jede Menge Möglichkeiten, teure Rohware einzusparen. Ein Beispiel aus meinem Bekanntenkreis: Die Firma Vegafrost ist ein Groß- und Versandhandel von Gefrierprodukten für Vegetarier und Veganer. Dazu gehört auch Eis. Nun hatte ein Lieferant auf „Bio" umgestellt und kurzerhand die konventionellen durch Bio-Zutaten ausgetauscht. Der Hersteller unterlag einem Irrtum: Bio-Lebensmittel zu verarbeiten bedeutet nicht einfach die Zutaten durch Bio-Varianten auszutauschen. Dadurch, dass für Bio-Lebensmittel viele Zusatzstoffe entfallen, die für konventionelle Waren erlaubt sind, muss auch die Zutatenliste verändert werden. Die Zulieferfirma hatte dies nicht bedacht. Beim ursprünglich konventionellen Produkt waren künstliche Fruchtaromen enthalten. Klar, dass das entstehende Bio-Eis ohne diese Aromen nach nichts schmeckte. Mit den zugesetzten Fruchtaromen war erreicht worden, dass das Eis mehr nach Früchten schmeckte als eigentlich vorhanden waren. Das heißt: ein Bio-Produzent ist gezwungen, mehr Früchte zu verwenden, um denselben Geschmack wie beim konventionellen Produkt zu erreichen. Verbrauchertäuschung? Die Beurteilung überlasse ich Ihnen.

Was fange ich nun mit diesen Infos an?

Nun, wie Sie sehen, wirken manche Lebensmittel ganz anders als sie tatsächlich sind. Bio-Lebensmittel sind oft genug nur scheinbar teurer.

Man darf auch nicht vergessen, dass man für die konventionellen Lebensmittel weit mehr Geld ausgibt, als man an der Kasse bezahlt. Eine vierköpfige Familie gibt etwa 2.100 € im Jahr für Grundnahrungsmittel aus. Derselben Familie wurden aber zuvor schon 1.700 € Steuern aus der Tasche gezogen, die als Subventionen in die Landwirtschaft gingen, um das Brachliegen der Felder, Tiertransporte etc. zu unterstützen. Daran sieht man schon, um wie viel Bio-Produkte billiger wären, da sie diese Subventionen zumindest nicht in diesem Umfang benötigen.

„Bio“-Ware wird als besonders teuer empfunden. Betrachtet man aber einige Fakten, so kauft man bei konventionellen Produkten nicht nur Wasser teuer ein, sondern statt Früchten künstliche Aromen etc.. Dadurch ist der Preis der Ware in Wirklichkeit höher, als er eigentlich scheint. Man muss also die Qualität eines Lebensmittels genauer betrachten und nicht nur darauf achten, ist es billiger oder nicht – das kann trügerisch sein. Und je mehr Menschen Bio-Produkte erwerben wollen, desto preiswerter werden sie auch. Kann der Hersteller mehr produzieren, sinken die Kosten, getreu den Gesetzen unserer Marktwirtschaft.

Im übrigen wird Verbrauchern das, was sie an der Ladentheke sparen, über Steuern wieder abgenommen – für Subventionen und Umweltschäden. Die Rinderseuche BSE kostete die EU rund 6 Milliarden Euro. Sie „hätte auf Öko-Höfen nie ausbrechen können, da dort grundsätzlich kein Tiermehl an Kühe und andere Pflanzenfresser verfüttert wird“, so Greenpeace.

Eigentlich sind Bio-Lebensmittel die billigsten Lebensmittel überhaupt. Warum? Ganz einfach: Für Bio-Produkte benötigt man keine oder allenfalls minimale

Risikoforschung, da viele gefährliche Stoffe oder Verfahren gar nicht ver- bzw. angewendet werden dürfen (Gentechnik, Bestrahlung, chemische Schädlingsbekämpfung...). Die Gesundheitsschäden durch Pestizide etc. – gar nicht auszudenken, wenn man sich das sparen könnte. Dann: durch die umweltschonende Vorgehensweise wird die Natur geschont – Reparaturmaßnahmen werden überflüssig. Und fragen Sie mal die Wasserwirtschaftsämter, wie hoch ihre Kosten sind, die sie dafür aufwenden müssen, aus nitrat- und pestizidbelastetem Wasser Trinkwasser herzustellen...

Und würde man die rund 43 Milliarden Euro, die die EU Agrarsubventionen ausmachen, in die ökologische Landwirtschaft investieren, könnte man damit gleichzeitig die Umwelt schützen, und die Produkte wären preiswerter.

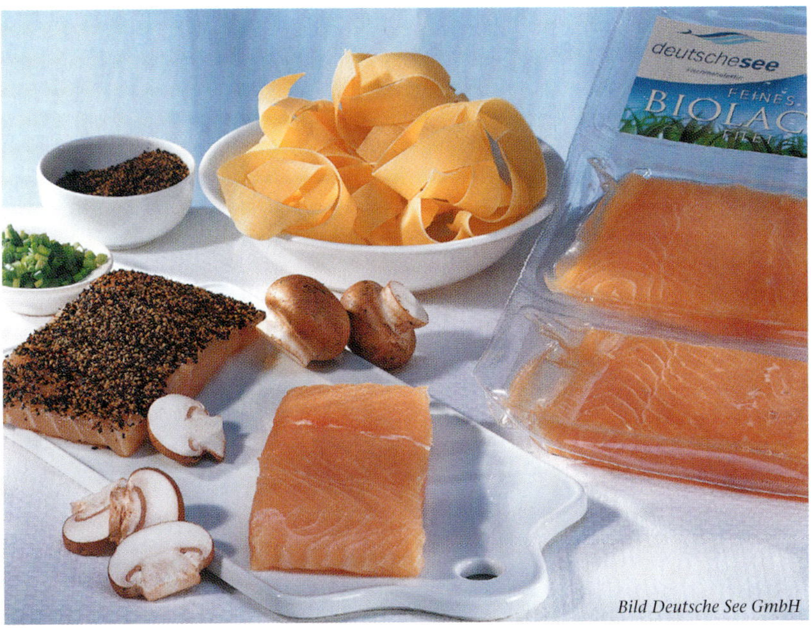

Bild Deutsche See GmbH

Ist Bio-Ware generell besser?

Ist Bio-Ware immer besser? Fassen wir doch einmal die Vorteile von Bio zusammen:

- Bio-Lebensmittel haben ***gesundheitliche Vorteile*** (s. Kapitel II. 2)
- Auch die ***artgerechte Tierhaltung*** hat Vorteile für den Menschen (s. Kapitel II. 3)
- Für kein Lebensmittel ist die ***Kontrolle*** so streng wie für Bio-Lebensmittel.
- In ***Futterwahlversuchen*** zeigte sich immer wieder, dass Tiere zwischen Nahrungsmitteln aus den verschiedenen ökologischen und den konventionellen Anbausystemen unterscheiden und solche aus ökologischem Anbau bevorzugen. Auch „deutlich höhere Aufzuchterfolge" wurden bei biologisch gefütterten Tieren beobachtet. Man führt dies auf Stärkung des Immunsystems und gesundheitsschädliche Wirkungen von Pestiziden auf Embryos, sowie wertvollere Inhaltsstoffe in Bio-Kost zurück.
- Der Öko-Landbau verbraucht um 30 Prozent ***weniger Energie*** und deutlich ***weniger Wasser***. Dadurch werden auch ***weniger klimaschädliche Gase*** (z. B. 55% weniger Kohlendioxid) produziert. Dies wird unter anderem auf den geringeren Einsatz von Kraftfutter, weniger dichten Viehbesatz und energiesparende Wirtschaftsweise zurückgeführt. Auch energieintensive Lüftungs- und Heizanlagen, die bei der Massentierhaltung erforderlich sind, hat die ökologische Landwirtschaft nicht nötig. Zusätzlich entfällt der Energiebedarf für das Herstellen von künstlichen Pestiziden und Kunstdünger.
- Bio-Lebensmittel werden arbeitsintensiver produziert – das erzeugt weitere ***Arbeitsplätze***. Bei dem Anbauverband Bioland entstanden durch Umstellung auf ökologische Landwirtschaft 60% mehr Arbeitsplätze für Familienangehörige, feste Mitarbeiter und Auszubildende. Auch im nachgelagerten Gewerbe (Verarbeitung, Vertrieb etc.) entstanden ebenfalls neue Arbeitsplätze: in den letzten 4 Jahren 30%, 150% mehr Ausbildungsplätze. Aufgrund der aufwändigen Wirtschaftsweise werden im Bio-Anbau allein schon Hunderte bis Tau-

sende qualifizierter Berater benötigt. Dazu kommen Tausende von Kontrolleuren, die darüber wachen, dass alle Vorschriften des ökologischen Landbaus eingehalten werden.

- Für die Bio-Landwirtschaft werden modernste Erkenntnisse der Biologie, Forst- und Agrarwirtschaft eingesetzt, damit der Bauer eine nachhaltige Landwirtschaft erhalten kann. Die natürlichen Regelungsmechanismen zu verstehen, bedeutet für den Bio-Bauern einen interessanten und anspruchsvollen Arbeitsplatz.
- Bio-Betriebe setzen um 44–85% weniger Ammoniak frei als konventionelle Betriebe unterschiedlicher Produktionsintensität. Darauf weist die Enquête-Kommission des Deutschen Bundestages hin.
- Durch Bio-Bauern wird Artenvielfalt und -reichtum gefördert. Dies hilft auch Chemie zu sparen. Um nur eine neue Studie zu erwähnen: Diese zeigte, dass es 32% mehr Vögel, 35% mehr Fledermäuse sowie mehr als doppelt so viele Wildkräuter auf Bio-Anbauflächen gibt im Vergleich zu den konventionellen.
- Ökologischer Anbau schützt das Trinkwasser, das Wasser generell und die Luft.
- Auch durch die Verwendung von Naturheilverfahren gelangen weniger Medikamentenrückstände ins Grundwasser und die Böden.
- Fließgewässer und Seen werden in der Umgebung von Bio-Landwirtschaft nicht mit künstlichen Pestiziden und Kunstdünger belastet.
- Der Bodenabtrag oder die -erosion ist gemäß einer Studie nur 1/6 der konventionellen Landwirtschaft. Die Ursache dafür ist u. a. dass im Winter die Böden nicht leer und kahl sind, sondern z. B. mit Ackerfutter als Nachfrucht oder liegengelassenen Erntepflanzen bedeckt ist. Dies verhindert, dass der Boden im Winter weggeweht wird, um nur eine Folge der kahlen Böden zu erwähnen.
- Bio-Lebensmittel tragen zum Hochwasserschutz bei, weil Bio-Bauern den Humusgehalt ihres Bodens fördern und der Einsatz von schweren Maschinen, die den Boden verdichten, begrenzt ist. Damit kann das Regenwasser vom Boden besser aufgenommen werden.
- Mit der Bio-Landwirtschaft sind auch Aufgaben im Umwelt- und Naturschutz verbunden. Eine umweltfreundlichere Landwirtschaft gibt es nicht.

- Die Herkunft der Produkte ist nachvollziehbar.
- Teure Risikoforschung und andere Kostenfaktoren entfallen.
- Ein Test auf Qualitätsmerkmale wie Geschmack, physiologische Wirkung (bedeutet etwa: Wirkung auf den Körper), Haltbarkeit und Energiestatus, ergab bei Bio-Produkten prinzipiell eine höhere Qualität
- Schon seit langem weiß man, dass durch ökologische Landwirtschaft die Bodenorganismen gefördert werden. Die Tiere verbessern die Luftführung im Boden und machen ihn fruchtbarer. Gefördert wird das Ganze durch ausgewogene Fruchtfolge und organischen Dünger wie Stallmist, Ernterückstände oder Kompost. Die Nährstoffe im Boden werden durch die Tätigkeit der Bakterien, Pilze und anderen Mikroorganismen besser verfügbar, die Bodenfruchtbarkeit wird erhöht.
- Immer wieder hört man, dass „Bio" nicht alle ernähren könne. Tatsächlich liefert der ökologische Anbau um bis zu einem Drittel geringere Erträge als der konventionelle Anbau. Jedoch: Den unwahrscheinlichen Fall angenommen, dass alle umstellen würden, entspräche der Rückgang in etwa der Menge der Agrarüberschüsse, die in der EU immer noch anfallen und teuer „unter die Menschheit" gebracht werden müssen.

Sieht man sich diese Liste einmal an, so kann man eigentlich nur zu einem Schluss kommen: Vorausgesetzt, man bekommt frische Ware, dann ist Bio-Ware immer besser:

Weniger Risiko bei höherer Qualität!

III Sorgenfreie Alternativen: Bio-Produkte im Supermarkt

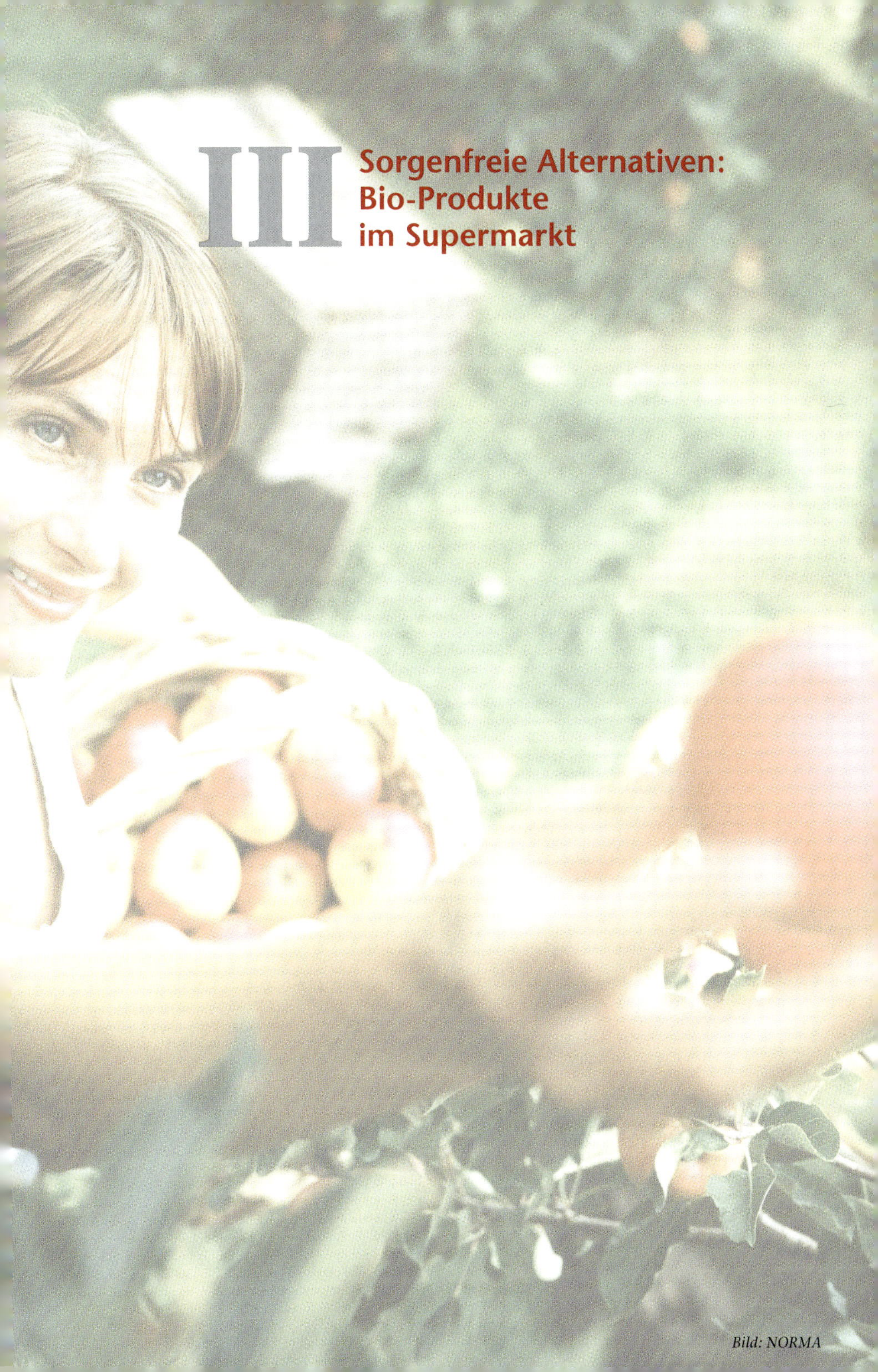

Bild: NORMA

Bio-Waren im Super- und Drogeriemarkt, im Kaufhaus und auch im Discounter: Inzwischen gibt es ein reichhaltiges Sortiment. Im folgenden erhalten Sie einen Einblick in das Bio-Angebot. Dabei erhebt die Liste keinen Anspruch auf Vollständigkeit – dazu ist der Markt zu sehr in Bewegung. Der absolute Vorteil: die Waren sind da, wo Sie normalerweise einkaufen und Sie erhalten das, was Sie tatsächlich haben möchten: schadstoffarme und schadstofffreie Lebensmittel, mit denen Sie köstliche Speisen zubereiten können!

Fleisch und Wurst

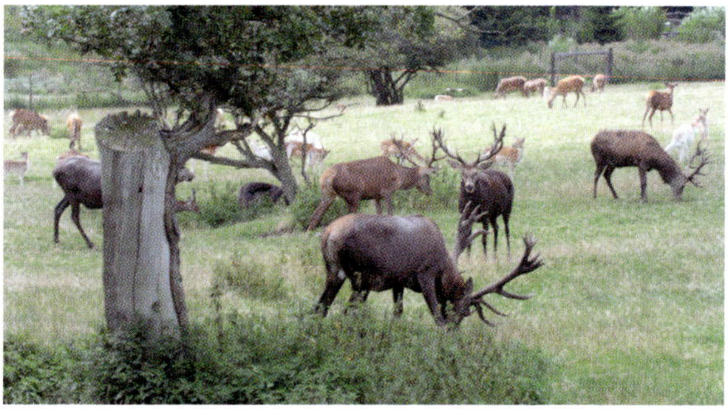

Artgerechte Tierhaltung im Naturpark Freisen: das Fleisch können Sie bei Globus Hessen und Saarland kaufen

Fleisch – ein Stück Lebenskraft – oder was gönnt man sich da eigentlich?

Fleisch – kein Lebensmittel war in letzter Zeit derart lange im Gespräch – zahlreiche Skandale sorgten dafür, dass die Thematik ständig aktuell blieb. Der Fleischverzehr hat darunter „gelitten"! Vor etwa 15 Jahren wurde noch durchschnittlich 90 kg Fleisch und Wurst/Jahr gegessen, 2003 waren es 61,5 kg.

Der Werbespruch: „Fleisch – ein Stück Lebenskraft" geht vermutlich immer noch darauf zurück, dass sich vor nicht allzu langer Zeit nur die Reichen täglich Fleisch leisten konnten und dass harte körperliche Arbeit viel Eiweiß erforderte. Dabei ist Fleisch gar nicht so gesund wie langläufig angenommen. Es enthält Inhaltsstoffe, die z. B. Gicht, Herz- und Kreislauferkrankungen sowie Arteriosklerose fördern. Hinzu kommen noch die schädlichen

Zusatzstoffe, die bei der Verarbeitung des Fleisches zu Wurst verwendet werden und die vor allem für starke Fleischesser problematisch sind.

Die geschilderten Nachteile müssen nicht sein, wenn man nur 1–2mal pro Woche zu Bio-Fleisch greift. „Bio-Fleisch ist eine leckere, gesunde und verantwortungsbewusste Alternative", so ÖKOTEST. Die Vorteile: „geringeres Schadstoffrisiko, artgerechte Tierhaltung, besserer Geschmack".

Dieses Fleisch kann man empfehlen:

Zweifellos ist Wild – möglichst nicht aus Gehegen – das Fleisch, das am artgerechtesten erzeugt wurde. Ein Leben in Freiheit, bis ein – hoffentlich – gezielter Schuß das Leben beendet – humaner geht es nicht. Natürliches Futter (im Idealfall), Bewegung, Freiheit – welches Schlachttier hat schon Derartiges – in der konventionellen Massentierhaltung definitiv nicht. Und es gibt Bio-Wildtiere, die in großflächiger Gehegehaltung nach Biolandrichtlinien gezogen werden. Sie können sich bei Bioland (s. Anhang Adressen) nach biologischer Gehegehaltung erkundigen. Informationen zu Wild erhalten Sie bei den Jagdverbänden oder Forstämtern. Auch im Internet finden Sie Informationen unter www.jagd-online.de. Dort erhalten Sie auch Adressen der Landesjagdverbände, die Ihnen weiterhelfen können.

- Bio-Mäster müssen einen Großteil des Futters am eigenen Hof erzeugen, da sich Tierhaltung und Ackerbau gegenseitig tragen sollen. Das heißt: auf den Feldern wird das Futter für die Tiere gezogen, ihr Mist kommt wieder auf die Felder. Da muss die Anzahl der gehaltenen Tiere eingeschränkt werden Beim Naturland-Verband dürfen höchstens 10 Mastschweine oder 6,5 Zuchtsauen pro Hektar gehalten werden.
- Hervorragende Fleischqualität können Sie an Farbe und Struktur des Muskelfleisches erkennen. Tiefrotes Fleisch ist eisenreicher als ein helleres Stück. Man merkt es in der Regel am aromatischeren Geschmack. Die Muskulatur ist mit feinen Fettäderchen durchzogen und braucht daher nur im eigenen Fett gebraten zu werden.

Bio-Fleisch aus artgerechter Tierhaltung schmeckt einfach besser. „Die Stücke sind fester, ausgereifter und gehen nicht so zusammen wie anderes Fleisch", beschreibt

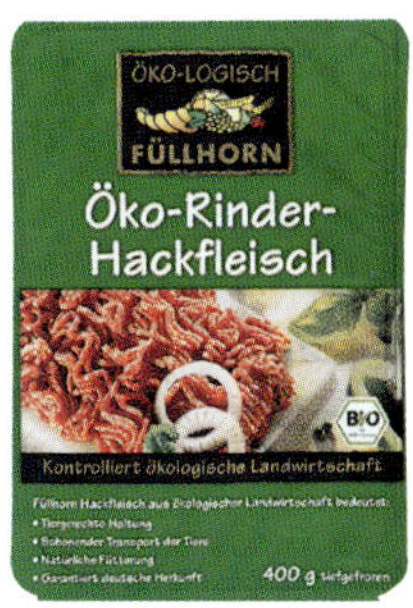

Hohe Qualität auch beim Bio-Rinderhackfleisch

der Mannheimer Fleischermeister Thomas Will den Unterschied zum konventionellen Sonderangebot aus dem Supermarkt im Rahmen eines Interviews mit ÖKOTEST.

- Bio-Mäster haben oft ältere Rassen, sie mästen die Tiere länger, dadurch werden sie größer und fetter. Insbesondere für den ökologischen Landbau werden robuste und genügsame Nutztierrassen eingesetzt, die an die jeweiligen regionalen Verhältnisse (Klima...) angepasst sind. Dadurch können sie aufgrund ihrer angeborenen Vitalität und Gesundheit ohne den Einsatz chemischer Hilfsmittel aufwachsen. Auch eine höhere Produktqualität und ein wesentlich besserer Geschmack sind damit verbunden – gerade weil sie nicht so schnell wachsen und an Gewicht zunehmen.
- Am besten auf die Herkunft der Fleischprodukte achten. Bei uns kennt man die Vorschriften, kann sich bei der entsprechenden Behörde beschweren, wenn etwas nicht stimmt, und eine kritische Presse sorgt dafür, dass Skandale aufgedeckt werden. Zumindest bei Nicht-EU-Fleisch wird dies schon schwieriger.
- ÖKOTEST bewertete die Prüfzeichen für Bio-Fleisch/artgerechte Tierhaltung im März 2003, darunter auch die entsprechenden Bio-Siegel aus dem Supermarkt. Ausnahmslos alle legten ihre Richtlinien ÖKOTEST vor, verbieten Gentech-Futter und Wachstumsförderer sowie präventive Medikamente. Auch die Deklaration und Verbraucherinformation ist ausgezeichnet. Mit anderen Worten:

Bio-Fleisch können Sie auch heute noch unbeschwert genießen!

Wenn es um die Wurst geht: Graue Wurst ist gesünder, schmeckt gut und wird trotzdem nicht gekauft

Schon Bismarck sagte, es gäbe zwei Dinge, von denen man besser nicht erfahren sollte, wie sie gemacht würden: Gesetze und Würste. Bei der Herstellung werden dem Fleisch neben Gewürzen oft noch Antioxidantien zum Frischbleiben sowie andere Zusatzstoffen – z. B. Phosphat zugesetzt (s. hierzu Teil I: „Die verflixten E´s“ und C) „Schadstoffe in Fleisch....“ und auch Kapitel II. 5a „Profitin...“). Viele Bestandteile, die man eigentlich nicht in Wurst vermutet, fand man dort schon, z. B. in Geflügelwurst Schweine- und Rindfleisch sowie Innereien vom Rind, Verdickungsmittel, Farbstoffe, Stabilisatoren, Milcheiweiß, Konservierungsstoffe, Geschmacksverstärker, Säuerungsmittel und vieles andere.

Nitritpökelsalz wird zum Schutz vor gesundheitsschädlichen Bakterien zugegeben. Jedoch zeigen viele Hersteller, dass es auch ohne geht. Es dient in erster Linie zur Färbung. Ohne das Salz wäre die Wurst grau. Wenn Sie Fleisch erhitzen, verändert das ehemals rote Fleisch seine Farbe. Das Fleisch in der Wurst ist ebenfalls gekocht – also ohne Nitritpökelsalz grau. Solche Wurstwaren bekommen Sie mittlerweile auch in Bio-Qualität, z. B. beim Discounter Norma (s. Bild). In den nordeuropäischen Ländern, wie z. B. Schweden, ist graue Wurst völlig normal.

Die Industrie bietet dem Metzger dann noch Mittel an zur Thekenkonservierung, Frischgeschmack- und Farberhaltung unter Namen wie Dauer-Fixrot etc..

Weitergehende Informationen finden Sie in meinem Buch „Essen ohne Risiko, Bio – die Alternative" vom Umschau-Verlag).

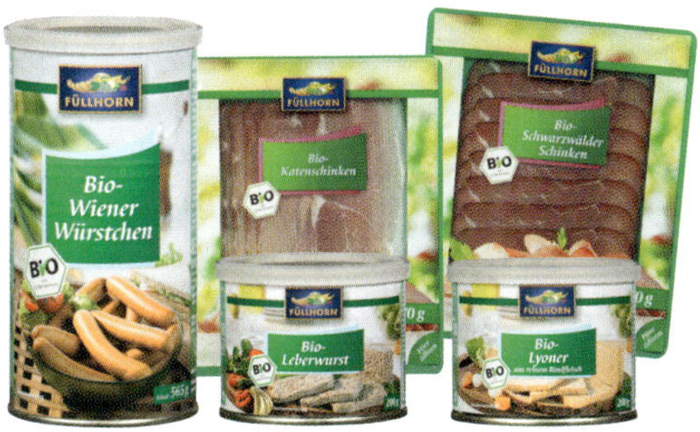

Aber es gibt auch Wurst in hervorragender Qualität:
Eine große Sortenvielfalt an Bio-Wurst bietet auch Füllhorn bei REWE: Vom Katenschinken über Leberwurst zu Lyoner, Wiener-Würstchen bis hin zum Schwarzwälder Schinken

Das kann man noch essen: Schadstoffminimierung bei der Wurst

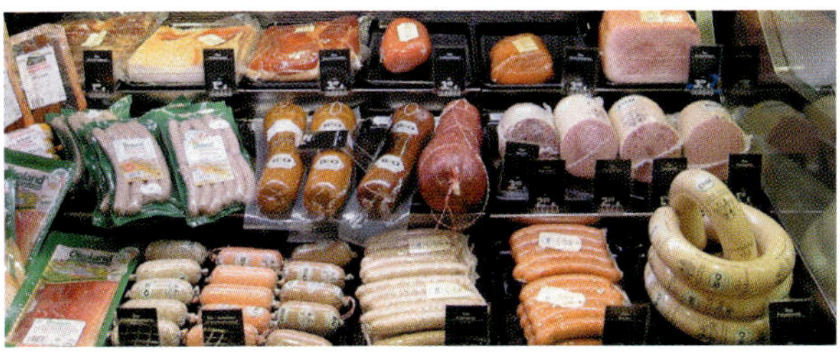

Eine große Auswahl an Bio-Wurst finden Sie in manchen Karstadt Feinkost Bio-Märkten

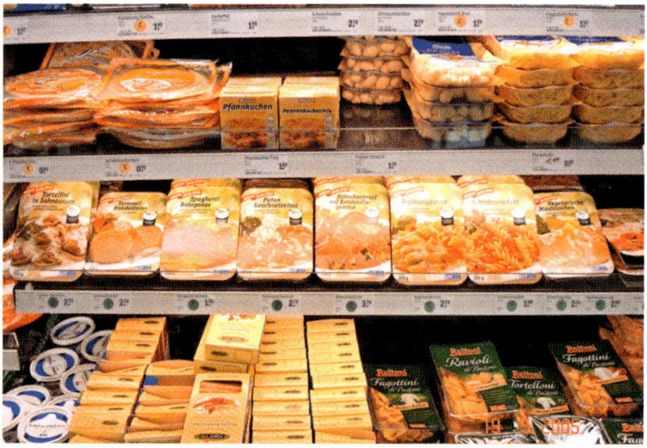

Auch das Bio-Wurstangebot bei tegut...
lässt nichts zu wünschen übrig

- Bei Bio-Wurst finden Sie kaum Zusatzstoffe. Werden irgendwelche Substanzen zugesetzt, um die Qualität zu verbessern, finden Sie diese auf der Zutatenliste.
- Viele Hersteller von Bio-Wurst verwenden kein Nitritpökelsalz. Da man in unserem Lande an rote Wurst gewöhnt ist, ließ sich die graue Wurst nicht verkaufen. Also geben manche Bio-Hersteller auch Nitritpökelsalz dazu – aber wenigstens nur halb so viel wie konventionelle Hersteller. Bio-Schinken und Salami ist auch ohne Zusätze schön rot.

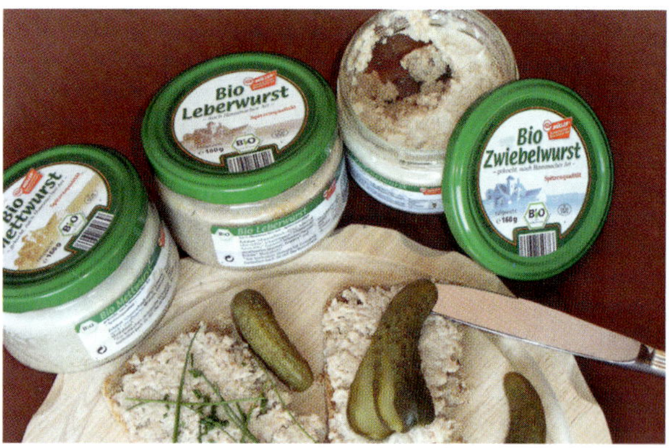

Sogar qualitativ hochwertige Bio-Konservenwurst finden Sie beim Discounter Norma und auf der Zutatenliste finden Sie als erstes: gutes Bio-Schweinefleisch und nicht Speck etc.

Fisch

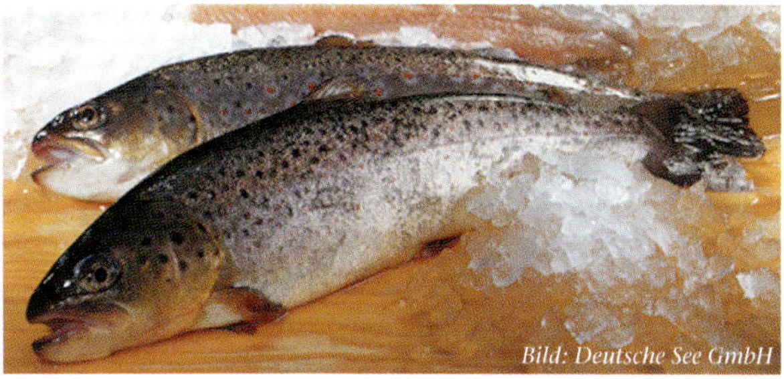

Dieser Fisch ist ein Beitrag zur Gesundheit

Fisch ist ein hochwertiges Nahrungsmittel, und viele Verbraucher sind infolge der BSE-Krise darauf umgestiegen. Sogar in manchen Metzgereien bekommt man ihn inzwischen. Was häufig nicht bekannt ist: So mancher konventioneller Zuchtfisch wird mit Tiermehl gefüttert. Aber mit welchen Schadstoffen kann man sich nun generell beim Fischgenuss belasten, wenn man nicht aufpasst?

Abfalleimer Fisch

Die zunehmende Verschmutzung der Gewässer geschieht z. B. mit Quecksilber, Pestiziden, Radioaktivität und Tributyl-Zinn (TBT) aus dem Schutzanstrich für Schiffe. Hochseefische sind weniger damit belastet, denn aufgrund der enormen Wassermenge, die sie umgibt, verdünnt sich die Schadstofffracht.

Zuchtfisch aus Aquakultur

Aufgrund skrupelloser Verschmutzung unserer Gewässer und Überfischung gelten drei Viertel aller Speisefische überfischt oder bis an ihre Grenzen befischt mit der Folge der Ausrottung vieler Fischarten. Auch deshalb ist die „Aquakultur" in den letzten Jahren in der Bundesrepublik ein bedeutender Wirtschaftsfaktor geworden. Darunter versteht man die Intensivfischhaltung in Teichen mit Frischwasserzufuhr, wie dies z. B. bei Forellen, Lachs und Aal – v.a. aber Karpfen möglich ist. Auch die Süßwasserfische Schleie und Saibling kommen vorwiegend aus der Teichwirtschaft in den Handel.

Fisch aus Teichzucht sollte niemand zu der Illusion verführen, dass man dadurch der Rückstandsproblematik aus dem Wege geht. Fischzüchter ernähren ihre Fische häufig mit Kraftfutter. Es besteht z. T. aus Fisch- und Blutmehl, das auch aus der Dritten Welt importiertet wird. Manche füttern auch mit Schlachtinnereien und Abfällen z. B. aus der Geflügelfarm in der Nachbarschaft.

Natürlich sind in solchem Futter die gleichen Schadstoffe enthalten wie im Geflügel, den Schweinen und Rindern aus konventioneller Massentierhaltung. Oft genug wird Fischmast auch im Rahmen einer biologischen Abwässerklärung betrieben, indem man den Nährstoffgehalt und die erhöhte Temperatur des Abwassers nutzt. Selbstverständlich bleiben die Fische nicht von den Schadstoffen, die das Wasser belasten, verschont. Auch die Düngung des Fischteiches mit Schweinemist kommt vor. Dies führt u.a. zu höheren Konzentrationen an Nitraten, als dies natürlicherweise der Fall wäre.

Da Zuchtlachse die natürliche rote Farbe nicht mehr haben, die sie in freier Wildbahn von kleinen Krebsen bekommen, die sie in der Wildnis fressen, hilft man mit Farbzusatz nach. Dabei kann die gewünschte Färbung, die die Käufer am meisten schätzen, durch exakte Zudosierung des Farbstoffs im Futter erreicht werden.

Silvester ohne Lachs?

Auch bei ausländischen Fischzuchten geht es oft genug nicht zimperlich zu. Bei Lachs ist es ähnlich wie bei Rindern, Schweinen, Hühnern oder Puten: er wird in Massentierhaltung gezüchtet. Bis zu 100.000 Junglachse drängeln sich im Süßwasserbecken, dann werden sie im Meer versenkt. Diese Intensivmast bedeutet für die Tiere einen großen Stress, und sie werden – ebenso wie der Mensch in dieser Belastung – anfällig für Krankheiten. Deshalb wird mit Medikamenten vorgesorgt und behandelt.

Der Lachsverzehr vervielfachte sich, als günstigere Preise durch die Massentierhaltung möglich wurden. Auch die Bezeichnung „Wildlachs" schützt nicht unbedingt vor Züchtung. Warum sollte man den Lachs nicht so nennen, wenn man ihn dann teurer verkaufen kann? So sei „Was offiziell als Wildlachs verkauft werde"... „in Wirklichkeit oft doch nur ein Zuchtfisch" – so Stephan Brandmeier, Spezialist der Naturkostfirma Isana.

Die Liste der Schadstoffe kann sich sehen lassen: Farbstoffe, Antibiotika, Pestizide, Polychlorierte Biphenyle (PCB) mal ganz abgesehen von der Kot- und Parasitenbelastung bei der engen Haltung (1 kg Fisch auf 10 Liter Wasser, bei Aalen weniger als ein Liter pro ausgewachsenem Tier) usw., usw. Dazu kommen Schwermetalle wie Blei, Quecksilber und Cadmium aus der „Natur", d.h. der Meeresverschmutzung. Sogar Gentechnik kann mit im Spiel sein.

Meeresfrüchte

Austern und Miesmuscheln holen v.a. Cadmium aus dem Wasser und sie können durch die giftigen Algenblüten mit dem Muschelgift „paralytic shellfish poisoning", kurz PSP (s. Anhang, Lexikon) belastet sein. Vor letzterem ist man bei deutschen Muscheln geschützt. Es gibt ein gründliches Algen-Frühwarnsystem.

Meeresfrüchte wie Garnelen & Scampi, Hummer, Muscheln und Tintenfische erfreuen sich zunehmender Beliebtheit bei uns und auch in unseren Nachbarländern. Etwa 40% der Shrimps (Krabben, Nordseegarnelen, Krevetten oder Eismeergarnelen) werden heute in Aquakulturen, also auf Shrimpsfarmen in Indien, Pakistan, Thailand und im Mittelamerika gezogen. Von den konventionellen Produkten kennt man Tierarzneimittel und unerwünschte Bakterien (z. B. Salmonellen). Ihre Aufzucht zerstört ökologisch wertvolle Mangrovenwälder. Der sog. Beifang beträgt pro Kilo Shrimps bis zu zehn Kilo andere Meerestiere, die nicht benötigt werden. Deshalb: Bio-Shrimps oder Nordseekrabben bevorzugen.

Der Pressesprecher bei „Deutsche See" empfiehlt dabei Feinschmeckern ***Shrimps*** in Bio-Qualität, die es inzwischen auch in Supermärkten gibt. Die Schweizer Supermarktkette Coop setzt sogar ausschließlich auf Bio-Shrimps. Der Grund dafür: Es wurde bekannt, dass Garnelen häufig mit dem Antibiotikum Chloramphenicol und anderen Tierarzneimitteln belastet sind. Dagegen stammen die ***Bio-Garnelen*** von Farmen aus Ecuador, Peru, Indonesien und Vietnam. Sie werden ohne Antibiotika und andere Arzneimittel aufgezogen. Dabei wird auf den Erhalt der wertvollen Mangrovenwälder geachtet, so dass auch unser Nachwuchs dies noch „live" erleben kann und nicht im Geschichtsbuch (Motto: „Das gab´s mal ganz echt auf unserem Planeten") nachlesen muss. Sie sind frei von Konservierungsstoffen. Taschenkrebse – nur diese Krebse haben hierzulande Bedeutung -, die es in der Nordsee in mehr als 90 m Tiefe und auf Helgoland gibt, kann man bedenkenlos essen. Ihre Bestände sind nicht gefährdet.

Auch ***Mies- und Jacobsmuscheln*** soll es demnächst in Bio-Qualität geben. Dabei wäre Kontrolle für alle wichtig. Fand man doch, dass fast 20% aller Muscheln aus dem Mittelmeer Krankheitserreger aufweisen, die auch unserer Gesundheit massiven Schaden zufügen können. Insbesondere der Hepatitis-A-Erreger ist hier zu nennen. Vor allem Muscheln aus Küstenregionen, die oft genug auch noch mit Fäkalien umspült werden (echt appetitanregend!), wird gewarnt. Ingrid Hanus vom Tropeninstitut in München rät daher von rohen Muscheln ab. Wenn man sich schon getraut, sie zu essen, dann wenigstens zwei Minuten bei 90°C kochen, um die Erreger abzutöten.

Auch ***Austern*** aus Italien waren bei Tests in den vergangenen Jahren vereinzelt mit dem Hepatitis-A-Erreger belastet. Europäische Austern sind überfischt. Einheimische Zuchtaustern kann man dagegen empfehlen, da sie ins Wattenmeer auswildern und sich dort ansiedeln.

Bei all diesen Beschreibungen kann einem der Appetit auf Fische, Muscheln und Krustentiere vergehen.
Aber es gibt Alternativen – auch im Supermarkt!
Mit anderen Worten:

Fisch können Sie sorglos essen, wenn Sie folgende Tipps beachten:

- Der WWF empfiehlt bei Kauf von wildlebendem Fisch bzw. Meeesfisch oder -früchten den sogenannten ***MSC-Fisch***. Der ***M***arine ***S***tewardship ***C***ouncil (MSC) wurde auf Initiative des WWF und des Lebensmittelkonzerns Unilever gegründet. Seit 1999 ist der MSC eine unabhängige Organisation, die weltweit Fischbetriebe nach Umweltverträglichkeitskriterien zertifiziert. Fischbetriebe, deren Produkte das MSC-Siegel tragen, schonen die Fischbestände und die Meeresumwelt. Arten, die man nicht benötigt, dürfen nicht mitgefangen werden. Die Fangmengen dürfen die Fortpflanzung der Arten nicht beeinträchtigen. Fragen Sie in Ihrem Supermarkt oder bei Ihrem Fischhändler nach, ob er MSC-Fisch führt. Nach dem Motto „Steter Tropfen höhlt den Stein“ wird der entsprechende Händler sicher bereit sein, ihn zu beschaffen. Mehr über MSC-Fisch – auch wer ihn führt, können Sie im Internet erfahren unter: http://de.msc.org/ oder unter: www.wwf.de/fisch.

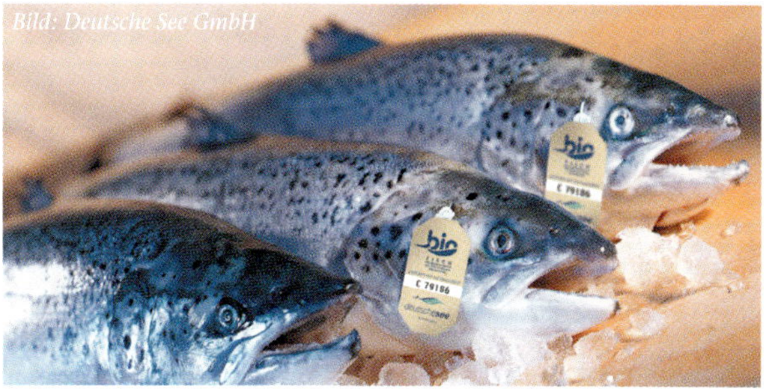

Bio-Lachs gibt es in bewährter hoher Bio-Qualität von der Deutsche See GmbH

- Nach Möglichkeit – wenn man auf Schadstoffe verzichten will – nur den Fisch essen, von dem man den Ursprung noch erkennt. „Matsch" in Form von „Pflänzchen" oder „Burgern" kann man nicht mehr ansehen, woraus sie hergestellt wurden und welche Zusatzstoffe sie enthalten.
- Es gibt echten ***Bio-Fisch im Supermarkt***! Die Anbauverbände Naturland, Demeter, Biokreis und Bioland haben Richtlinien zur Zucht von Bio-Fisch erarbeitet. Die Tiere werden soweit irgend möglich artgerecht gehalten, das bedeutet z. B. viel Platz, keine vorbeugende Medikamentenzugabe und kein künstlicher Futtermittelzusatz. Angeboten werden z. B. Lachs aus Irland, Forellen aus Italien und Deutschland sowie Karpfen, Grasfische, Schleien, Hechte und auch Waller. Auch gefrorenen Fisch gibt es, wenn auch spärlich. In Supermärkten können Sie bei tegut... und der REWE-Gruppe nachfragen.

Inzwischen können Sie sogar Fischstäbchen aus wildem Kabeljau kaufen, der nachhaltig, das heißt ohne Ausrottungsgefahr, gefangen wird. Auch auf weniger verschmutzte Gewässer wird beim zertifizierten Fischfang geachtet.

- Es gibt im übrigen noch Teichwirte, v.a. kleinere Betriebe, die ihre Tiere nicht mit Mastfutter großziehen, sondern die Fische können sich von im Wasser enthaltenen Pflanzen und Tieren (Schnecken, Larven, Plankton...) selbst ernähren. Ein Gespräch mit einem vertrauenswürdigen Fischhändler bringt Klarheit über die Aufzuchtbedingungen. Die Adressen für Bio-Mäster erhalten Sie bei den genannten Verbänden (Adressen s. Anhang).

- Ziehen Sie bei Meeresfischen ***Hochseefische*** vor – je weiter draußen der Lieferant im Meer fischt, desto schadstoffärmer der Fisch. Folgende können Sie essen: Makrele, Hering, Schellfisch, Seehecht und Blauer Seehecht.
- Eine Liste für ***delfinfreundlich gefangenen Tunfisch***, d. h. nicht mit Treibnetzen erlegte Tiere, erhalten Sie bei der Gesellschaft zur Rettung der Delfine, München (s. Adressteil). Treibnetze gibt es schon in Längen von 120 km!!
- Wenn Sie ***Muscheln*** essen wollen (besser selten), dann nur einheimische und am Tag des Einkaufs. Den Kochsud weggießen. Sie vermeiden dadurch eine zusätzliche Belastung.

Ei – ei, ei, ei, ei!

Die Eierpreise sind seit Jahrzehnten kaum gestiegen, die Kosten durchaus. Um derart günstige Eier anbieten zu können, werden die Hühner in Käfigen zusammengepfercht und mit Billigstfutter ernährt. In dieser „Nahrung“ finden die krankheitsanfälligen Tiere dann z. B. vermahlene Fischabfälle (das Ei schmeckt dann mehr oder weniger nach Fisch), Walfleischmehl, Pestizide, Cadmium, Blei und Quecksilber sowie Anti-Parasitenmittel, Tiermehl, leistungsfördernde oder chemische Zusätze, Farb- und Geschmackstoffzusätze. Diese Substanzen findet man dann auch im Ei. Außerdem darf dem Futter bis zu einem gewissen Prozentsatz der eigene Kot der Tiere, getrocknet und zermahlen, wieder zugesetzt werden. Auf diese Weise zirkulieren die gefütterten Schadstoffe mehrfach durchs Huhn und haben reichlich Gelegenheit sich abzulagern. Bei Bio-Eiern findet man dagegen keine Antibiotika und Pestizide.

Bodenhaltung ist leider keine Lösung!

Viele VerbraucherInnen greifen deshalb auf Eier aus Bodenhaltung zurück. Hier fehlt der Käfig, aber Raum zum Scharren und Sitzstangen sind vorhanden. Dreimal soviel Platz hat das Huhn im Vergleich zum Käfighuhn.

Jedoch nutzen die Tiere aufgrund der Hackordnung

diesen Platz auch, um ihre Kollegen totzupicken. Hauterkrankungen, Milbenbefall und daraus resultierender Juckreiz macht die Tiere in der immer noch sehr dichten Haltung nicht friedfertiger. Arzneimittel müssen hier in höherer Menge und über einen längeren Zeitraum verabreicht werden als in der Käfighaltung. Und über die „Unart", Kot zu fressen – an den die Hühner bei dieser Haltungsform leichter gelangen können, werden die Medikamente sogar mehrmals aufgenommen. Spuren von Antibiotika in den Eiern können als natürliche Folge vorkommen. Mit anderen Worten: Bei Bodenhaltung benötigt man für eine einigermaßen artgerechte Haltung sehr viel Platz. Freilandhaltung mit reichlich Platzangebot ist die eigentliche Alternative.

Welche Eier kann man nun essen, ohne als Tierquäler und Schadstoffspeicher dazustehen?

- Bio-Hühner erhalten nur pflanzliches Bio-Futter: Weizen, Futtererbsen und im Sommer Grünfutter – zum Großteil vom Bio-Hof, auf dem sie leben. Benötigt man zusätzliches Futter, muss es Bio-Futter sein. Futterzusätze wie Antibiotika oder Anti-Parasitenmittel sind nicht zugelassen.
- Aus dem Futter von Bio-Hühnern resultiert ein nachgewiesener höherer Lecithin- und Carotinoidgehalt (s. Kap. II.2). Man führt die höheren Gehalte der Gesundheitsstoffe darauf zurück, dass die Hühner bei der Auslaufhaltung Sonne genießen konnten.
- Bio-Eier stammen von Hühnern, die artgerecht gehalten werden. Die Tiere haben mehr Platz im Freien als in der konventionellen Freilandhaltung. Dass es sich wirklich um Bio-Eier handelt, erkennen Sie am Stempel auf jedem Exemplar.

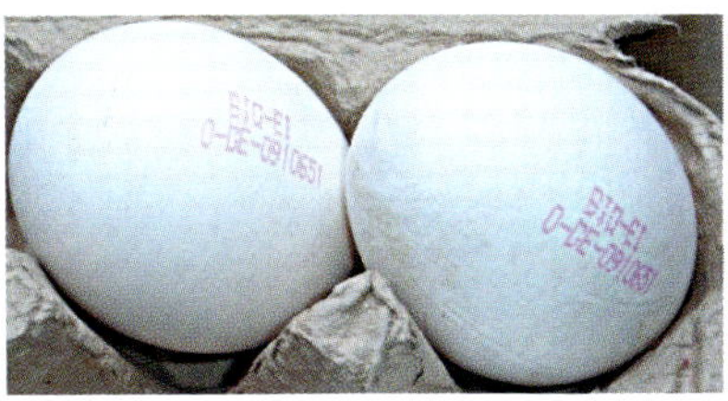

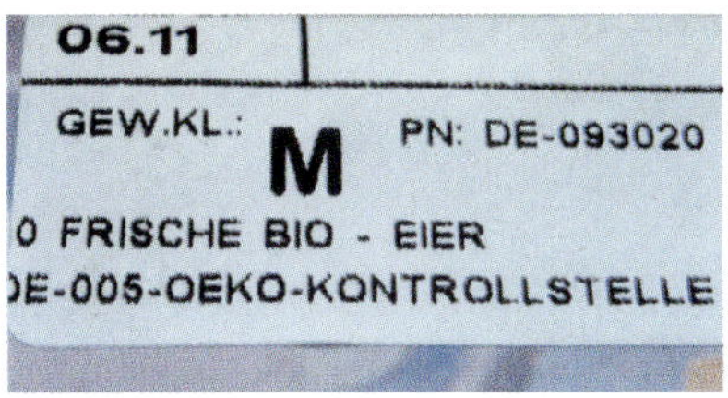

Die Ziffer 0 im Stempel zeigt: es ist ein Bio-Ei und die Nummer der Kontrollstelle beweist es zusätzlich

- Auch Direktvermarkter müssen ihre losen Eier nun aufgrund eines neuen Gesetzes mit dem Erzeugercode kennzeichnen. Dabei bedeutet 0 Öko, 1 Freilandhaltung, 2 Bodenhaltung und 3 Käfighaltung. Die folgende Abkürzung bezeichnet das Erzeugerland: DE für Deutschland, AT für Österreich und NL für die Niederlande. Die anschließenden Ziffern symbolisieren den Legebetrieb und die Stallnummer – das Landwirtschaftsamt kennt die jeweiligen Nummern. Auf der Packung finden Sie dann die Bezeichnung „Bio" oder „Öko"-Eier und die Prüfnummer der Kontrollstelle, die für die Einhaltung der Bio-Richtlinien garantiert. Oft finden Sie zusätzlich das Label des jeweiligen Öko-Landbauverbandes oder der Öko-Handelsmarken. Das bedeutet:

Bio-Eier können Sie genießen, ohne an Schadstoffe denken zu müssen.

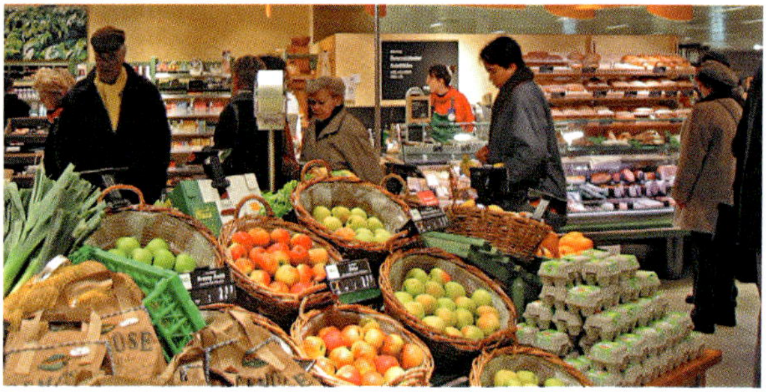

Bio-Eier bekommen Sie auch im Biomarkt von Karstadt Feinkost GmbH

Milch und ihre Produkte

Die Deutsche Gesellschaft für Ernährung empfiehlt, täglich Milch und Milchprodukte zu sich zu nehmen. Kann man diese Lebensmittel auch unbesorgt genießen?

Milch

Schadstoffe in Milch?

Die erwarteten Pestizide fand man in der Milch bislang nicht, jedoch Aflatoxine (s. dazu Teil I, Kap. B 1) wurden immer wieder mal entdeckt. Sie gelangen über das Futter in die wertvolle Flüssigkeit – offensichtlich über Kraftfutterzusatz oder importiertes Futter – auch aus der Dritten Welt. Dementsprechend fanden die Tester auch keine Aflatoxine in Bio-Milch, denn Bio-Bauern dürfen in der Regel nur hofeigenes Futter verwenden. Kraftfutterzusatz ist gar nicht erlaubt. Grünzeug, Getreideschrot, Kartoffeln, Möhren und Rote Bete stehen auf dem Speisezettel der Kühe. Geschimmeltes kann der Bauer erkennen und wegwerfen. Durch das Pestizid- und Kunstdüngerverbot halten Sie mit einem Liter Bio-Milch 11.000 l Trinkwasser sauber! Dass Weidehaltung gesundheitsfördernde Substanzen in der Milch erhöht, konnten Sie schon lesen (s. Kap. II.2), d. h.:.

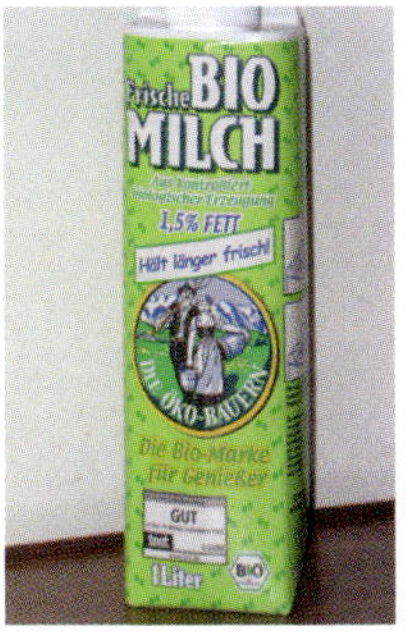

Mit 1l Bio-Milch, die Sie nicht nur bei Norma erhalten, werden 11.000 l Trinkwasser sauber gehalten

Bio-Milch können Sie unbeschwert genießen, und damit Ihre Gesundheit fördern!

Joghurt

Man unterscheidet Natur- (ohne Beigabe von Früchten) und Fruchtjoghurts.

Schadstoffe in Joghurt?

Joghurts selbst dürfen keine Konservierungsstoffe enthalten, jedoch die Frucht- oder erhitzte Nusszubereitung durchaus. Inzwischen müssen alle Inhaltsstoffe, die über einer Menge von 2% enthalten sind, angegeben werden.

In probiotischen Joghurts können Aromen einen schlechten Geschmack vertuschen, Süßstoffe sind zum Teil gesundheitlich bedenklich und dafür bekannt, dass sie den Appetit sogar anregen können. Darauf sollte man achten, wenn man probiotische Joghurts kauft. Also: die Zutatenliste studieren. Vielen Milchprodukten wird Milchpulver und Molke zugesetzt wird. Dies ist vor allem für diejenigen wichtig, die Laktose, also den Milchzucker nicht vertragen.

Welcher Joghurt ist vertrauenswürdig?

Bio-Joghurt neigt zu mehr Nähr- und weniger Schadstoffen als konventionell erzeugter, und ist von hoher Qualität. Mit anderen Worten:

Am besten essen Sie Bio-Naturjoghurt und fügen selbst die Früchte hinzu! Wenn sie keine Zeit dafür haben: Bio-Fruchtjoghurt wählen und auf die Zutatenliste achten!

Käse

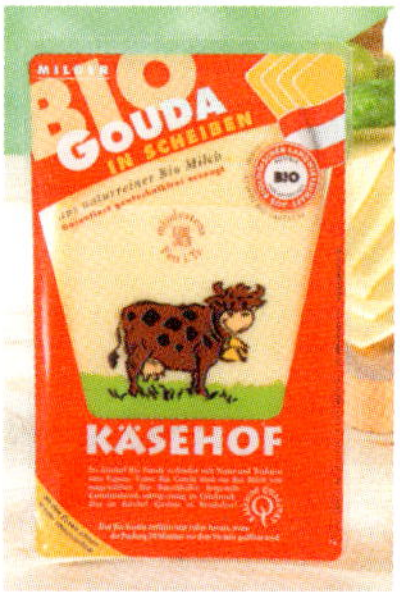

Bio-Gouda erhalten Sie z. B. bei Norma

Heutzutage wird Käse in der Regel industriell hergestellt. Das satte Gelb stammt oft genug aus der Zugabe von Beta-Karotin. Die Schweizer haben Glück, ebenso die Allgäuer: ihre Käse sind von Natur aus kräftig gelb.

Es gibt zwei Arten von Käse:

Der eine entsteht durch Dicklegung der Milch mit ***Lab***, einem Enzym aus Kälber- oder Schafsmagen, heutzutage meist gentechnisch hergestellt. Das gentechnisch hergestellte Gerinnungsenzym heißt Chymosin und seine Verwendung muss nicht gekennzeichnet werden. In Bio-Käse ist dies Enzym nicht erlaubt. Die entstehende Käsemasse wird mit Salzen behandelt, bei Bio-Käse verwendet man dabei das unbedenkliche Magnesium- oder Kalziumkarbonat. Im Unterschied zu manchem konventionellen Käse werden bei Bio-Käse weder Jod noch Rieselhilfsstoffe untergemischt, die zugegeben werden, um das Verklumpen des Salzes zu verhindern. Auch Kasein wird nicht beigemengt. In konventionellem Käse soll es die Trockenmasse steigern. Dadurch leidet jedoch Geschmack und Qualität.

Bei der anderen Sorte spricht man von Sauermilchkäse – hier wird die Milch mit Hilfe von ***Milchsäurebakterien*** „dickgelegt“, d. h. sie gerinnt. Dadurch entstehen Quark (Topfen) oder andere Frischkäsearten (Hüttenkäse). Auch Camembert zählt zu dieser Sorte, oder Handkäse.

Schmelzkäse wird aus Schnitt- oder Hartkäse hergestellt, der unter Zusatz von Schmelzsalzen aufgeschmolzen wird. Dabei handelt es sich bei konventionellem Käse oft um Polyphosphate (s. Teil I, „Die verflixten E´s“). Bei Bio-Schmelzkäse wird stattdessen z. B. das unbedenkliche Natrium-Citrat (E331) verwendet.

Findet man noch andere Schadstoffe in Käse?

Erlaubt ist bei konventionellem Hart- und (halb-)festen Schnittkäsen mit geschlossener Rinde oder Haut auch die Verwendung von Natamycin (E 235). Es wird zur Vermeidung von Schimmel auf die Oberfläche aufgetragen. Es darf jedoch nur so aufgebracht werden, dass es nicht tiefer als fünf mm in das Lebensmittel eindringt. Die Chemikalie wird auch als Arzneimittel (z. B. gegen Pilzinfektionen der Haut) eingesetzt. Nimmt man das Mittel zu häufig mit der Nahrung auf, so kann es seinen therapeutischen Wert als Arznei verlieren – so die Meinung der Verbraucherzentrale. Sie erkennen die so behandelten Käse durch die Angabe „mit Konservierungsstoff“ oder “konserviert“, auch in der Käsetheke, da die Verwendung dieser Substanz deklarationspflichtig ist.

Auch Nisin, ein künstlicher Konservierungsstoff mit antibiotischer Wirkung darf konventionell gereiftem Käse, Mascarpone sowie Schmelzkäse zugesetzt werden. Diese Substanz firmiert unter der E-Nummer 234. Die Verbraucherzentrale rät zumindest vom häufigen Genuss ab. Für Bio-Käse ist die Substanz tabu.

Schnittkäse kam auch noch aus anderen Gründen ins Gerede: In konventionellem Käse wurde Nitrat gefunden. Diese Substanz (E 251 und 252) darf bei der Herstellung von Schnittkäse (z. B. Gouda, Edamer, Tilsiter) legal eingesetzt werden, um Reifungsfehler zu vermeiden. Damit das Nitrat abgebaut und gesundheitliche Schäden bei regelmäßigem Genuss von Schnittkäse ausgeschlossen sind, ist die Reifungsdauer auf mindestens fünf Wochen festgelegt. Als dennoch Nitrat im Käse gefunden wurde, warnte die Verbraucherzentrale Bayern, dass diese Substanz ein Risikofaktor für Krebserkrankungen ist (s. Teil I Kap. C 1b „Nitrat..."). Stiftung Warentest fand Nitrat sogar in einem deutschen Ziegenkäse. Es wird zugegeben, um eine nachträgliche Löcherbildung zu verhindern und ist bei Weichkäse nicht erlaubt. Die Verpackung kann chlorhaltig sein.

Alles Käse – oder was?

Für Öko-Käse dürfen Natamycin und andere Chemikalien nicht verwendet werden, ebenso erlaubt die Bio-Verordnung für Käse kein Nitrat. Und es gibt sogar Feta (Schafskäse) im Supermarkt in Bio-Qualität. Das heißt:

Bio-Käse können Sie sogar mit der Rinde essen!

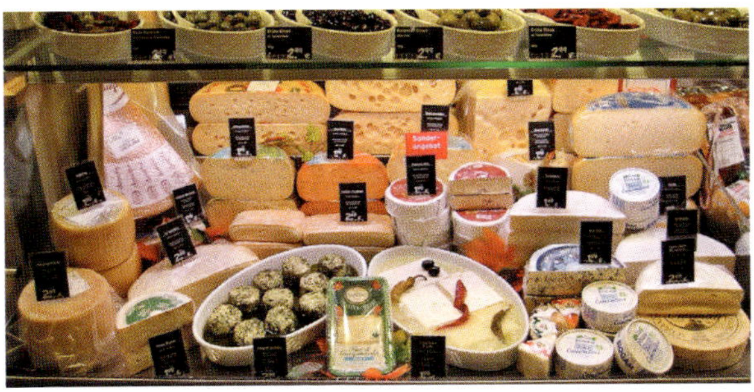

Eine Bio-Käsetheke mit Riesenauswahl finden Sie in manchem Karstadt Feinkost Biomarkt

Fette

Butter

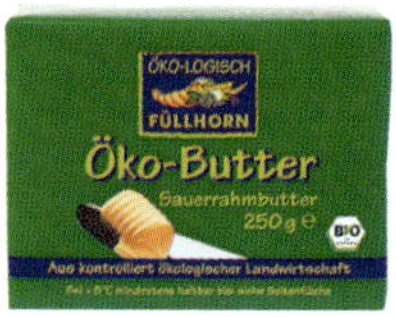

Bio-Butter gibt es z. B. von Füllhorn

Werden Schadstoffe in der Butter nachgewiesen, spiegeln sie gewöhnlich die Umweltbedingungen wider, unter denen das Milchvieh gelebt hat. Von konventioneller Butter unterscheiden sich Öko-Marken in wesentlichen Punkten. „So muss die Milch zu 100% aus einem ökologisch kontrollierten Betrieb stammen. Dort sind Pestizide tabu. Der Bauer düngt mit hofeigenem Mist und baut das Tierfutter weitgehend selbst an. Eiweißhaltige Kraftnahrung bekommen die Kühe kaum. Sie stehen auf spaltenlosen Strohböden und haben im Idealfall täglich Auslauf", berichtet Stiftung Warentest. Auch bei der Herstellung sind die Vorschriften für Bio-Butter strenger. Wird sie gesäuert, dürfen keine industriell gewonnenen Milchsäurekonzentrate und Aromastoffe (Geschmacksstoffe) nachträglich zugesetzt werden. Nur die traditionelle Sauerung mit Bakterienkulturen ist erlaubt – also kann nur Sauerrahmbutter produziert werden.

Bei einer Untersuchung in ÖKOTEST ergaben sich keine warnenden Hinweise für das Fett. In konventioneller Butter können jedoch Pestizidrückstände, Schwermetalle und polyzyklische aromatische Kohlenwasserstoffe vorkommen. Als Zusatzstoffe fand ÖKOTEST außer dem Farbstoff Beta-Karotin (zur Gelbfärbung) noch Salz. Der erstgenannte gilt zwar als harmloser Zusatz, nur nötig ist er nicht. Bei Bio-Butter wird darauf und auf andere Zusatzstoffe verzichtet. Das heißt:

Bio-Butter vermeidet Schadstoffe!

Margarine

Durch das industrielle Verfahren, mit dem die Pflanzenöle chemisch gehärtet werden, entstehen die sogenannten Trans-Fettsäuren (in Margarine zu 0,3-10% vorzufinden). Sie sollen das Risiko für Herz-Kreislauf-Erkrankungen erhöhen und begünstigen die Entstehung von Morbus Crohn (chronische, entzündliche Darmerkrankung). Ungeborene können durch diese Fettsäuren geschädigt werden. Die Industrie bemüht sich jedoch, ihre Konzentration im fertigen Produkt auf ein Minimum zu begrenzen. Die Angabe „teilweise gehärtete Fette" in Zutatenlisten weist indirekt auf das Vorhandensein der Substanzen hin. Ob man künstliche Vitamine, Emulgatoren, Farbstoffe und Konservierungsmittel will, kann man anhand der Zutatenliste entscheiden.

Und Bio-Margarine?
Bio-Margarine wird vorwiegend durch Zugabe von Kokos- und Palmfett in eine streichfähige Form gebracht. Dann werden kaltgepresste native Öle zugegeben. Konservierungsstoffe, künstliche Vitamine oder Farbstoffe werden nicht hinzugegeben. Das chemische Verfahren der Fetthärtung ist verboten. Das heißt:

Bio-Margarine ist genauso gut wie Bio-Butter!

Allerdings sollten Personen mit Herz-Kreislauf-Erkrankungen Margarine und Butter sparsam verwenden.

Speiseöl

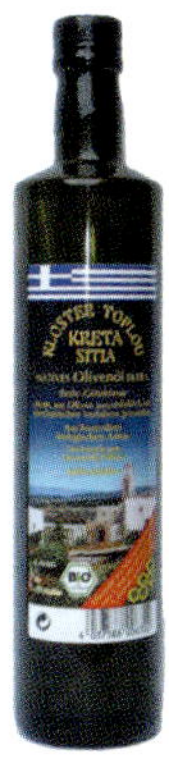

Bestes Bio-Olivenöl gibt es auch bei Norma

Speiseöl kommt immer mal wieder ins Gerede, wenn Lösungsmittel in spanischen Ölen gefunden werden. In konventionellen Produkten kann das Öl mit Lösungsmitteln aus der Frucht gezogen werden. Um das Lösungsmittel wieder zu entfernen, wird das Gemisch auf bis zu 140 °C erhitzt. Nicht nur weil das Öl dann einen etwas penetranten Geschmack aufweist, wird es anschließend in mehreren Raffinationsstufen chemisch entschleimt, entsäuert, entfärbt und desodoriert. Wenn man derart behandeltes Öl nicht will, muss man – auch bei kaltgepressten Ölen – auf die Bezeichnung: „nicht raffiniert" achten. Geschieht die Entfernung von Lösungsmitteln nicht vollständig, kann das Lebensmittel ungenießbar sein. Bio-Öl wird nur schonend gepresst oder zentrifugiert.

Welche Pflanzenöle kann man unbesorgt genießen?
Immerhin wurden bei der letzten Untersuchung von ÖKOTEST keine Lösungsmittel in Sonnenblumenöl gefunden. Leider fanden sich in der neuesten Untersuchung des wertvollsten aller Olivenöle – nativ extra – durchaus Schadstoffe, wenn in der Regel auch in unkritischen Konzentrationen. Auch im Olivenhain wird gespritzt, vor allem gegen die Olivenfliege. Bio-Oliven dürfen nicht mit Pestiziden behandelt werden. Problematisch erwiesen sich jedoch in einigen der untersuchten Olivenöle die Weichmacher von Kunststoffen. Wie Stiftung Warentest

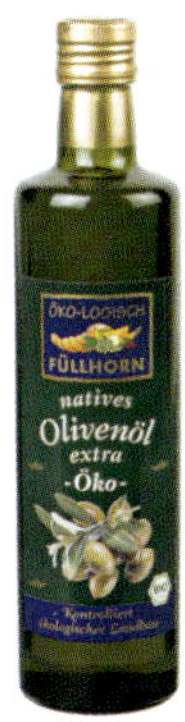

Das beste Bio-Öl laut Test

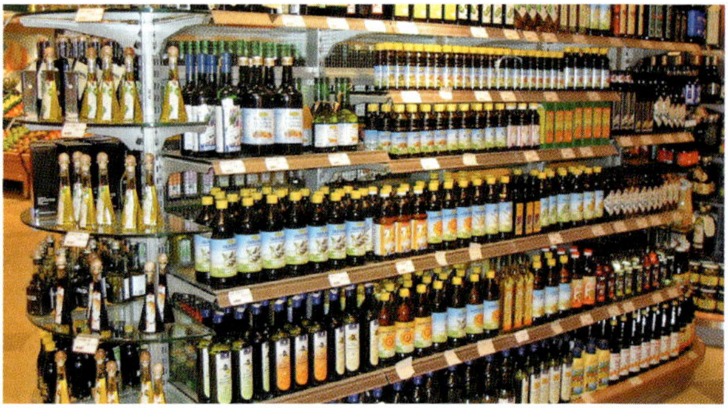

Bio-Öle in großer Vielfalt im Karstadt Feinkost Bio-Markt

feststellte (Heft Nr. 10, 2005), müssen bei vielen der Olivenöle – auch der Bio-Varianten – Verbesserungen seitens der Hersteller erfolgen. Dagegen gehörte ein „Natives Bio-Olivenöl" extra aus dem Supermarkt (REWE/Füllhorn) zu den am besten bewerteten Ölen mit der Note 2,0!

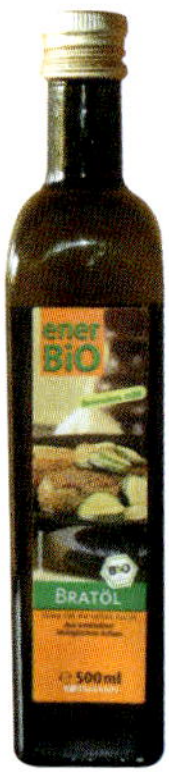

Öl zum Erhitzen

Bei Fett, das erhitzt wird, geht es darum, die Entstehung von Schadstoffen durch die hohen Temperaturen zu verhindern. Hier gibt es Bio-Alternativen: Bio-Bratöl (s. Bild), das Sie z. B. bei Rossmann bekommen, enthält das Öl einer speziell gezüchteten Sonnenblumensorte, die im Unterschied zur ursprünglichen Pflanze mehr Ölsäure enthält. Ölsäure gilt als die relativ hitzestabil und als gesundheitlich vorteilhaft. Das bedeutet:

Zum Kochen am besten Bio-Bratöl verwenden!

Obst

Äpfel Äpfel gelten als besonders gesund. Man kann sich jedoch durch den Verzehr dieser Früchte massiver Schadstoffzufuhr aussetzen. Seit über drei Jahrzehnten ist bekannt, dass die Paradiesfrüchte bis zu 20mal gespritzt werden, bevor sie blank und glänzend in der Obstabteilung landen. Früchte aus Ländern der Dritten Welt können außerdem noch Pestizide aufweisen, die bei uns längst verboten sind.

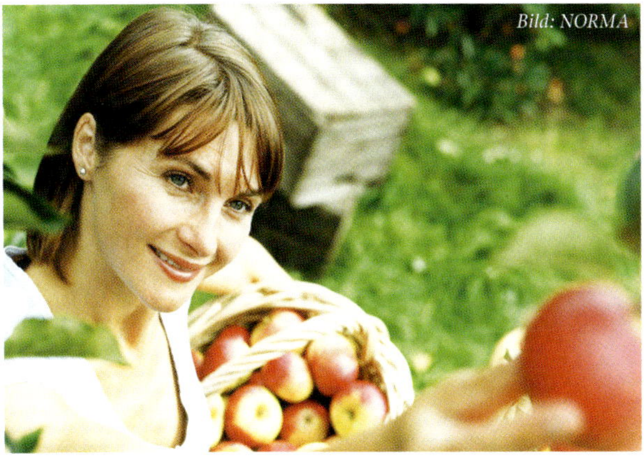

Damit man auch heute noch kräftig zubeißen kann:
Bio-Äpfel: Genuss ohne Reue

Dabei wird mit dem Spritzen bereits vor der Blüte begonnen: es werden Mittel gegen Blattläuse und Raupen, Obstbaumkrebs, Apfelschorf und die Nordische Apfelwanze verabreicht. Nach der Blüte geht es rhythmisch weiter mit den Giftspritzungen: gegen Apfelwickler, Spinnmilben, Rindenkrankheiten, Lagerfäule – alles vorbeugend wohlgemerkt, nicht erst, wenn ein Schädling auftaucht. Die Reste dieser chemischen Spritzungen setzen sich auf die Schale, gehen dem Apfel unter die Haut und gelangen in Spuren auch ins Fruchtfleisch.

Greenpeace untersuchte die Rückstände von Pestiziden und fand, dass 94 (!)% der konventionellen Äpfel (aus Deutschland, Frankreich und Italien) Pestizide aufwiesen, mehr als ein Drittel enthielten sogar Rückstände von mehreren Spritzmitteln. Dagegen war die ***Bio-Variante 100% frei von Pestiziden***. Das bedeutet: Bei konventioneller Ware können Sie so gut wie immer mit Pestiziden rechnen.

Konventionell erzeugte Äpfel, die stark glänzen, sind oft gewachst. Sie können es erfühlen, denn der „geschönte“ Apfel fühlt sich klebrig an. Die gesundheitlichen Auswirkungen dieser Glanzschicht sind umstritten.

Welche Äpfel kann man da noch essen?

- Nur bei Bio-Äpfeln kann man davon ausgehen, dass man keine Pestizide mit isst. Und man bekommt sie inzwischen nahezu überall: im Supermarkt, Kaufhaus und sogar im Discounter, z. B. auch bei Norma (s. Bild).

- Auch Äpfel, die von Streuobstwiesen stammen, werden – wie Bio-Äpfel – ohne Chemie gezogen und für den Ladenverkauf nicht gewachst.
- Kaufen Sie bei Bio-Ware möglichst nur saisonal und regional, d.h. keine Äpfel aus Neuseeland oder Argentinien. Für saisonale Früchte aus Deutschland und allenfalls anderen europäischen Ländern sind keine langen Transportwege erforderlich, die zu Vitaminverlust und Umweltverschmutzung führen. Das heißt:

Bio-Äpfel aus der Region können Sie ohne Reue essen!

Aprikosen, Nektarinen, Pfirsiche

Mit welchen Schadstoffen müssen Sie rechnen?

Wie bei Obst generell, müssen Sie bei konventionellen Aprikosen, Nektarinen und Pfirsichen mit Rückständen von Pestiziden, vor allem auch Pilzbekämpfungsmitteln an den Früchten rechnen. Bei einer Untersuchung fand ÖKOTEST in 10 von 15 bei uns angebotenen Früchten aus Südafrika und Spanien erhebliche Rückstände von Spritzgiften, zum Teil hätten die Früchte gar nicht am Verkaufstisch landen dürfen. Sogar bei konventioneller EU-Ware ist Vorsicht geboten, da die EU für manche Pestizide eine ums zehnfache erhöhte Rückstandsmenge als früher erlaubt. Spanien wollte sogar eine Erhöhung um das 50fache durchsetzen. Im außereuropäischen Ausland können sogar noch Spritzgifte verwendet werden, die in der EU seit längerem verboten sind.

Greenpeace-Mitarbeiter hatten Ende August 2005 in ganz Deutschland 32 kg Steinobst gekauft (18 Proben Pfirsiche und 14 Proben Nektarinen). Sie stammen aus dem Angebot diverser Supermärkte, Discounter, Drogeriemärkte und Kaufhäuser. Ein Speziallabor hatte das Obst, Früchte aus den Anbauländern Frankreich, Griechenland, Italien und Spanien untersucht.

Am 13.9.2005 warnte Greenpeace schließlich: „Annähernd alle Pfirsiche und Nektarinen aus dem Angebot der sechs größten deutschen Supermarktketten sind mit giftigen Spritzmitteln belastet. In 31 von 32 untersuchten Proben von Früchten aus konventioneller Landwirtschaft hat das Greenpeace-EinkaufsNetz Rückstände von Pestiziden gefunden. Viele der in gesamt 23 im Labor nachgewiesenen Pestizide sind Krebs erregend, hormonell wirksam, nervengiftig oder können die Fortpflanzung beeinträchtigen. ***Empfehlenswert ist nach den Untersuchungen des EinkaufsNetzes nur Bio-Ware, die in der Regel vollkommen frei von Pestizidrückständen ist.***"

„Gesundheitlich besonders bedenklich sind die in den meisten Früchten enthaltenen Giftcocktails mit mehreren Pestiziden", so Greenpeace-Chemieexperte Manfred Krautter.

Welche Früchte können Sie nun essen?

Leider sieht man den Früchten nicht an, ob sie gespritzt wurden. Und das Waschen hilft leider auch nicht. Vor allem bei Aprikosen und Pfirsichen, die eine raue und poröse Schale haben, können Pestizide besonders gut ins Fruchtfleisch eindringen.

Das heißt: wenn Sie sicher gehen wollen, dass Sie keine bedenklichen Früchte genießen, bleibt nur eines übrig: Bio-Früchte – und möglichst von einheimischen Bäumen. Babys sollte man grundsätzlich nur Öko-Früchte füttern. Mit anderen Worten:

Bio-Aprikosen, -Nektarinen und -Pfirsiche können Sie ohne Reue genießen!

Bananen

Schon im sechsten Jahrhundert vor Christus wurden Bananen verzehrt – damals ohne an Pestizide oder ähnliches zu denken, es gab sie nicht, d. h. schon damals aßen die Menschen Bio-Bananen.

Schadstoffe in und auf Bananen?

Leider findet man in Bananen wieder Pestizide: Diphenylamin, Chlorpyriphosethyl und das Schalenbehandlungsmittel Thiabendazol (wird nicht gekennzeichnet) fand ÖKOTEST bei einer Untersuchung. Pro Quadratkilometer gehen jährlich bis zu 195 kg Pestizide auf einer konventionell bewirtschafteten Plantage nieder. Nur Bio-Bananen dürfen nicht damit behandelt werden und man bekommt sie inzwischen nicht nur im Supermarkt, auch Discounter wie Norma oder Aldi bieten sie preisgünstig an (s. auch Kapitel II, Firma Hausladen...). Das bedeutet:

Bio-Bananen können Sie und Ihre Kinder ohne Reue essen!

Zitrusfrüchte

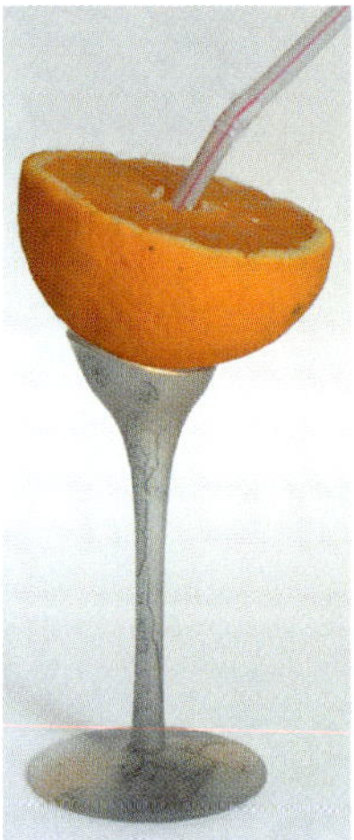

Die größten Anbaugebiete für Orangen und Zitronen sind Murcia in Spanien und auf Sizilien. Dort werden sie von Mitte September bis Anfang März geerntet.

Zu befürchtende Schadstoffe

Somit ist die Erntezeit auf das Winterhalbjahr beschränkt. Damit man die Früchte auch im Sommer kaufen kann, wird die Schale mit Konservierungsstoffen wie z. B. Orthophenylphenol, Biphenyl und Thiabendazol behandelt. Diese Chemikalien, die auch als Pestizide eingesetzt werden dürfen, Thiabendazol z. B. für Kartoffeln und Kernobst, schützen vor Fäulnis und Schimmelpilzen, sind aber stark giftig. Die Verbraucherzentrale meint dazu: „Vom Verzehr behandelter Schalen ist abzuraten“ und berichtet über Gesundheitsschäden bei Versuchstieren wie „Blutungen und Organveränderungen“. Behandelte Zitronen müssen deshalb den Hinweis enthalten: „Schale nicht zum Verzehr geeignet.“ Dagegen werden Orangen und Grapefruits nicht als behandelt ausgewiesen. Den Orangen werden die Anti-Schimmel-Mittel entweder eingedampft oder mit einer Wachsschicht auf die Schale gebracht. Auch die Einwickelpapiere, in die einzelne Früchte verpackt werden, können mit Biphenyl, Orthophenylphenol oder Thiabendazol getränkt sein. Entsprechend rät die Verbraucherzentrale die Hände nach dem Schälen oder Berühren des Einwickelpapiers gründlich mit Seife zu waschen. Natürlich können die Mittel beim Schälen auch auf das Fruchtfleisch übertragen werden.

Man findet jedoch auch auf „unbehandelten“ Früchten Konservierungsstoffe, z. B. wenn sie neben behandelten Früchten gelagert wurden. Auch Montansäureester sind als Überzugsmittel oder Pflanzenwachse zur Oberflächenbehandlung von Zitrusfrüchten und exotischem Obst wie z. B. Mangos und Avocados zugelassen. Sie werden aus Braunkohle hergestellt. Die Verbraucherzentrale meint dazu ebenso „Vom Verzehr der Schale ist abzuraten“.

Wie umgeht man die Schadstoffe?

- Am besten, man kauft Bio-Zitrusfrüchte saisonal ein, d.h. dann, wenn die Früchte geerntet werden, also im Winter.
- Bio-Zitrusfrüchte gibt es inzwischen in den meisten Supermärkten, auch im Discounter und in Kaufhäusern, wie z. B. in den Karstadt-Häusern mit Bio-Märkten.

- Wenn Sie zum Backen die Schale benötigen, nur Bio-Früchte verwenden. Diese dürfen bei der Aufzucht weder mit Pestiziden behandelt werden, noch dürfen Konservierungsstoffe zur längeren Haltbarkeit aufgebracht werden. Deshalb finden Sie Bio-Orangen in der Regel im Sommer nicht im Supermarkt. Das bedeutet:

Bio-Zitrusfrüchte können Sie ohne Risiko essen!

Trauben und Erdbeeren

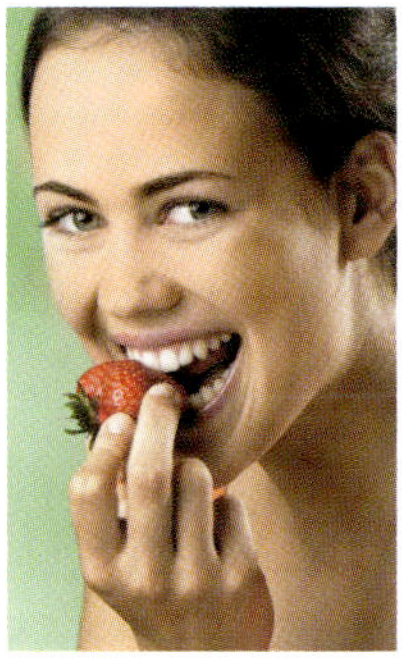

Genuß ohne Reue nur bei Bio-Erdbeeren

Sorgenkinder beim Pestizidgebrauch: Trauben und Erdbeeren

Über die erschreckenden Pestizidfunde im Juli 2005 wurde schon im Teil I berichtet. Auch Greenpeace untersuchte die roten Paradiesfrüchte aus Belgien, Marokko und Spanien und – wie nicht anders zu erwarten – die Organisation fand in 88% der Beeren Pestizide. Anders ausgedrückt: Wenn Sie 10 Erdbeeren aus den genannten Ländern kaufen, haben Sie nur bei einer Glück und haben keine Pestizide erwischt! In knapp 40% der Beeren fand die Organisation ***gleichzeitig vier und mehr*** dieser Giftstoffe. Der Rest bewegt sich zwischen einem und drei Pestiziden. Wohlgemerkt: Es handelte sich nur um konventionelle Erdbeeren, nicht um Bio-Erdbeeren.

Auch bei konventionellen Trauben ist die Situation kritisch: Als Greenpeace 68 Proben untersuchte, waren ***96% pestizidbelastet***, 24% hatten einzelne Grenzwerte überschritten, 3 weitere die Summengrenzwerte. ***77% der Trauben wiesen mehrere Pestizide auf, 57% Rückstände von vier oder mehr!*** Dabei stammten die Proben entsprechend der Saison aus Italien, Spanien, der Türkei, Südafrika und Zypern. ***Nur in den drei Bio-Proben wurden keine Pestizide gefunden!*** Dabei gibt es Bio-Erdbeeren und -Trauben nicht nur im Supermarkt und in Bio-Märkten von Karstadt, sondern oft auch im Discounter. Da hilft nur eines:

Trauben und Erdbeeren nur in Bioqualität kaufen!

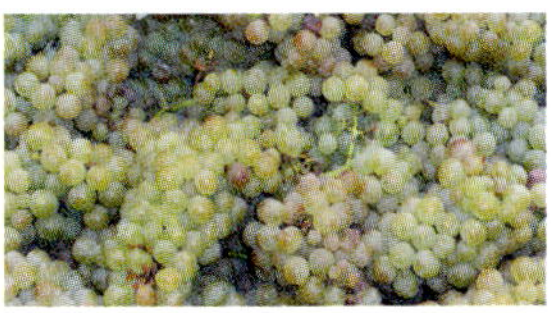

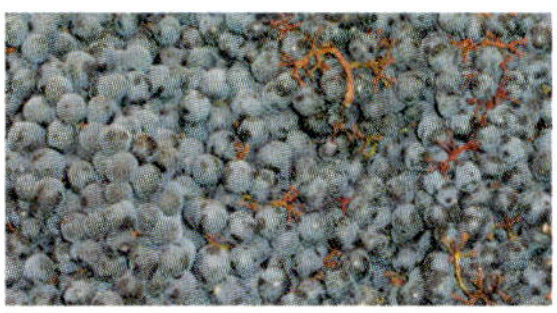

Ob grün, ob blau – nur Biotrauben bieten Genuss ohne Reue

Birnen

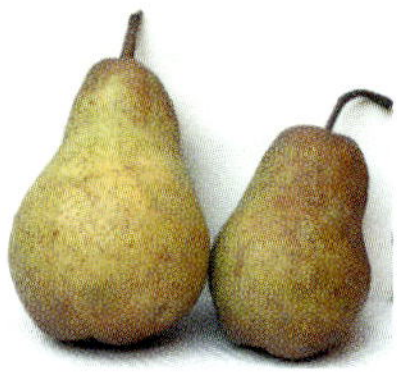

Birnen – konventionelle oft appetitverderbend

Greenpeace untersuchte konventionelle Birnen (aus Spanien, Deutschland, Frankreich und Italien). Sie waren immerhin zu einem Drittel pestizidfrei. Das heißt: Wenn Sie drei Birnen gekauft haben, hatten Sie die Chance auf eine pestizidfreie. Mehr als die Hälfte davon enthielt mehrere Pestizide, während Bio-Birnen zu 100% pestizidfrei waren. Zu ähnlichen Ergebnissen kam ÖKOTEST bei einer Untersuchung auf ***über 340*** Pestizide, die sich auf und in ausländischen Birnen befinden könnten. Von 25 getesteten Birnensorten wurde immerhin die Hälfte mit sehr gut bewertet. Mehr als 30% erhielten jedoch die Note „mangelhaft" oder „ungenügend". Fünf der untersuchten Sorten überschritten die gesetzlich festgelegten Grenzwerte. Der Spitzenreiter war eine konventionelle Birnensorte, die Rückstände von ***11 verschiedenen Pestiziden*** aufwies, davon lagen drei über der zugelassenen Höchstmenge – in Worten: elf verschiedene Pestizide! Aber nicht nur diese Birne rief bei ÖKOTEST Entsetzen hervor: „Dieser Test sprengt von der Pestizidvielfalt alles, was die von ÖKOTEST beauftragten Labore bisher gefunden haben: ***29 verschiedene Pestizide***, 25 davon sind in Deutschland für den Birnenanbau gar nicht zugelassen." Mehrere mit „mangelhaft" bewertete Birnen wiesen Rückstände von Pestiziden auf, die in Deutschland nicht umsonst verboten sind. Isst man von einer mit mangelhaft benoteten Birnensorte zwei Stück, so ist ein 60 kg schwerer Mensch sogar über dem Grenzwert, den die Weltgesundheitsorganisation empfiehlt. Auch das von der EU als erbgutschädigend eingestufte Carbendazim wurde gefunden – obwohl es für den Birnenanbau gar nicht zulässig ist. Da ÖKOTEST in neun Birnensorten einen Pestizidcocktail von vier, fünf bis hin zu 11 verschiedenen Wirkstoffen feststellte, vermuten die Tester, dass dies ein Trick ist, um die einzelnen gesetzlich festgelegten Grenzwerte nicht zu überschreiten. Da zwei Bio-Birnensorten aus dem Supermarkt mit „sehr gut" bewertet wurden und eine davon sogar völlig ohne Pestizide vorgefunden wurde, wer will da noch konventionelle Birnen kaufen? Obendrein bekommt man die Bio-Früchte inzwischen fast in jedem Supermarkt, Discounter und in so manchen Kaufhäusern. Daher kann man nur empfehlen:

Bei Birnen nur zu Bio-Birnen greifen!

Sonst noch was im Obst?

Weitere konventionelle Obstproben wurden von Greenpeace untersucht – die Ergebnisse: nur ausnahmsweise ohne Rückstände. In Kiwi und Mangos fanden sich Pestizide immerhin unter den Grenzwerten. Auch bei Johannisbeeren, Himbeeren und Stachelbeeren waren die Ergebnisse nicht spektakulär.

„Supermärkte verkaufen täglich millionenfach Salat, Obst und Gemüse mit zu hohen Spritzmittelrückständen. Die Lebensmittelkontrollen müssen endlich massiv eingreifen und die Handelsketten dafür garantieren, nur noch einwandfreie Ware zu verkaufen", fordert Greenpeace.

Dann kommt noch die Verarbeitung von Obst hinzu. In ***Büchsen oder Glaskonserven*** bleiben die Schadstoffe nicht draußen. Alles, was an chemischen Spritzmitteln (viele sind fettlöslich, das heißt, mit Wasser können sie gar nicht abgewaschen werden) nicht abwaschbar ist, kommt mit in die Büchse. Es besteht außerdem die Gefahr, dass das Obst vor der Verarbeitung mit Hilfe von Natronlauge chemisch geschält und anschließend sterilisiert wird. Dabei werden die meisten Vitamine inaktiviert und die Früchte zwei Jahre lang haltbar.

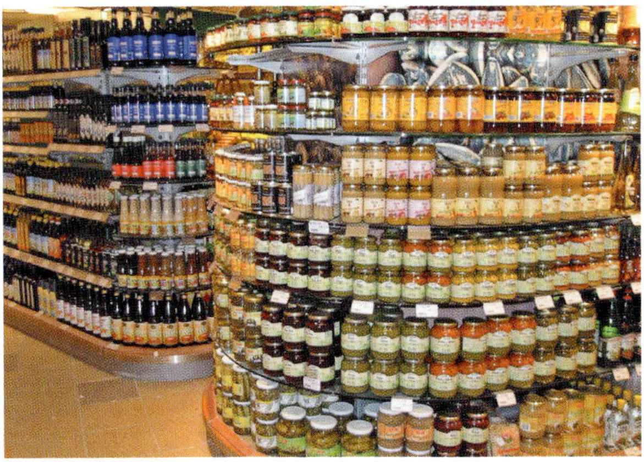

Bei Konserven besser zu Bio greifen

Konventionelle Trockenfrüchte sind auch nicht viel appetitanregender: damit die Apfelringe und die Rosinen schön hell bleiben und länger halten, dürfen sie in der konventionellen Bearbeitung mit Schwefel behandelt werden. Bei Bio-Trockenfrüchten ist das nicht erlaubt.

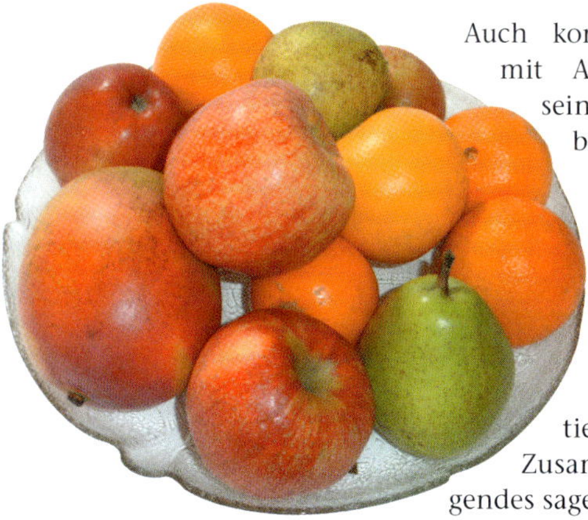

Bio-Obst: Nie war es so wertvoll wie heute

Auch konventionelles ***kandiertes Obst*** kann mit Aluminiumsulfat (E 520) behandelt sein, das vor allem für Nierenkranke bedenklich ist.

Allgemeine Regeln für Obst
Obst frisch, nach Saison (s. mein Multi-Vitamin-Kochbuch, dort finden Sie Saisonkalender für Obst) aus der Region und möglichst aus dem ökologischen Anbau zu kaufen garantiert den geringsten Schadstoffgehalt. Zusammenfassend kann man für Obst folgendes sagen:

„BIO" bedeutet fast immer schadstofffrei

Gemüse

Kartoffeln

Gemüse muss auf alle Fälle frisch sein. Treibhausgemüse – das aufgrund mangelnder Sonne oft fad schmeckt – ist häufig mit hohen Nitratwerten belastet. Aufgrund des Lichtmangels ist der Zuckergehalt im Gemüse geringer. Das wirkt sich auf den Geschmack aus.

Kartoffeln sind in Form von Pell- oder Salzkartoffeln sehr gesund. Im Geschmackstest schnitten Bio-Kartoffeln, die bedarfsgerecht gedüngt waren, besser ab als die kunstgedüngten Pendants. Auch die Lagerverluste waren geringer, was den Bio-Bauern zum Teil für die geringere Ernte entschädigt.

Mit welchen Schadstoffen muss man rechnen?
Leider enthält die wertvolle Knolle auch Nitrat, zum Teil sogar sehr viel. ÖKOTEST fand in sechs von 36 Proben mehr als 450 mg/kg, in 13 Proben mehr als 300 mg/kg. Deutlich besser schnitten bei der Untersuchung – mit Ausnahme einer italienischen Sorte – Öko-Kartoffeln ab: sie wiesen nur 20–111 mg/kg auf. Isst man eine 250-Gramm-Portion, führt man sich dann nur fünf bis 30 mg Nitrat zu – deutlich weniger als mit konventionell erzeugten Kartoffeln.

Manche Sorten gedeihen nur unter sehr hohem Pestizideinsatz. Werden Kartoffeln mit Kunstdünger gezogen, enthalten sie außerdem mehr Wasser. Keine gute Voraussetzung für das Einkellern.

Welche Kartoffeln kann man essen?
In der Regel enthalten Bio-Kartoffeln wesentlich weniger Nitrat als konventionelle Ware. Insbesondere für die Zubereitung von Babynahrung ist es daher wichtig, auf Bio-Ware zurückzugreifen. In einheimischer Bio-Ware wurden generell geringe Nitratmengen gefunden. Mit anderen Worten:

Einheimische Bio-Kartoffeln kann sogar Ihr Baby essen!

Karotten

Die von Greenpeace untersuchten konventionellen Möhren aus Deutschland und Holland waren ebenso wie die Bio-Möhren pestizidfrei und sind ebenfalls als Babykost zu empfehlen. Von Mensch und Tier wurden Bio-Möhren beim Geschmackstest vorgezogen. Sie wiesen mit 12% mehr ß-Carotin (krebsvorbeugend) auf und weniger als die Hälfte des Nitratwertes der konventionellen Möhren.

Warum also ein Risiko eingehen, wenn man Bio-Möhren nahezu überall bekommt?

Paprika

Auch bei Paprika ist die Pestizidbelastung häufig sehr hoch. Bei konventionellem Paprika hält die Belastungssituation seit Jahren an: Zum Teil fand Greenpeace bis zu acht verschiedene Pestizide. Generell wurden in knapp der Hälfte der Proben Pestizide gefunden, in 23% der Paprika wurden die Einzelgrenzwerte erreicht bzw. überschritten, in weiteren 23% fanden sich gleichzeitig verschiedene Schädlingsbekämpfer, in 11% der Paprika vier und mehr dieser Chemikalien gleichzeitig. Die belasteten Proben kamen aus der Türkei, Spanien, Ungarn und Italien, während in holländischer Paprika keine Pestizide nachweisbar waren.

Bei den untersuchten Öko-Paprika wurden nur in

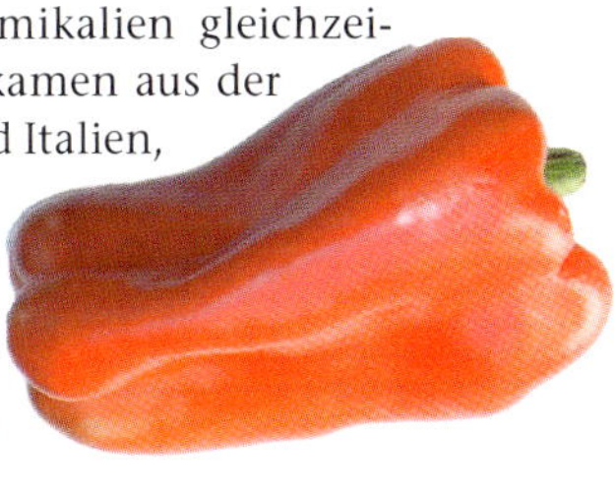

In Bio-Paprika aus Deutschland, Holland und Spanien fand Greenpeace keine Pestizide

einer Probe aus Italien ein auch für den Öko-Landbau hergestelltes natürliches Schädlingsbekämpfungsmittel aus Chrysanthemen gefunden – weit unter dem Grenzwert. Die restlichen Bio-Paprika aus Deutschland, Holland und Spanien waren pestizidfrei.

Salat

Da haben wir den Salat!

Bei Salat ist vor allem die Nitratbelastung beachtlich. Es gibt gesetzliche Grenzwerte für verschiedene Salatsorten, wie z. B. Kopf- und Eisbergsalat. Für Feldsalat gibt es dagegen leider nur einen orientierenden Richtwert. Die Werte sind zum Teil sehr hoch. So darf ein im Winter geernteter Treibhaussalat bis zu 4.500 mg Nitrat pro kg enthalten. Im Sommer gilt ein niedrigerer Grenzwert von 3.500 mg/kg. Mancher Treibhaussalat dürfte dann nicht mehr verkauft werden. Das bedeutet jedoch, dass man bei einer üblichen Portion von 250 g bereits über 800 (im Winter 1125 mg!) mg Nitrat zu sich genommen hat. Die Weltgesundheitsorganisation (WHO) empfiehlt pro Tag höchstens 3,65 mg Nitrat/kg Körpergewicht zu sich zu nehmen. Für einen 70 kg schweren Erwachsenen sind dies 255,5 mg. Isst ein 70 kg-Mensch also eine Portion Salat, die nur den Richt- bzw. Grenzwerten entspricht, so hat er nahezu die drei- bis vierfache Menge der gesundheitlich erträglichen Menge an Nitrat aufgenommen. Für Kinder hat sich damit das Thema Salat erübrigt. Man erkennt, dass die Grenzwerte nichts mit vorbeugendem Gesundheitsschutz zu tun haben, sondern „...hier geht es in erster Linie darum, den Herstellern größere Spielräume einzuräumen, damit sie Salat auch in der kalten Jahreszeit vermarkten können“, so ÖKOTEST.

Nun, werden die Richt- bzw. Grenzwerte überhaupt eingehalten? Leider werden sie sogar häufig überschritten. Von 18 ***Kopfsalatproben***, die das ÖKOTEST-Magazin untersuchte, lag die Hälfte darüber. Den niedrigsten Wert mit 1270 mg/kg enthielt ein Salat – wer hätte es anders erwartet – aus dem ökologischen Anbau. Kopfsalat nimmt außerdem – aufgrund seiner großen Blattoberfläche – bereitwillig Schadstoffe aus der Luft auf. Pestizide, die über die Luft verspritzt werden, bieten sich hier geradezu an. Chinakohl und Endiviensalat, die ausschließlich im Freien wachsen, wiesen deutlich bessere Werte auf: unter 1000 mg.

Bei einem Test von ***Wintersalaten*** fand ÖKOTEST im Februar 2005 18 verschiedene Pestizide. Sie blieben vom Spritzmitteleinsatz gegen Insekten, Milben, Unkräuter und Schimmelpilze übrig. Auch das bedenkliche Antischimmelmittel Iprodion fand sich in nahezu allen belasteten Salatproben, wenn auch unter dem „exorbitant" hohen Grenzwert – wie ÖKOTEST feststellt. Wie üblich stellte man Mehrfachbelastungen fest: Bis zu ***acht verschiedene Pestizide*** fand man in einem Salat. Den Vogel schoss ein Kopfsalat ab: Greenpeace fand einen ***Summengrenzwert von 463%, das heißt: würde man die ganze Belastung zusammenrechnen, käme man auf das knapp fünffache der zulässigen Grenzwerte!*** Leider fand die Institution auch in deutschem Feldsalat Pestizide, die hier verboten sind. Damit verstößt der Bauer gegen das Pflanzenschutz-Gesetz. Leider sind solche Verstöße keine Ausnahme. Auch die Stuttgarter Lebensmittelüberwachung fand derartiges in deutschem Kopf- und Feldsalat. Dabei kommen sogar manche konventionellen Salatproduzenten völlig ohne Pestizide aus, ebenso wie die Bio-Landwirte. Wenn auch ein Bio-Salat Pestizidspuren aufwies – ÖKOTEST vermutete eine Verunreinigung durch Abdrift von Spritzmitteln oder Ähnliches – so waren Bio-Salate nicht unter den nur mit ausreichend oder ungenügend bewerteten Salaten.

Salatgurken mit und ohne Pestiziddusche

Bis zu sieben verschiedene Pestizide fand ÖKOTEST auf konventionellen Salatgurken. Da sie wärmeliebend sind, gedeihen sie am besten bei 25–30°C und werden daher gerne im Glashaus gezogen – oft mit einem Cocktail aus verschiedenen Pestiziden eingenebelt, damit sich Pilze und andere Schädlinge nicht über sie hermachen. Die EU hat genaue Vorschriften: die Gurke darf keine Krümmung aufweisen. Stammt sie aus dem Gewächshaus, muss sie mindestens 250 g wiegen und mindestens 25 cm lang sein... Ach – wäre die EU nur bei den Schadstoffen auch so genau! Da Gurken harntreibend sind, helfen sie zumindest die Schadstoffe aus dem Körper zu schleusen.

Als ÖKOTEST 27 Salatgurken aus Deutschland, Bulgarien und verschiedenen europäischen Ländern untersuchte, war über die Hälfte sehr gut, sechs erhielten wegen hoher Schadstoffwerte „Mangelhaft" oder „ungenügend". Die schlechteste Gurke enthielt sieben ver-

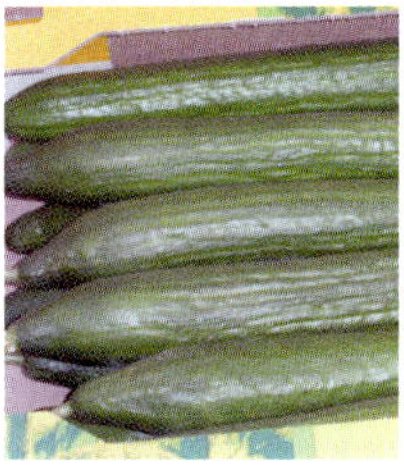

Dass die Gurke ohne Krümmung ist, hilft nicht gegen Schadstoffe, nur Bioqualität"

schiedene Pestizide. Davon sind vier in Deutschland im Gurkenanbau verboten. Zwei Pestizide überschritten die gesetzlichen Höchstmengen des deutschen Lebensmittelrechts. Insgesamt wurden 19 verschiedene Pestizide gefunden, von denen 14 in Deutschland für den Gurkenanbau verboten sind. Häufig wurde sogar ein ganzer Pestizidcocktail von bis zu sieben verschiedenen Giftstoffen gefunden. Das entdeckte Pestizid mit Namen Thiamethoxam ist für Deutschland nicht zugelassen.

Ganz ohne Pestizide ging es bei Bio-Salatgurken – auch aus dem Supermarkt, so bei den „Füllhorn-Öko-Gurken". Die braucht man nicht einmal zu schälen. ÖKOTEST meint dazu:

„Es lohnt sich, für Bio-Ware mehr Geld auszugeben."

Summa summarum: besorgniserregend!

Weitere konventionelle Gemüse- und Salatproben wurden und werden von Greenpeace, ÖKOTEST und Stiftung Warentest immer wieder untersucht – die Ergebnisse: nur ausnahmsweise ohne Rückstände. Immerhin zeigte eine spanische Peperoni- und Zucchiniprobe keine Pestizide. In Friseesalat und Chili-Gewürzpulver fanden sich Pestizide immerhin unter den Grenzwerten.

Welches Gemüse kann man denn nun essen?

- Hier kann man dasselbe empfehlen wie für Obst: Gemüse frisch, nach Saison (in meinem Multi-Vitamin-Kochbuch, und „Essen ohne Risiko" vom Umschau-Verlag finden Sie Saisonkalender für Gemüse mit saisonal zu erwartenden Sonderangeboten), aus der Region und möglichst aus dem ökologischen Anbau garantiert den geringsten Schadstoffgehalt. Gemüse aus ökologischem Anbau schmeckt außerdem meist aromatischer, da es i. d. R. weniger Wasser enthält. Dabei sagt das Aussehen nichts über den Vitamingehalt aus. Gemüse mit Schorfstellen oder Handelsware der Klasse zwei kann unter Umständen mehr Vitamine aufweisen als der Riesenblumenkohl.

- Babys sollten grundsätzlich nur Bio-Gemüse bekommen, und dann auch nur Sorten, die als naturbedingt ***nitratarm*** bekannt sind. Dabei handelt es sich um Brokkoli, Erbsen, Gurken, grüne Bohnen, Kartoffeln, Kürbis, Paprika, Rosenkohl, Spargel, Topinambur.

Einen ***mittleren*** natürlichen Nitratgehalt finden Sie in Blumenkohl, Kohlrabi, Möhren, Porree, Rotkohl, Sellerie und Zucchini. Einen naturbedingt ***höheren*** Nitratgehalt haben Endivien-, Feld- und Kopfsalat, Grünkohl, Mangold, Radieschen, Rettich, Rote Bete, Rotkohl und Spinat.

- Für Dosen und Glaskonserven (z. B. Hülsenfrüchte, Pilze) sind in konventioneller Ware so appetitliche Zusatzstoffe wie E 385 (Kalziumdinatrium-EDTA) zugelassen. Die Verbraucherzentrale weist darauf hin, dass dieses Mittel gegen Schwermetallvergiftungen eingesetzt wird, da es Mineralstoffe stark bindet. Für Babys sollte es gar nicht verwendet werden, und auch für Erwachsene ist es nicht zum Verzehr geeignet. Auch das genauso bewertete Zinn-II-Chlorid kann bei weißen Gemüsesorten zugegeben sein. Hier ist Übelkeit und Erbrechen zu befürchten.
- Selbstgezogene Sprossen aus Bio-Samen sind auch im Winter eine gute Vitaminquelle (s. mein Multi-Vitamin-Kochbuch). Wer sich diese geringe Arbeit nicht machen will, kann die Keimlinge im Supermarkt kaufen. Es gibt sie dort inzwischen zumeist auch in Bio-Qualität.
- Wenn Sie kein Bio-Gemüse bekommen, dann schälen Sie vor dem Verzehr alles, was sich schälen lässt, denn: waschen entfernt Schwermetalle und Pestizide nicht vollständig.
- Gemüse und Salat aus ökologischen Anbau ist in der Regel nitratärmer und darf nicht unter Verwendung chemisch synthetischer Pestizide angebaut werden.

Mit anderen Worten:

Bio-Gemüse können Sie unbeschwert genießen

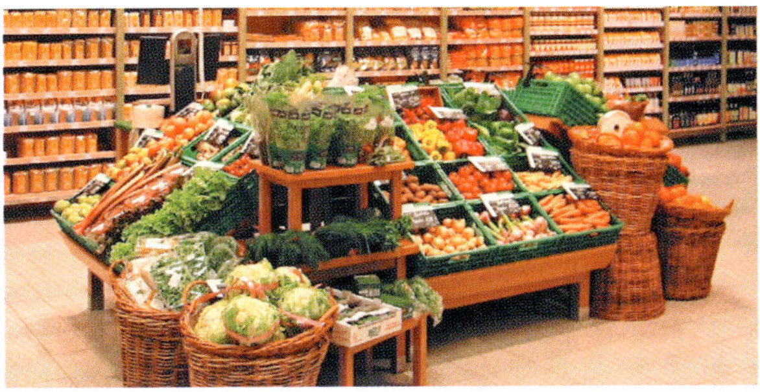

Bio-Obst und -Gemüse in Hülle und Fülle im Karstadt Feinkost Bio-Markt

Getreideprodukte

Brot

Von den über 300 Sorten Brot, die es bei uns gibt, isst jeder Deutsche im Durchschnitt 84,4 kg pro Jahr. Aber wie sieht es mit den Schadstoffen aus?

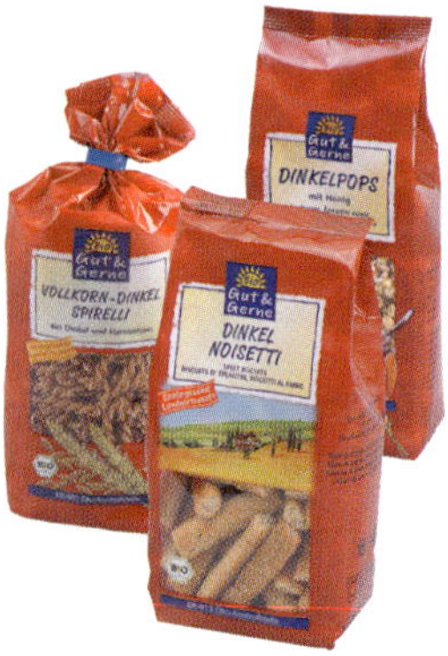

Sie erhalten auch die verschiedensten Dinkelprodukte in Bio-Qualität

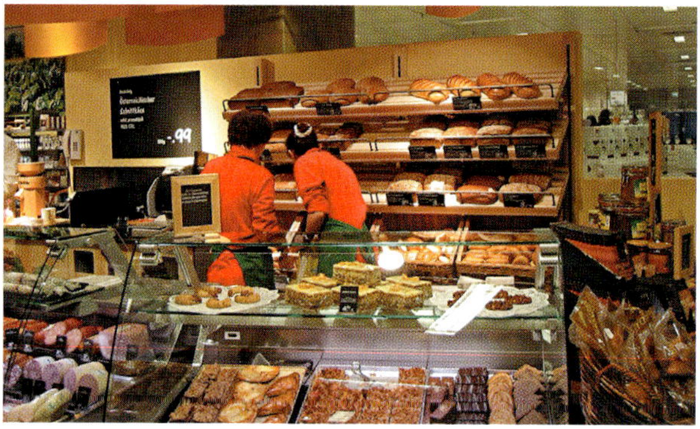

Bio-Brot, -Kuchen, -Torten etc. immer öfter in einer Bedienungstheke im Bio-Markt von Karstadt Feinkost GmbH

Zusatzstoffe im Brot?

Seitdem Brot zur Industrieware geworden ist, besteht es nicht mehr nur aus Mehl, Wasser, Salz und Triebmittel (Backpulver, Hefe, Sauerteig). Man will einen maschinenfreundlichen Teig. Dazu sind z. B. Emulgatoren und Cystein (ein Eiweißbaustein) nötig. Außerdem hilft man sich z. B. mit künstlichem Vitamin C (fast ausschließlich gentechnisch hergestellt), Farbstoffen, Enzymen, Aromen, künstlichen Teigsäuerungsmitteln, Sojamehl und vielem anderen. Über 150 Zusatzstoffe sind erlaubt. Man findet sie z. B. in den „Backhilfen", die die konventionellen Bäcker – auch die kleinen selbstständigen – fertig gemixt von der Industrie bekommen. Ungefähr 75% der Bäcker verwenden diese Hilfsmittel, oft ohne zu wissen, was „drin" ist. Das erleichtert die Arbeit, sorgt für gleichbleibende Qualität und reduziert den Zeitaufwand. Aber diese „Hilfen" sind nicht unbedingt gesund. So fanden Ärzte z. B. heraus, dass vor allem die Backzusätze für das „Bäckerasthma" verantwortlich sind.

Abgepacktes Brot muss über die Zutatenliste Auskunft über die Inhaltsstoffe (zumindest teilweise, Enzyme sind z. B. nicht angabepflichtig) geben. Bei unverpackter Ware ist so etwas nicht Pflicht und oft genug weiß das Verkaufs-

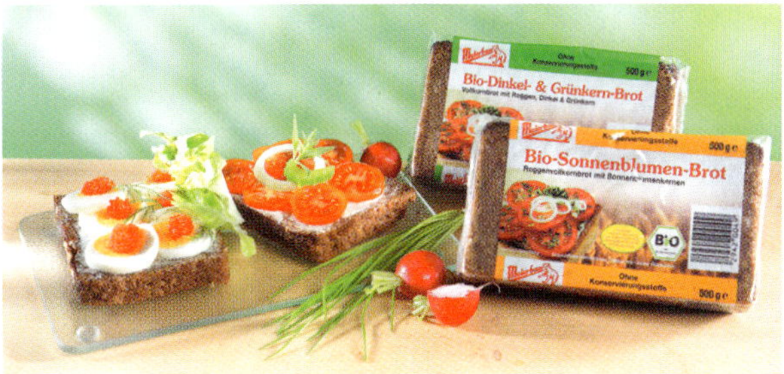

Beim Discounter NORMA und auch bei Rossmann erhalten Sie verschiedene Sorten Biobrot

personal nicht, was in dem Brot ist – so eine Untersuchung der Verbraucherzentrale. Verbraucherfreundliche Bäckereien sind an deutlichen Hinweisen über die Zusatzstoffe zu erkennen.

Schnittbrot wird leicht von Schimmel befallen. Um diesem Problem abzuhelfen, wird eine spezielle Schneidetechnik verwendet und das verpackte Brot wird pasteurisiert. Möglicherweise wird mit Sorbin- oder Propionsäure nachgeholfen.

Getreideschädlinge, die auch Gesundheitsgefahren bedeuten können, werden konventionell mit – nicht immer gesundheitsfreundlichen – Begasungsmitteln vergiftet. Getreide aus dem ökologischen Anbau wird statt mit Chemie mit Kohlendioxid und Stickstoff behandelt – also natürlichen Bestandteilen der Luft.

Welches Brot kann man nun bedenkenlos essen?
Für Bio-Bäcker ist es Ehrensache, auf Fertigmischungen zu verzichten. Nur wenig Zusatzstoffe sind erlaubt, und sie werden deklariert. Chemisch-synthetische Pestizide, Kunstdünger und Gentechnik ist für Bio-Getreide tabu – sowohl jetzt als auch in Zukunft. Das heißt:

Bio-Brot können Sie sorglos genießen!

Müsli

Heutzutage spricht man nicht mehr von Cornflakes oder Müsli – man nennt es „Cerealien“! Konventionell hergestellt bedeutet das oft: viel Zucker, hoch verarbeitet und mit wenig der ursprünglichen Ballaststoffe. Sie sind dann eher eine Süßigkeit als ein wertvolles Früh-

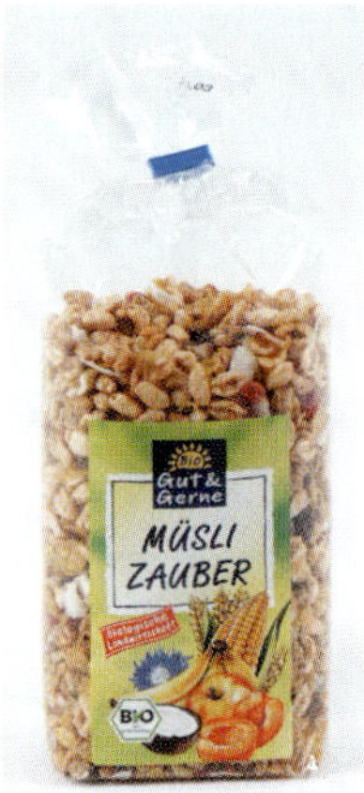

Sogar Müslizauber erhalten Sie in Bio-Qualität!

stück. Außerdem finden sich in konventionellen Müslimischungen Getreide aus konventionellem Anbau und ebensolche Zutaten wie geschwefelte und möglicherweise mit Methylbromid begaste Früchte. Auch künstliches Vanillearoma (Vanillin) findet man oft.

Dabei geht es auch anders: Im Supermarkt, Discounter, Kaufhaus und Drogeriemarkt bekommen Sie fast immer köstliche Bio-Müsli-Fertigmischungen oder Basismüsli. Die können Sie ergänzen nach Lust und Laune oder mit besonderen Zutaten wie Amaranth, Kokosraspeln oder Mandelblättchen. Die Zutaten stammen aus ökologischem Anbau und die Liste der Zusatzstoffe ist begrenzt.

Fazit: Bio-Müsli enthält Bio-Zutaten und hat den Anspruch, vollwertig zu sein, für die konventionellen gilt:

Am besten stellen Sie Ihr Müsli selbst aus Bio-Zutaten zusammen!

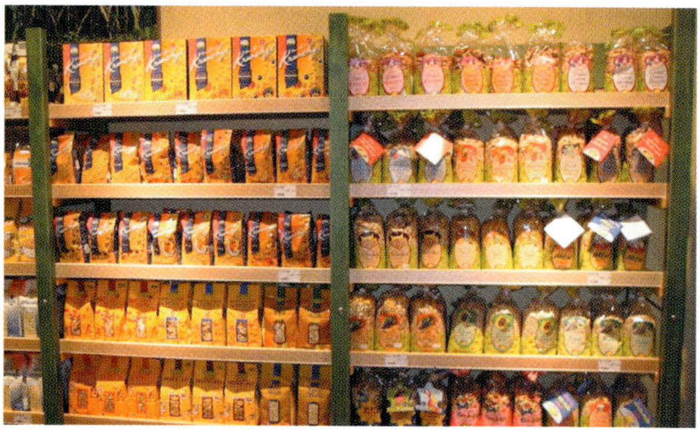

Müslivielfalt im Biomarkt von Karstadt Feinkost GmbH

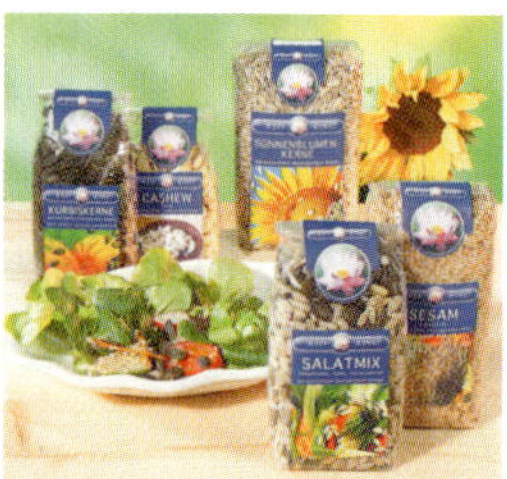

Und die köstlichen Bio-Zutaten ohne Reue erhalten Sie z. B. vom Discounter NORMA

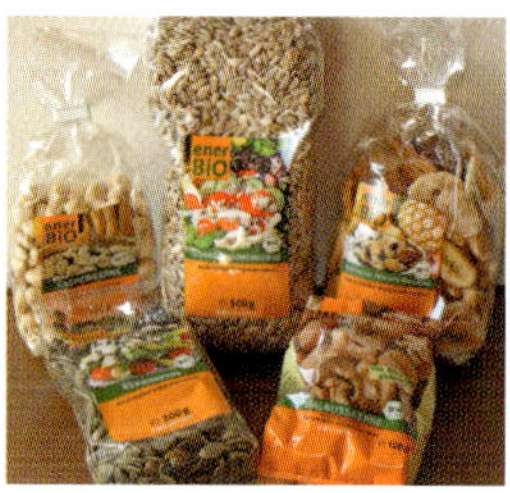

und auch wieder von Rossmann

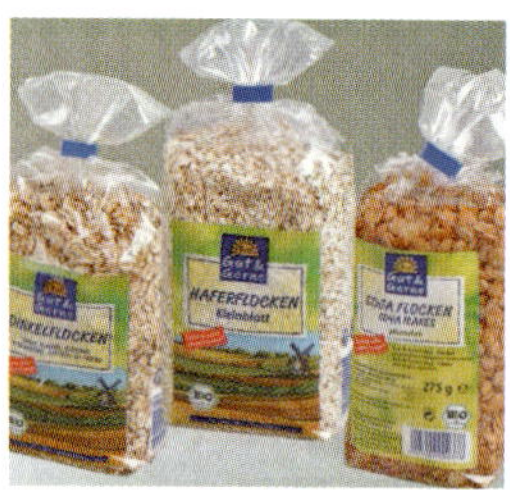

und auch Flocken der unterschiedlichsten Art von „Gut & Gerne

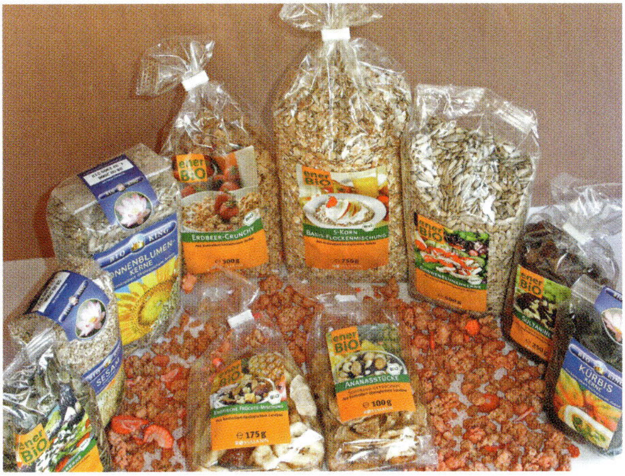

Heute erhalten Sie Bio-Müsli-Basis- und Fertigmischungen mit den köstlichsten Zutaten nahezu in jedem Super- und Drogeriemarkt und auch im Discounter

Reis

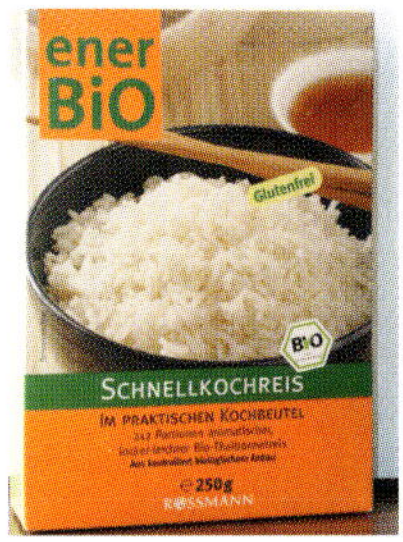

Selbstverständlich erhalten Sie bei Rossmann auch Bio-Naturreis, sogar wenn es mal schnell gehen muss, haben Sie auch hier die Möglichkeit, zu „Bio" zu greifen.

Am beliebtesten ist bei uns der weiße, polierte Patna-Reis, 40% davon wird als Kochbeutelreis gegessen. Leider hat der gesunde Naturreis den geringeren Marktanteil.

Welche Schadstoffe sind zu erwarten?

Reis ist oft mit Schwermetallen, v.a. Cadmium belastet. Das gesundheitsschädliche Metall gelangt vermutlich über belastetes Flusswasser, mit dem viele Reisbauern

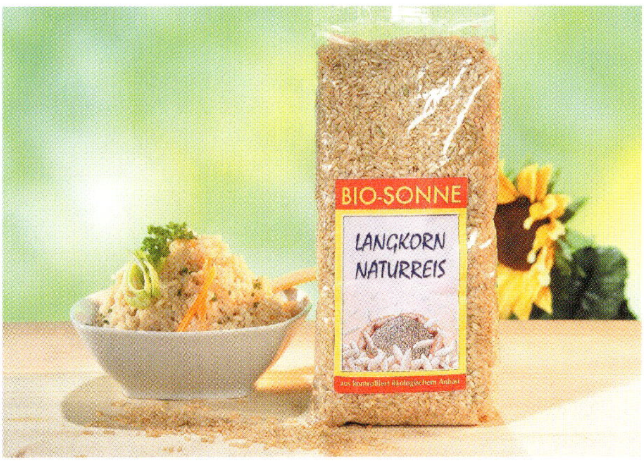

Auch NORMA bietet Ihnen Bio-Naturreis

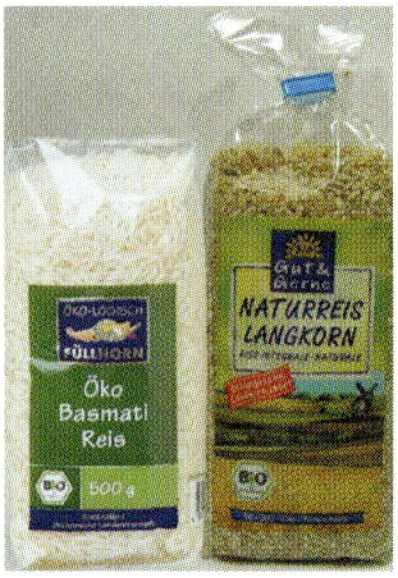

Bio-Naturreis bekommen Sie z. B. von der BZ Bio-Zentrale, Bio-Basmati-Reis von Füllhorn

ihre Felder fluten, in die Körner. Dagegen können einige Bio-Bauern auf sauberes Quellwasser zurückgreifen. Schlimmer sind jedoch die Pflanzenschutzmittel (Pestizide), denn der konventionelle Reisanbau ist pestizidintensiv und es werden viele Wirkstoffe in hohen Dosierungen eingesetzt, über die in Deutschland kaum Kenntnisse vorliegen.

Naturreis weist wesentlich mehr Mineral- und Ballaststoffe auf als polierter Reis. Jedoch finden sich gerade in der ballaststoffreichen Hülle je nach Anbaugebiet und Wasserqualität auch Pestizide und Schwermetalle. Deshalb sollte man Naturreis nur in Bio-Qualität genießen. Das bedeutet für Sie:

Bio-Naturreis können Sie ohne Reue genießen!

Nudeln

Nudeln werden durch Hartweizen (Durum) bissfest. Bei uns wird das Matschigwerden und der Zusammenhalt des Teiges oft durch Beifügen von Eiern erreicht.

Gibt es auch Schadstoffe in Nudeln?

In den Nudeln selbst sollte es eigentlich keine Schadstoffe geben, zumindest fand ÖKOTEST in einer neueren Untersuchung von Spaghetti weder Cadmium noch andere Schadstoffe. Ausnahmen sind Schimmelpilzgifte, die durch falsche Lagerung des Getreides in die Nudeln gelangen können, oder Pestizide.

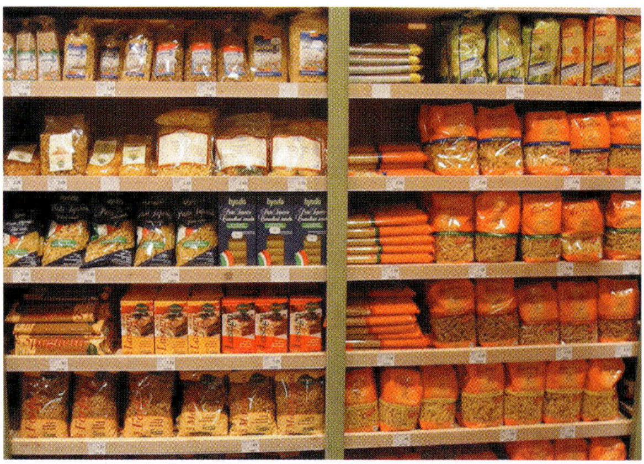

Nudelvielfalt im Bio-Markt bei Karstadt Feinkost GmbH

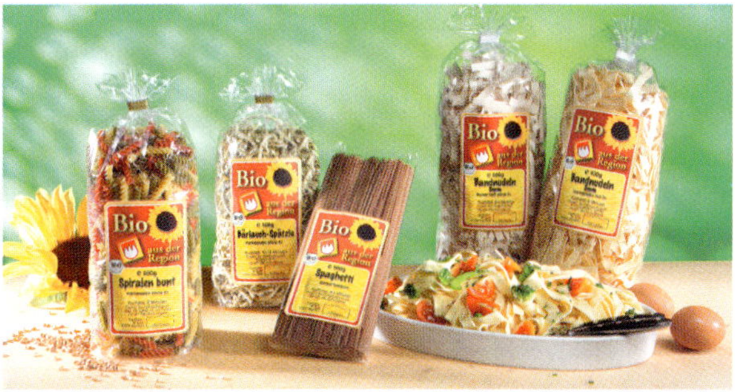

...und es gibt sie in großer Vielfalt in Bio-Qualität z. B. bei NORMA

Wenn statt Frischei Eipulver zur Herstellung der Nudeln verwendet wird, kann Oxycholesterin entstehen, ein Oxidationsprodukt (das heißt: Sauerstoff hat sich angelagert), das einige Wissenschaftler für die Hauptursache der Arteriosklerose halten.

Bei Bio-Nudeln sind auch für die Lagerung keine Pestizide erlaubt. Auch Eipulver und Eier aus Massentierhaltung finden keine Verwendung. Das bedeutet für Sie:

Bio-Nudeln sorgen für unbeschwerten Genuss!

Süßigkeiten

Zucker, Müsliriegel und Co.

Zucker bedeutet nur Energie ohne Wertstoffe wie Vitamine, Mineralstoffe, Spurenelemente und sekundäre Pflanzenstoffe (s. Anhang, Lexikon). Das gilt auch für braunen, Frucht-, Trauben- und Stärkezucker, Dextrose, Maltodextrin, Glucosesirup etc.. Nur beim sogenannten ***Vollrohrzucker***, der aus getrocknetem Zuckerrohrsaft besteht, Honig und den verschiedenen Siruparten bleibt auch etwas „Nährwertiges" übrig, wenn auch nicht viel davon – und es gibt sie in Bio-Qualität im Supermarkt.

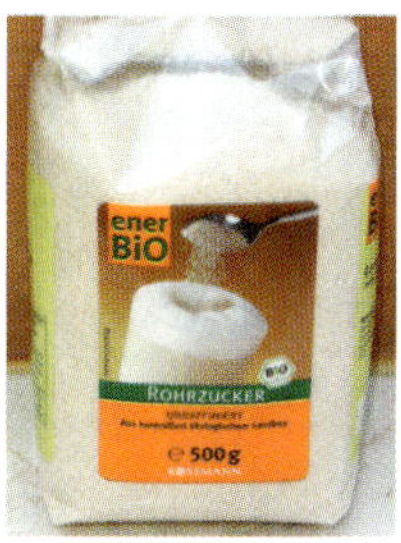

Zucker mit Nährwert gibt es auch im Drogeriemarkt Rossmann

Die Firma Nordzucker stellt nicht nur Bio-Zucker her, sie bietet auch als einziges Unternehmen Bio-Ge-

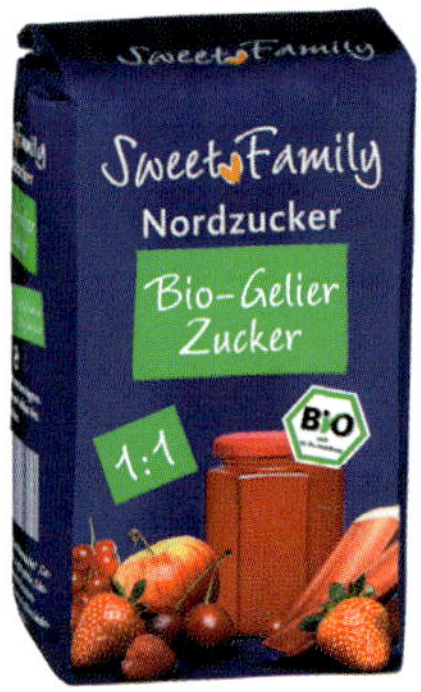

Gelierzucker aus einheimischen Zuckerrüben

lierzucker an, der aus deutschen Zuckerrüben hergestellt wird. Üblicherweise wird Rohrzucker dafür verwendet, der von weither importiert werden muss. Nordzucker verwendet einheimische Ware von einheimischen Bio-Bauern. Das Produkt gehört zur Marke ***„SweetFamily" von Nordzucker***. Außer dem Zucker enthält das Produkt nur noch Apfelpektin und Zitronensäure. Apfelpektin ist ein Geliermittel und für die feste Konsistenz von Konfitüren und Marmeladen verantwortlich. Zitronensäure unterstützt den Gelier-Prozess und intensiviert den Geschmack der Früchte. Ein spezielles Mischverfahren sorgt für ein besonders homogenes Mischverhältnis, wodurch auch Teilmengen ohne Qualitätseinbuße verarbeitet werden können. Mit Sweetfamily Bio-Gelierzucker gelingen Konfitüren, Marmeladen und Gelees mit tollem Aroma und appetitlicher Farbe, für die ein kg Früchte mit der gleichen Menge Gelierzucker verarbeitet werden. Die Zubereitungen sind mindestens zwei Jahre haltbar.

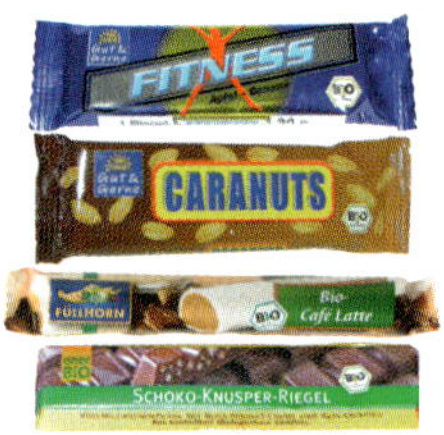

Bio-Müsliriegel gibt es nahezu in jedem Super- und Drogeriemarkt

Müsli- und andere Riegel, die „gesunde Zwischenmahlzeit"?

Müsliriegel enthalten zumeist mehr Zucker als ein Stück Käsesahnetorte – so ÖKOTEST. Zum Teil findet man über 50% Zucker in ihnen. Nur die Bio-Branche bemüht sich darum, dass auch ihre Riegel vollwertig sind.

Fazit: bei Müsliriegeln, Fruchtschnitten und Energieriegeln handelt es sich in der Regel schlichtweg um Süßigkeiten. Für eine gesunde Zwischenmahlzeit ist Obst besser. Und wenn es doch einmal schnell gehen muss: Bio ist vollwertiger.

Vollkornkekse

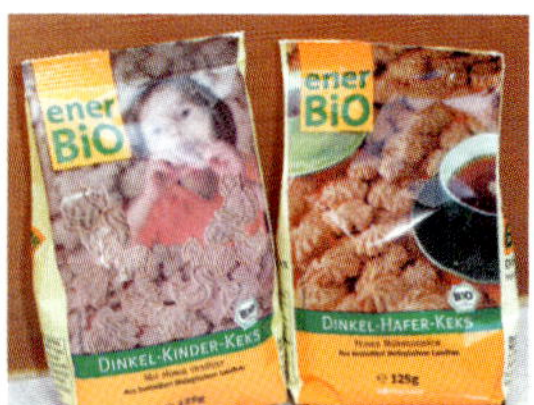

Bio-Kekse – für Groß und Klein ein Genuss

Bei den angeblich so gesunden ***Vollkornkeksen*** sollte man zumindest auf die Zutatenliste achten. Emulgatoren und Aromastoffe mag nicht jeder. Bei Bio-Keksen findet man Derartiges nicht und die Zusatzstoffe sind genauestens aufgeführt – nicht in E-Nummern oder Bezeichnungen, die ein Chemiestudium erfordern.

Schokolade

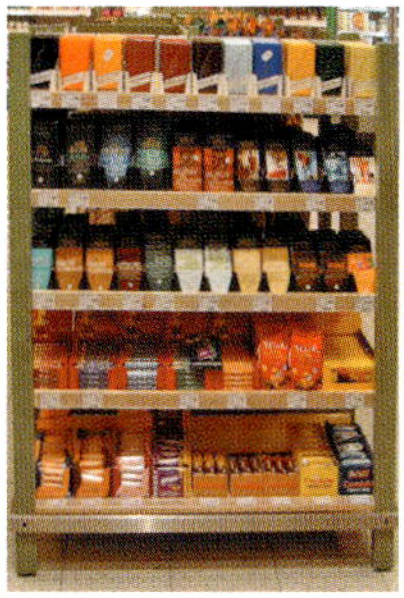

Auch Bio-Schokolade gibt es in großer Auswahl, nicht nur im Bio-Markt von Karstadt Feinkost GmbH

Schokolade – ob´s die lila Kuh wohl mag?
Jeder Deutsche isst im Durchschnitt ein halbe Tafel Schokolade pro Tag. ÖKOTEST fand zwar keine Schadstoffe darin, aber die EU erlaubt so einiges an Zusätzen.

Für Bio-Schokolade werden dagegen nur natürliche Bourbon-Vanille und – wenn überhaupt – dann Bio-Lecithin als Emulgator verwendet. Gentechnisch veränderte Zutaten fehlen ebenso wie Fremdfette, die neben Kakao zugesetzt werden dürfen. Außerdem sind gemäß der deutschen Kakaoverordnung bis zu fünf Prozent andere Lebensmittel erlaubt, daher:

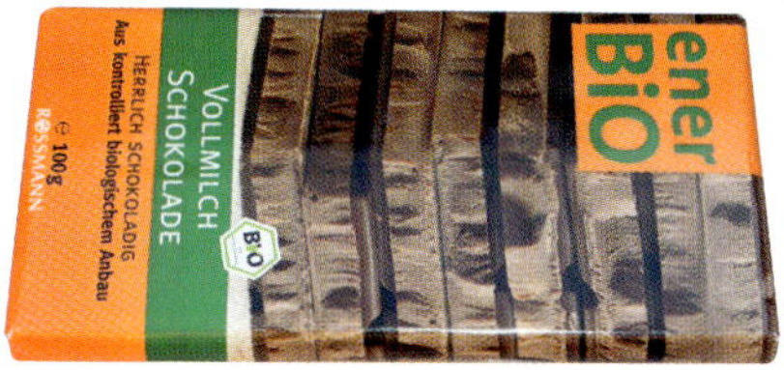

In Bio-Schokolade ist das drin, was draufsteht!

Gummibärchen

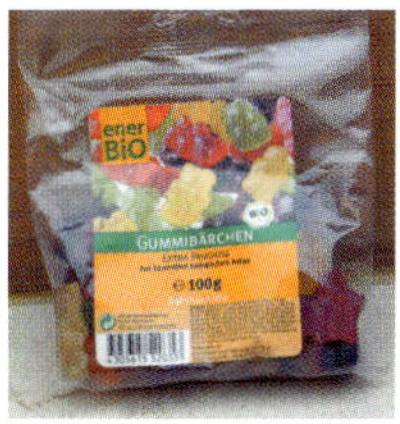

Bio-Gummibärchen mit Bio-Gelatine gibt es nicht nur von NORMA oder Rossmann

Die berühmten Bärchen...
Gummibärchen sind in der Regel mit Gelatine hergestellt. Seit BSE ist die Diskussion entbrannt, ob auch Gelatine diese schlimme Krankheit überträgt. Manch Hersteller garantiert deshalb, nur Schweinegelatine zu verwenden. Da aber bekannt ist, dass Schweine zwar kein BSE bekommen, es jedoch übertragen können, ein eher fraglicher Versuch, der Gefahr auszuweichen. Die größte Chance bietet echte Bio-Gelatine aus Bestandteilen von Bio Rindern oder –schweinen. 2002 tauchte Derartiges zum ersten Mal in Naturkostläden auf. Inzwischen führen aber auch manche Supermärkte (z. B. die REWEkette), Discounter (z. B. Norma) und Drogeriemärkte (z. B. Rossmann) Bio-Gummibärchen mit echter Bio-Gelatine.

Eis

Bei der Herstellung von konventionellem Speiseeis werden oft preisgünstige Zutaten wie Wasser, Luft und Zucker beigegeben. Damit die cremige Konsistenz bleibt, wird z. B. mit Emulgatoren, Bindemitteln, Guarkernmehl und Alginaten nachgeholfen – vorsichtshalber mit E-Nummern bezeichnet, damit nicht alle sofort wissen, worum es sich handelt....

Von „Einfacheiscreme“ und „Kunstspeiseeis“ sollte man besser die Finger lassen, da die gesetzlichen Anforderungen die Verwendung von künstlichen Aroma- und Farbstoffen zulassen. Eis gibt es hinreichend in Bio-Qualität. Die Sortenvielfalt reicht von Erdbeer über Schokolade bis hin zu Vanille – die Sortenvielfalt nimmt ständig zu. Für Eis und alle Süßigkeiten gilt:

Süßigkeiten in Maßen und möglichst aus Bio-Qualität ermöglichen unbeschwerten Genuss!

Fruchtaufstriche

Was sind eigentlich Fruchtaufstriche?

In Naturkostläden, Reformhäusern und Bio-Regalen der Super- und Drogeriemärkte finden Sie kaum Konfitüren oder Marmeladen, da für sie ein Mindestgehalt an Frucht- und Industriezucker von 60% vorgeschrieben ist. Die Bio-Anbieter wollen mehr Frucht und weniger Zucker, der zudem nur in Form von alternativen Süßungsmitteln wie Honig-, Apfel- oder Birnendicksaft zugegeben wird. Diese Kreationen dürfen dann nicht als Marmeladen oder Konfitüren bezeichnet werden. Sie heißen dann Fruchtaufstriche oder Fruchtmus.

Süße Bio-Brotaufstriche schmieren Sie mit mehr Frucht, weniger Zucker und ohne Chemie aufs Brot!

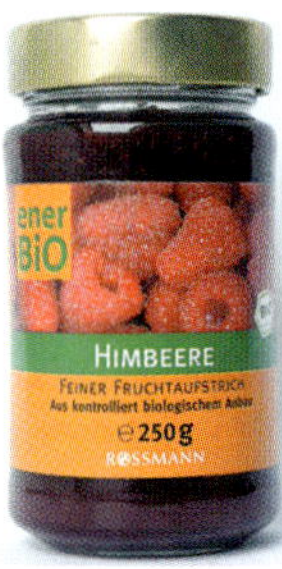

Auch im Drogeriemarkt Rossmann erhalten Sie Bio-Fruchtaufstriche

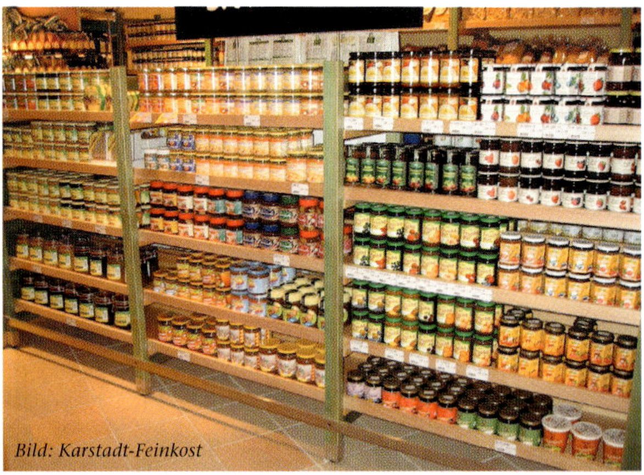

Fruchtaufstriche, Honig, alles was das Herz begehrt, aufs Brot (z. B. im Bio-Markt von Karstadt)

Nuß-Nougat-Cremes des Calciums wegen?

Man glaubt es nicht, aber ca. 30.000 Tonnen der süßen und fetten Nuss-Nougat-Cremes werden pro Jahr in Deutschland verspeist. Mindestens zur Hälfte bestehen diese Aufstriche aus Zucker. Prof. Dr. Edda Müller (Vorstand beim Verbraucherzentrale-Bundesverband) ist der Meinung, dass hierfür der Slogan „mit der Extraportion Zucker und Fett“ angebracht wäre. Dem kann man nur zustimmen, da man das beworbene Kalzium und andere Gesundheitsförderer nur in geringen Mengen darin findet. Auch an den teuren Nüssen wird gespart – den 10 Prozent gesetzlich vorgeschriebenen Mindestgehalt überschreiten die wenigsten Nuss-Nougat-Cremes, wenn, dann nur marginal. Dagegen sind die „Bios“ mit wesentlich mehr Nüssen und dafür weniger Zucker immerhin „eingeschränkt empfehlenswert“. Fazit:

Nuss-Nougat-Cremes sind eine Süßigkeit und sollten auch so gegessen werden. Wenn überhaupt, dann am besten in Bio-Qualität

Nuß-Nougat-Cremes

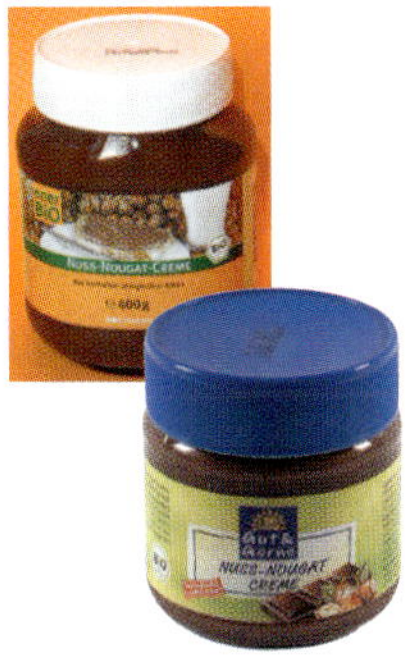

Sogar Nuss-Nugat-Cremes bekommen Sie in bester Bio-Qualität z. B. bei Rossmann oder von der Bio-Zentrale

Kuchen, Torten und ihre Kunstprodukte

Wer will nicht ab und zu ein Stück Kuchen genießen? Wenn man sich selber keinen backen will (das wäre – je nach Backzutaten – das schadstoffärmste), kauft man jedoch oft genug wahre Kunstprodukte. Farbstoffe, die mehr Früchte vorgaukeln, Vanillin statt echter Bourbon-

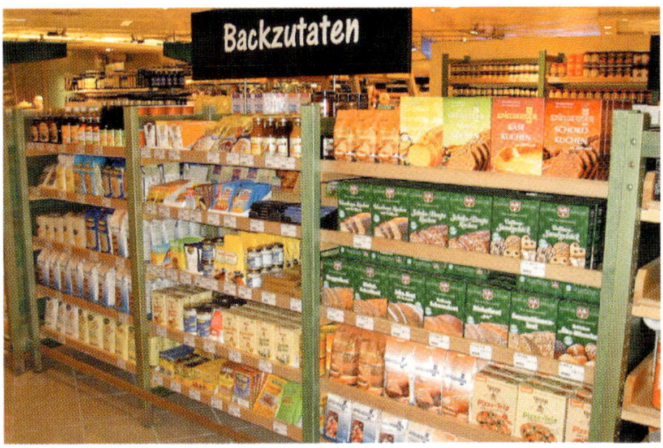

Backzutaten ohne Kunstprodukte im Bio-Markt von Karstadt Feinkost

Backzutaten

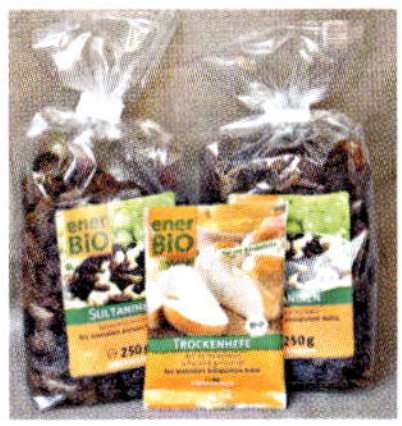

Natürlicher geht´s nicht als mit Bio-Backzutaten

Vanille. Rum-, Mandel-, Zitronen- oder andere Kunst-Aromen gewöhnen uns an einen Geschmack, der alles ist, nur nicht natürlich. Manchmal schmeckt man z. B. die Zitrone oder anderes direkt unangenehm heraus – ein deutlicher Hinweis auf zugesetztes künstliches Aroma.

Bio-Backzutaten und -kuchen sind zwar teurer, aber natürlich!

Nüsse und Kerne

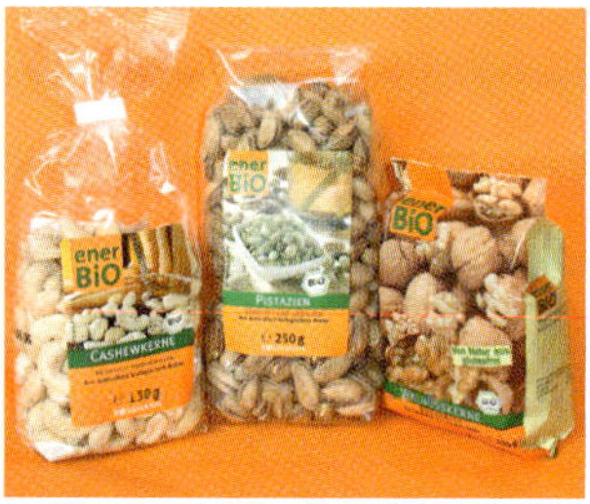

Nüsse und Kerne – natürlich gesund in Bio-Qualität

Nüsse schmecken gut und sind gesund. Die natürlichen Schimmelpilzgifte werden aber mit Pestiziden bekämpft.

Haselnüsse sind lange haltbar und am wenigsten aflatoxingefährdet (s. Teil I). Dies ist anders bei gemahlenen Nüssen aufgrund der großen Oberfläche, die sie den Pilzen bieten. Bei einer Untersuchung auf diesen gefährlichen Schadstoff fand sich allerdings keine Probe mit zu hohen Werten. Bei gemahlenen Nüssen, die mehrere Monate haltbar sind, ist eine chemische Behandlung zu befürchten. Also: besser ganze Nüsse kaufen und erst vor dem Gebrauch mahlen – oder in größeren Mengen zerkleinern und in kleinen Portionen einfrieren. Für alle Nüsse gilt:

Angegammelte Nüsse immer wegwerfen. Für alle anderen gilt: ***Nüsse gibt es in vielen Variationen in Bio-Qualität***

Gewürze

850 g Gewürze essen wir pro Person und Jahr. Vielen dieser „Kräutlein" werden heilende Wirkungen zugeschrieben. Wie aber steht es um die Schadstoffe?

Schadstoffe in Gewürzen?
Schimmelpilzgifte und hohe Keimzahlen können durch unhygienische Lagerung und Herstellung in die Gewür-

ze gelangen. Besonders betroffen sind hier Muskatnuss, Chili, Paprika und Cayennepfeffer. Durch Verzicht auf Billigware schützt man sich vor den genannten Giften am besten.

Gewürzplantagen mit großflächigem Anbau, die auf hohe Erträge ausgelegt sind und nicht in Mischkulturen angelegt werden, sind anfällig für Schädlingsbefall und Pflanzenkrankheiten. Sie erfordern daher einen hohen Chemikalieneinsatz.

Verzicht auf Pestizide, Kunstdünger und Bestrahlung sind die Vorzüge von Bio-Gewürzen. Für die Trocknung wird bei Bio-Betrieben die schonende Luftentfeuchtung eingesetzt, die nur Temperaturen von 25–30 °C zulässt. Durch zuviel Hitze gehen Aromastoffe verloren, die von konventionellen Firmen zum Teil durch Nachbesserung mit Aromaölen ausgeglichen werden.

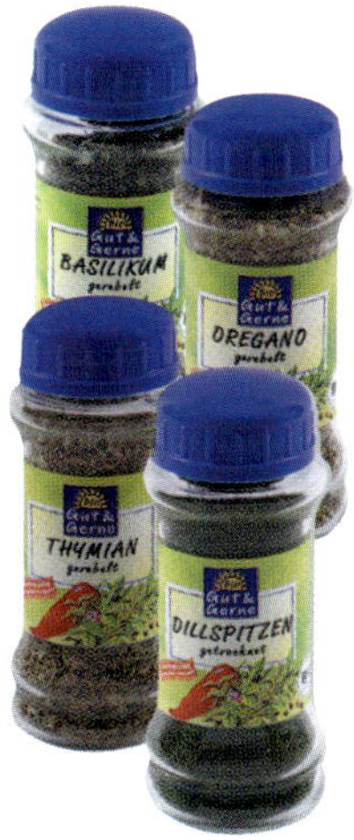

Garantiert unbestrahlt sind Bio-Gewürze, die Sie inzwischen in vielen Supermärkten bekommen, die z. B. von der Bio-Zentrale beliefert werden

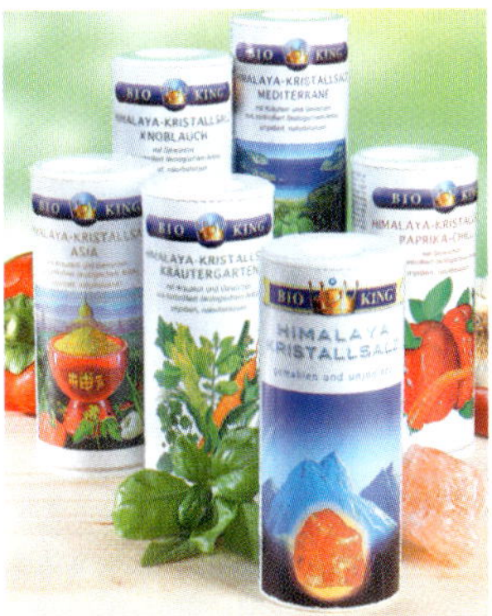

Sogar Bio-Gewürze und Himalaya-Salz erhalten Sie bei Norma

Einheimische Ware lässt zwar einige Wünsche nach Gewürzen wie Pfeffer und Muskat offen, aber einige Schadstoffrisiken können ebenso ausgeschlossen werden. Petersilie, Schnittlauch, Rosmarin, Salbei, Majoran, Thymian, Liebstöckel, Koriander, Kümmel, Oregano, Senf und Ysop sowie Schabzigerklee erzeugen Bio-Gärtner bei uns.

Kunst und Aromen

Bereits seit Jahrzehnten werden von der Lebensmittelindustrie künstlich hergestellte Aromen und Essenzen in großen Mengen eingesetzt. Vanille stammt z. B. nur zu etwa 5% aus der Vanillepflanze. Infolge des Raubbaus an der Natur müssen die Vanillepflanzen auf vielen Plantagen künstlich bestäubt werden, da Bienen oder Vögel als natürliche Überträger fehlen. Dies erklärt auch den hohen Preis natürlicher Vanille.

Bio-Gewürze haben viele Vorteile

Ketchup

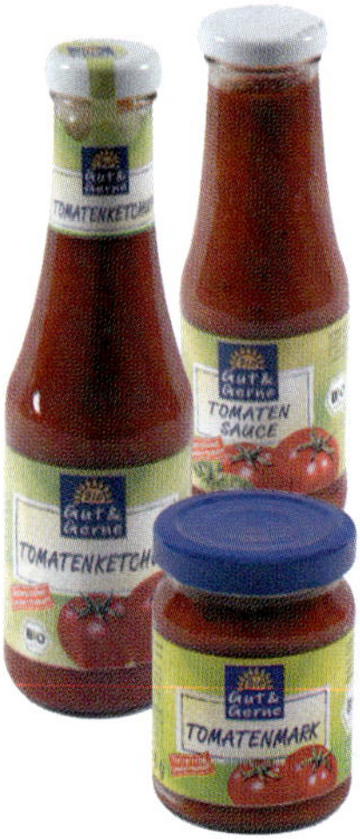

Eigentlich sollte Ketchup unter Süßigkeiten eingruppiert werden – er enthält mit ca. 33% soviel Zucker wie Speiseeis – spezielle Sorten für Kinder sogar noch mehr.

20–22 Tomaten braucht man für einen Liter Ketchup. Bei den konventionellen Produkten sind auch chemische Zusatzstoffe wie Geschmacksverstärker, künstliche Aromen und Süßstoffe, Verdickungs- und Bindemittel erlaubt. Sie alle verleihen den richtigen Geschmack und Konsistenz – auf diese Weise fällt der Geschmack von Tomaten – auch von angegammelten – nicht mehr ins Gewicht. Sieben Prozent Tomaten-Trockenmasse müssen in einer Flasche Tomatenketchup stecken – ganz anders sieht es aus in Curry-Ketchup, Gewürz-Ketchup oder Hot-Ketchup: hier können viel weniger Tomaten verarbeitet sein. Wie üblich lohnt sich der Blick auf die Zutatenliste und auf den genauen Namen des Produktes.

Pestizide konnte man in Ketchup nicht finden und dies, obwohl Tomaten zu den am stärksten gespritzten Gemüsesorten gehören. Aber das Gemüse wird geschält und die Hitze bei der Verarbeitung zerstört die Pestizide – in welche Folgeverbindungen auch immer.

Vor gut 10 Jahren empfahl ÖKOTEST keine Ketchup-Sorte. Bei einem neuen Test fand ÖKOTEST von 18 Tomaten-Ketchups 13 Sorten empfehlenswert, dabei auch welche, die besonders preisgünstig sind. Fünf Sorten wurden nur als „eingeschränkt empfehlenswert“ beurteilt, da sie entweder künstliche Süßstoffe, zu wenig Tomatentrockenmasse oder Geschmacksverstärker enthalten – Bio-Ketchup war nicht darunter. Das bedeutet:

Bio-Ketchup können Sie ab und zu unbeschwert genießen!

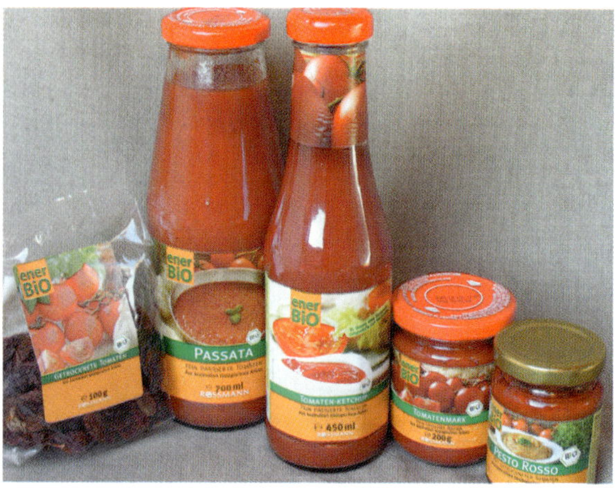

Nicht nur Bio-Ketchup, auch Bio-Passata, Bio-Tomatenmark und -Pesto sowie getrocknete Bio-Tomaten finden Sie im Sortiment vom Drogeriemarkt Rossmann, ... und vielen Supermärkten

Getränke

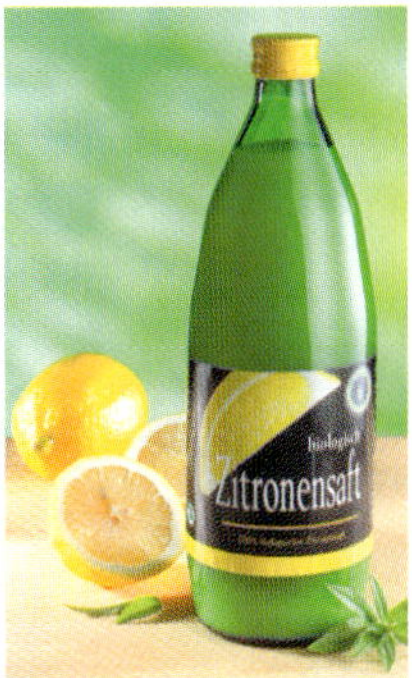

Herrlich zum Mixen: Bio-Zitronensaft von NORMA

Erfrischungsgetränke und Säfte
Eigentlich ist Wasser und Fruchtsaft oder beides gemischt, das beste Erfrischungsgetränk. Fruchtsaftgetränke, Limonaden, Nektare und Colatränke bestehen jedoch vor allem aus Zucker, Wasser und Zusatzstoffen wie Aromen (s. Kapitel II „Profitin…"). Fruchtsäfte dagegen enthalten – je nach Sorte – nur wenig Zucker, dafür aber natürliche Mineralstoffe und Vitamine. Vitaminzusätze zu Erfrischungsgetränken sind überflüssig.

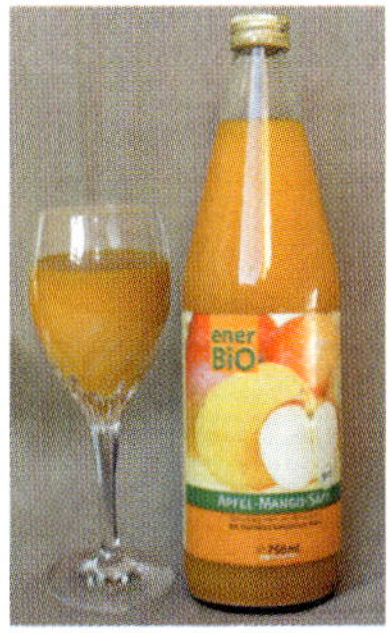

Sogar so köstliche Bio-Apfel-Mango-Säfte erhalten Sie im Drogeriemarkt Rossmann

Multivitaminsäfte

Bei den Multivitaminsäften kommen die Vitamine nicht nur mit den Früchten in das Getränk. Um die gesetzlichen Vorgaben einhalten zu können, müssen zusätzlich künstliche Vitamine zugeführt werden, z. T. überdosiert, um Lagerungsverluste auszugleichen. Nur Bio-Säfte, die nicht einmal als Multivitaminsäfte bezeichnet werden dürfen, enthalten natürliche Vitamine – und erreichen daher nicht die gesetzlich vorgeschriebenen Vitaminkonzentrationen. Und obwohl keine anderen gesundheitsschädlichen Substanzen – wie z. B. Pestizide – gefunden wurden, kann man trotzdem sagen:

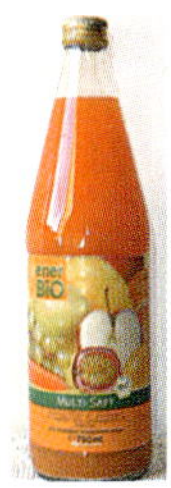

Trinken Sie lieber einen „Multi-Saft" mit natürlichen Vitaminen!

Multivitaminsäfte sind generell für eine gesunde Ernährung unnötig

Orangensäfte

Im November 2004 veröffentlichte ÖKOTEST eine Untersuchung über Orangensäfte als Direktsaft und aus Konzentrat (s. Teil II „Warum ist Bio teurer?"). Erfreulicherweise wurden Pestizide bei allen Säften – ob konventionell oder Bio – wenn überhaupt, dann nur in Spuren gefunden. In 2 Säften fand sich allerdings künstliches Vitamin C. Der Kunstzusatz ist gesundheitlich nicht unbedenklich (s. mein Buch „Die Vitaminlüge", erschienen bei Neumann-Neudamm, 2005). ÖKOTEST vermutete

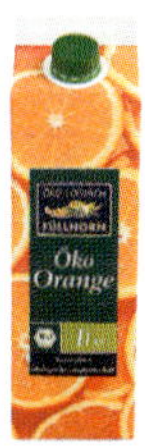

Bio-Orangensaft erhalten Sie z. B. bei den REWE-Märkten

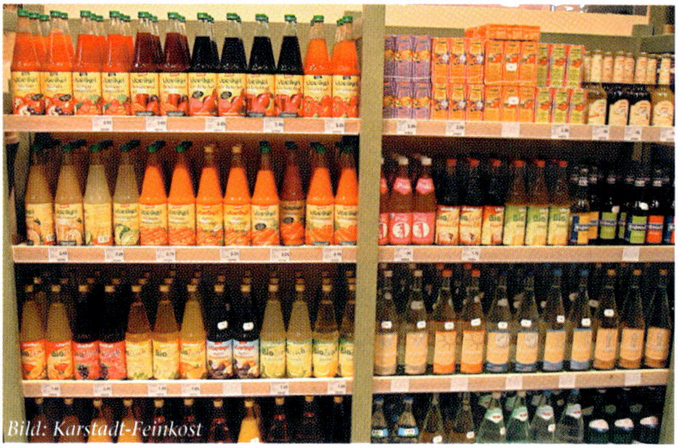

Bei diesem Angebot an Bio-Säften fällt die Wahl schon schwer!

nun auch, dass das Vitamin infolge seiner Eigenschaft als Antioxidationsmittel (s. Teil I) zu wirken, hinzugegeben wurde. Definitiv sicher liegen Sie bei Bio-Orangensäften. Ihnen darf das Kunstprodukt nicht zugesetzt werden.

Apfelsaft

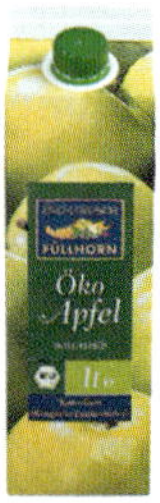

Bio-Apfelsaft erhalten Sie z. B. bei den REWE-Märkten von Füllhorn

Schadstoffe in Apfelsaft?

Stiftung Warentest veröffentlichte im August 2004 eine Untersuchung dieses Fruchtsaftes. Enzyme (s. Anhang, Lexikon) werden zugesetzt, um die Zellwände der Zellen aufzulösen, um damit die Saftausbeute zu erhöhen. Künstliches Vitamin C wird zugegeben, um Veränderungen durch Luftsauerstoff zum Beispiel von Farb- und Aromastoffen zu verhindern. Um den Saft klar zu bekommen, kann man ihn zusätzlich noch „schönen", d. h. mit Enzymen und/oder Gelatine klären, zentrifugieren und filtern. Bei naturtrüben Säften entfällt die Schönung und er ist naturbelassener als ein klarer, der fast immer aus Konzentrat hergestellt wird. In der Glasflasche hält Apfelsaft übrigens länger als im Karton. Bei der Herstellung von Bio-Apfelsäften werden technologische Hilfsmittel auf ein Mindestmaß reduziert. „Sechs der sieben Bio-Säfte im Test waren „gut" – und auch nicht immer teurer als die konventionellen Säfte." Viele – auch konventionelle Apfelsäfte, aber auch Bio-Apfelsäfte aus dem Supermarkt – schnitten in der Bewertung gut ab, dennoch:

Bei Bio-Apfelsaft ersparen Sie sich definitiv nicht nur künstliches Vitamin C.

Gemüsesäfte

Eine Untersuchung der Stiftung Warentest bei Karotten- und Tomatensäften ergab, dass man weder mit Pestiziden noch Schwermetallen bei diesen Säften rechnen muss. Auch gentechnisch veränderte Tomaten wurden bei der Herstellung nicht verwendet. Alle Karottensäfte – sowohl konventionelle als auch ökologische – enthielten nur wenig Nitrat.

Gemüsesäfte in Bio-Qualität – zum Trinken ohne Reue!

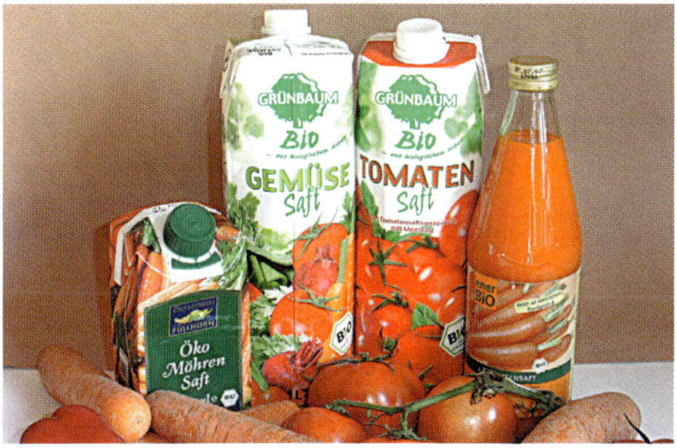

Bio-Gemüsesäfte bekommen Sie inzwischen nahezu überall, z. B. von Rossmann und NORMA

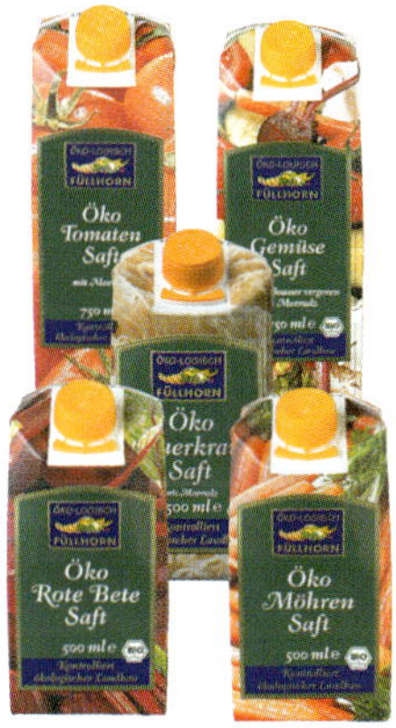

und von Füllhorn in den REWE-Märkten

Kaffee

Beim Anbau in Plantagen kommen reichlich Pestizide zum Einsatz. Diese werden jedoch durch Schälen und Rösten der Kaffeebohne entfernt. Auch entwässernd wirkt Kaffee entgegen früherem Glauben nicht. Da er jedoch bei 200 °C geröstet wird, und dadurch gesundheitsschädliches Acrylamid und Furan entstehen, die auch im Getränk landen können, kann man nur empfehlen:

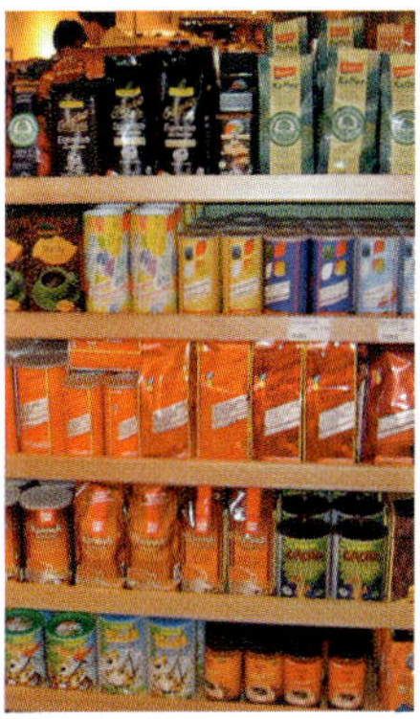

Bio-Vielfalt auch bei Kaffee und Kakao

Kaffee können Sie genießen – nur besser nicht mehr als 2 bis 3 Tassen am Tag!

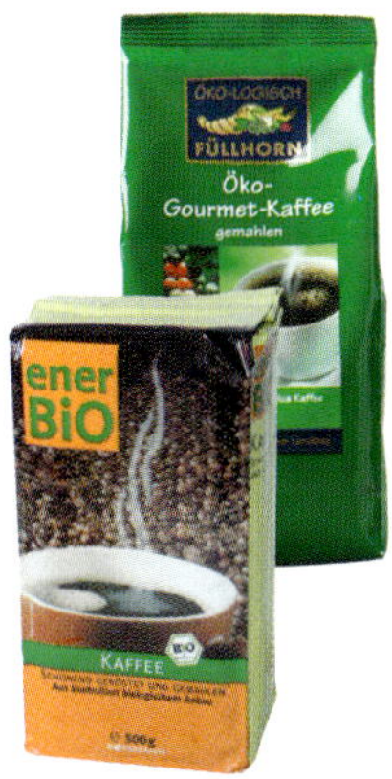

Tee

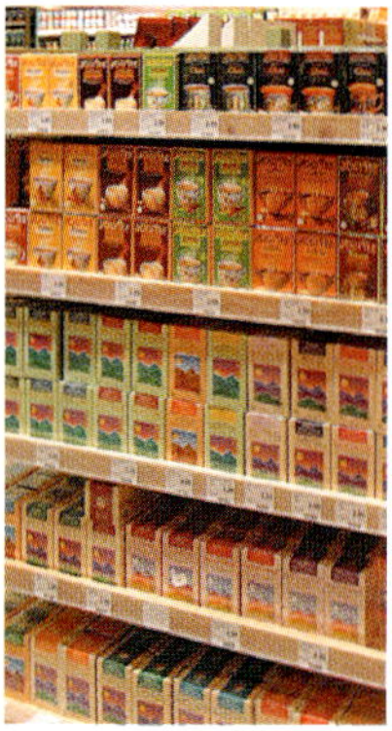

Bio-Teesorten in Hülle und Fülle

Schadstoffe im Tee?

Bei Tee muss man auf den Pestizidgehalt achten. Insbesondere, da es durch eine Initiative der Teehersteller und -importeure gelungen ist, die zulässigen Höchstwerte dafür durch eine neue Richtlinie der Europäischen Union (EU) deutlich heraufzusetzen. Sogar DDT taucht immer mal wieder auf. Nur bei Bio-Tee dürfen keine Pestizide eingesetzt werden. Letztere sind nicht nur schadstoffärmer, sondern kräftiger im Aroma. Da kann man den höheren Preis mit einer geringeren Dosierung ausgleichen.

Früchtetee kann, muss aber nicht aromatisiert sein. Er enthält z. B. Hibiskusblüten, Hagebuttenschalen, Apfelstücke oder Orangenschalen. In konventionellen Produkten findet man z. T. auch „Füllstoffe“ wie Trester, Hagebuttenkerne oder Apfelschalen. Zur Insektenbekämpfung können konventionelle Tees auch begast werden.

Aromatisierte Tees

Aromatisierte Tees werden insbesondere im Winter gerne getrunken z. B. als Weihnachtstees. Neben Aromastoffen findet man darin auch Trockenfrüchte, Fruchtschalen, Nelken, Zimt oder Mandelstücke ***...und Schadstoffe***

Bei einer Untersuchung durch Stiftung Warentest wurde herausgefunden, dass mehr als die Hälfte der untersuchten Tees deutlich bis stark mit Pestiziden (Test untersuchte mehr als 260 verschiedene) belastet waren. Besonders häufig waren die Rückstände in den Weihnachts- und Wintertees. Mehr als zwei Drittel aller Proben waren deutlich bis stark belastet – trotz der höheren zulässigen Werte der EU-Verordnung.

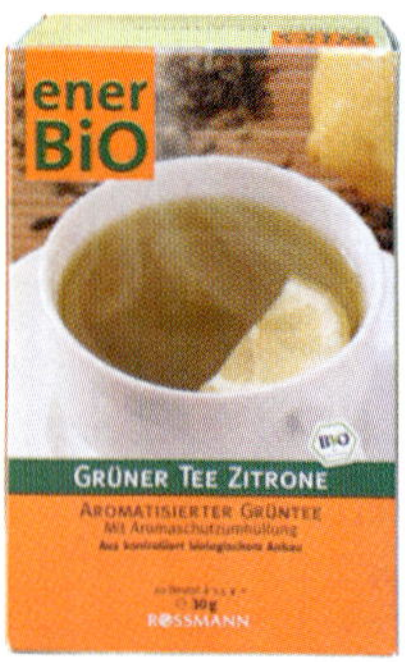

Bio-Tee gibt es fast überall: auf alle Fälle in den REWE-Supermärkten, bei tegut... und bei Rossmann

WAS TUN, wenn man unbeschwert Tee trinken will?

Nicht alle konventionellen Tees sind mit Pestiziden belastet. Jedoch für den Anbau von Bio-Tees werden von vornherein keine chemisch-synthetischen Pestizide und für die Aromatisierung keine künstlichen Aromen verwendet, das heißt:

Bio-Tees können Sie ohne Bedenken genießen!

Nicht nur Wahrheit findet man im Wein

Wein

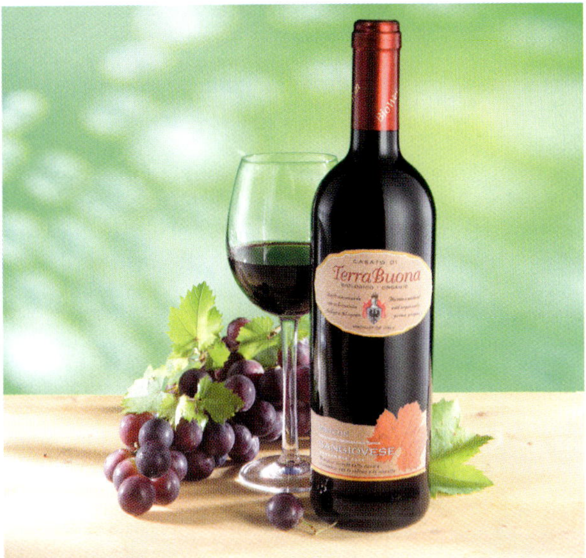

Bio-Wein bei Norma verheißt Genuss pur!

Die Schädlinge des Weins sind zahlreich: Pilzkrankheiten wie der echte und falsche Mehltau, Graufäule oder Botrytis. Bio-Bauern setzen gegen Insekten vielerorts Pheromonfallen (Fallen mit Sexuallockstoffen) statt Gifte ein. Diese Methode hat inzwischen auch so mancher konventioneller Weinbauer übernommen.

Zumeist ist der Schwefel (Schwefeldioxid und Sulfite) ein Problem. Zuerst hilft er gegen Schimmelpilze und anschließend findet man ihn im Wein. Er verursacht u.a. in größeren Mengen (ab 25 mg/l Wein) die berühmten Kopfschmerzen. Asthmatiker können sogar das sogenannte „Sulfit-Asthma" bekommen. Nimmt man zwei Gläser davon zu sich, so wird die maximal wünschenswerte Konzentration bereits erreicht. Auch in manchen Bio-Weinen wurden die Schwefelverbindungen gefunden, wenn auch in geringerer Konzentration. Man arbeitet daran, Schwefel ganz wegzulassen, aber bislang kommt man auch im Öko-Weinbaugebiet nicht ganz ohne aus.

Es scheint, dass eine geringere Anzahl an Früchten hilft, bessere Qualität zu erzeugen. In Frankreich werden Spitzenweine in Bio-Qualität erzeugt, obwohl die Weine zum Teil nicht als Bio-Ware ausgezeichnet werden.

Generell dürfen Bio-Weinbauern keine Herbizide (Mittel gegen Unkraut) verwenden, der Boden darf nur mechanisch bearbeitet werden. Hier arbeitet man mit einer Begrünung zwischen den Rebstöcken. Dadurch reguliert man den Wasserhaushalt und fördert die Humusbildung.

Auch Gelatine, Molke- und Milcheiweiß-Präparate wurden schon zur „Schönung" der konventionellen Weine verwendet. Manche südeuropäischen Produzenten versetzen ihre Rotweine noch immer mit Stier- und Ochsenblut, um ihnen mehr Farbe und Geschmeidigkeit zu verleihen. Durch diese Zusätze kam der Wein auch in Zusammenhang mit BSE ins Gerede. Generell sind für die konventionelle Weinherstellung eine Reihe von Hilfs- und Zusatzstoffen zur Konservierung, Stabilisierung, Klärung, Schönung und Reinigung zugelassen, mal abgesehen davon, dass gentechnologische Manipulationen nicht verboten sind.

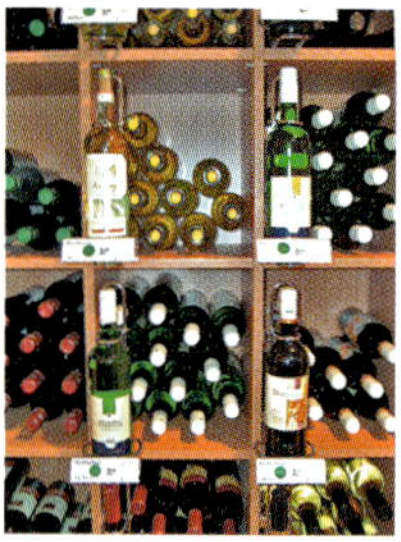

Auch bei tegut... gibt es ausgezeichneten Bio-Wein in reicher Auswahl

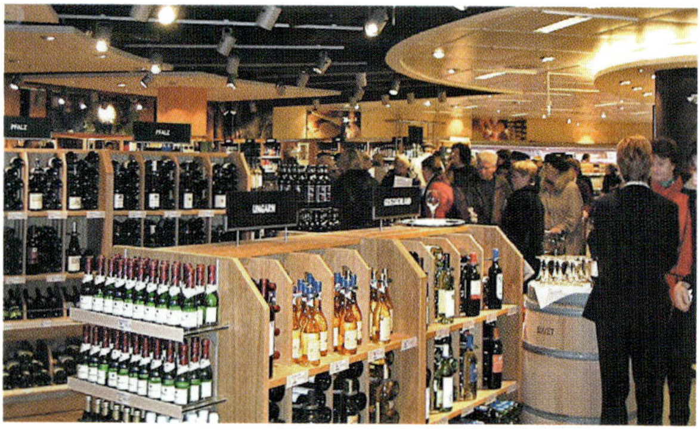

Bio-Weinprobe im Bio-Markt von Karstadt Feinkost GmbH

Bier

Bier – wirklich rein?

1516 verordnete der bayerische Herzog Wilhelm IV. das Reinheitsgebot. Demnach dürfen nur Wasser, Malz, Hopfen und Hefe für das beliebte Gebräu verwendet werden.

Wie steht´s nun mit dem „Reinheitsgebot"?

Von 15 durch ÖKOTEST untersuchten obergärigen Weizenbieren waren 14 „empfehlenswert". Nur eins wurde wegen geschmacklicher Mängel abgewertet.

Die im konventionellen Hopfenanbau verwendeten Pestizide werden während des Brauens an Eiweißstoffe gebunden, die nach der Gärung aus dem Bier herausgefiltert werden. Auch bei einem Test von den untergärigen Sorten, wie verschiedene Pilssorten, kam ÖKOTEST zu dem selben Resultat.

Der etwas höhere Preis der Bio-Biere liegt nicht zuletzt daran, dass hier nur kontrolliert ökologisch angebauter Hopfen verwendet wird und beim Produktionsprozess auf chemische Hilfsstoffe beim Gären und Klären des Hopfensaftes verzichtet wird, ebenso wie auf Gentechnik. Außerdem stammen alle Grundstoffe aus der ökologischen Landwirtschaft – jeder Kasten Bier sichert 100 qm geschützte Fläche für ein Jahr. Auch gute Wasserqualität ist ein Muss und auf Schnellgärmethoden sowie Klärhilfsmittel wird verzichtet.

Bio-Biere sind „rein", auch unter Schadstoffgesichtspunkten!

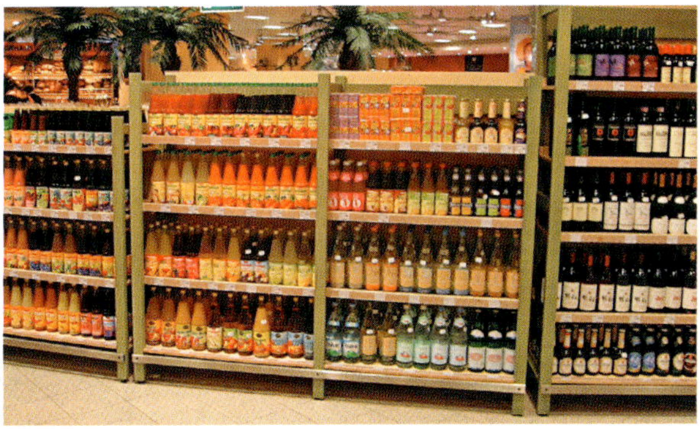

Saft, Bier, Wein – alles in Bio-Qualität erhältlich

Säuglings- und Kleinkindernahrung

Babys und Kleinkinder reagieren besonders empfindlich auf Schadstoffe, da sie noch nicht die Abwehrmechanismen von Erwachsenen besitzen. Außerdem nehmen Kleinkinder im Vergleich zu ihrem Körpergewicht 3–4 mal soviel Nahrung auf wie Erwachsene.

Auch Chemikalien werden schneller aufgenommen, weniger schnell ungewandelt und auch langsamer durch die Nieren ausgeschieden. Die Rückstände reichern sich im Vergleich zum Erwachsenen im Organismus schneller an. Fertige Kleinkindernahrung (z. B. Gläschenkost) darf daher keinerlei Pestizide aufweisen. Leider gilt das nicht für frisches Obst und Gemüse, das fürsorgliche Eltern zur Zubereitung der Baby- und Kleinkindernahrung verwenden. Schadstoffarme – also Bio-Lebensmittel sind daher für die zukünftige und stillende Mutter sowie Babys und Kleinkinder besonders wichtig.

Trotz aller Schadstoffdiskussionen ist Muttermilch immer noch das Beste für das Kind. Dies auch, da einige gesundheitsschädliche Inhaltsstoffe aufgrund gesetzlicher Vorschriften zurückgingen.

Was tun, wenn es mit dem Stillen nicht klappt?

Wenn es mit dem Stillen nicht klappt, empfehlen Fachleute als Muttermilchersatz nur industriell hergestellte Säuglingsnahrung zu verwenden – im Handel unter der Bezeichnung ***„Säuglingsanfangsnahrung"*** zu finden. Die Grundlage dafür ist Kuhmilch oder Soja. Wird nur Kuhmilch verwendet, ist die Bezeichnung ***„Säuglingsmilchnahrung"*** üblich.

Im Krankenhaus wird meist mit Anfangsnahrung der Bezeichnung „Pre" begonnen. Pre kennzeichnet Säuglingsmilchnahrungen, die der Muttermilch am ähnlichsten sind. Das bedeutet z. B., dass der ***hohe Eiweiß***anteil der Kuhmilch reduziert wird, da Muttermilch weniger davon aufweist. Außerdem enthält diese Milch nur Laktose (Milchzucker) als Kohlenhydrat (s. Anhang, Lexikon) und gesetzlich festgelegte Mengen an Vitaminen und Mineralstoffen. Sie eignen sich am besten für die ersten Lebenswochen, vor allem zum Zufüttern.

Nach der Pre-Nahrung erhält der Säugling ***Säuglingsmilchnahrung mit der Ziffer „1"*** (adaptiert) als Muttermilchersatz. Im Unterschied zu den „Pre"-Nahrungen enthalten sie zwei Prozent glutenfreie Stärke. Die Milch wird dadurch sämiger und soll besser sättigen. Sie kann jedoch auch direkt von Geburt an gefüttert werden. Einige dieser „Pülverchen" enthalten noch weitere Kohlenhydrate, unter anderem auch ganz normalen Haushaltszucker (Saccharose). Auch Fruktose (Fruchtzucker) darf enthalten sein. Dieser Zusatz ist unnötig und ermöglicht eine Überfütterung des Säuglings. Nicht nur das: Haushaltszucker ist am stärksten kariesbildend und Fruchtzucker

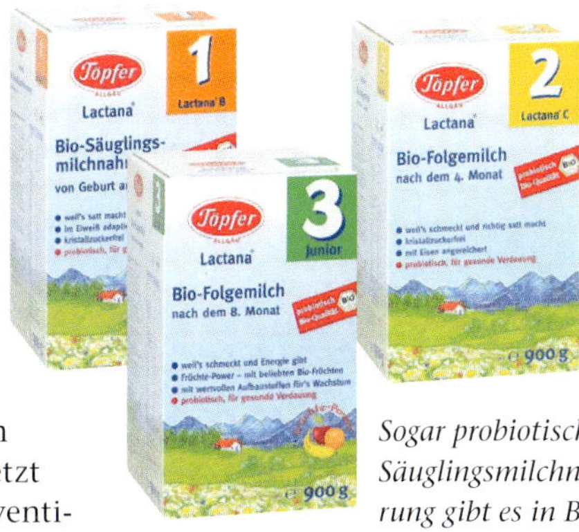

Sogar probiotische Säuglingsmilchnahrung gibt es in Bio-Qualität

kann zu Unverträglichkeiten führen. Für die ausgezeichneten Pre- und 1er Nahrungen von Hipp und Töpfer zahlt man zwar etwas mehr, bekommt dafür aber Zutaten aus kontrolliert biologischer Erzeugung. Auch bei Holle muss man die Zugabe von Haushaltszucker und Fruktose nicht befürchten. Vitamine und Mineralstoffe, die gemäß den gesetzlichen Bestimmungen zugesetzt werden müssen, stammen aus konventioneller Herkunft und sind nur ausnahmsweise gestattet. Normalerweise sind künstliche Vitamine bei Bio-Lebensmitteln nicht erlaubt. Da jedoch die Einhaltung der gesetzlichen Vorschriften unabdingbar ist, wurde ausnahmsweise auch für Bio-Babykost und Bio-Kinderkost der Zusatz künstlicher Vitamine gestattet. Holle versichert, dass sie zumindest nicht gentechnisch hergestellt werden.

Nach der Säuglings-Milchnahrung 1 wird von einigen Herstellern die ***Folgemilch 2*** angeboten. Da der Einsatz aller erwähnten Zusatzstoffe in Bio-Lebensmittel nur begrenzt zulässig ist, kann man nur eines raten:

Säuglinge besser von Anfang an nur „Bio" füttern!

Seltsame Beikostregelungen

Unter Beikost versteht man Lebensmittel, die zusätzlich zur Muttermilch oder Flaschennahrung ab einem Alter von 5 Monaten gegeben werden, um die „Entwöhnungsperiode" des Säuglings sowie die allmähliche Umstellung auf „normale Kost" einzuleiten. Die Beikost ergänzt die Mineralien und Nährstoffe, die in der Muttermilch nun nicht mehr ausreichend vorhanden sind, um die gestiegenen Ernährungsbedürfnisse des Kindes zu erfüllen. Generell kann man „Beikost" selbst zubereiten oder auf Fertigkost zurückgreifen. Letztere unterliegt den gesetzlichen Vorschriften.

Der ***erste Brei*** sollte gemäß FKE (Forschungsinstitut für Kinderernährung, Dortmund) ein Gemüse-Kartoffel-Fleisch-Brei sein, industriell hergestellt entspricht dies den Baby-/Junior-Menü Gläschen. Darauf folgt ein

Getreide-Obst-Brei, und schließlich der Vollmilch-Getreide-Brei, fertig als Getreide-Obst-Brei Gläschen im Handel.

Die Konzepte der meisten Hersteller von Säuglingsnahrung orientieren sich am „Ernährungsplan" des FKE.

Als sogenannte ***Getreidebeikost*** findet man vorwiegend Trockenprodukte im Handel, z B. Fertigmilchbrei und Getreideflocken. Die restliche Beikost wird als „Gläschenkost" angeboten. In konventionell hergestellten Vollmilch-Getreide-Breien finden sich eine ganze Reihe ***unnötiger Zusätze*** wie z. B. gefriergetrocknetes Obstpulver, Emulgatoren oder Vitaminmischungen. Der Begriff „kristallzuckerfrei" bedeutet nur, dass kein üblicher Haushaltszucker (Saccharose) verwendet wurde. Andere Süßungsmittel, wie Maltose oder Fruchtzucker (Fruktose) können jedoch durchaus enthalten sein. Sie sind genauso überflüssig wie Honig und Apfel- oder Birnendicksaft. Zutaten wie Aromen, Kakao, Nüsse oder Gewürze erhöhen die Gefahr für das Baby, eine Allergie zu bekommen. Bio-Produkte enthalten keine überflüssigen Zusätze und ausschließlich Bio-Zutaten.

Gläschenkost

„Gläschenkost ist praktisch, keimfrei und ohne Schadstoffe", so Stiftung Warentest. Was in Deutschland ins Babygläschen darf, regelt die Diätverordnung. Mehr als 250 mg Nitrat/kg und 0,01 mg Pestizide/kg dürfen nicht enthalten sein und die Rückstandskontrollen sind streng. Auch auf Pilzgifte und Schadstoffe wie z. B. Schwermetalle wird kontrolliert.

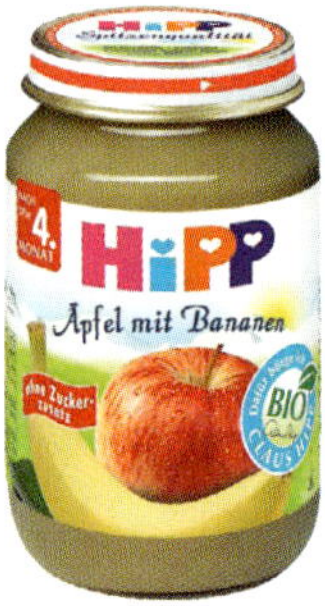

„Dafür stehe ich mit meinem Namen": hier haben Sie keine Schadstoffe im Glas

Das Obst und Gemüse wird sofort nach der Ernte verarbeitet, nährstoffschonend zubereitet und konserviert. Die Sterilisation der Zutaten garantiert Keimfreiheit und die Zerkleinerung der Zutaten erhöht die Ausnutzung der Nährstoffe.

Die Schadstoffkontrolle von Babykost ist sehr streng. Im Grunde muss die Ware schadstofffrei sein, was selbstverständlich bei Bio-Ware anfängt und endet. Aber nicht einmal die zulässigen staatlichen Grenzwerte sind Herrn Professor Dr. Claus Hipp ausreichend: er möchte gar keine Schadstoffe im Babygläschen haben – null Toleranz ist angesagt. Dr. Claus Hipp möchte mit keiner Mutter dieser Welt darüber diskutieren, ob 1 mg eines Schadstoffes für ihr Baby gesundheitsgefährdend ist oder nicht – er möchte diesen Schadstoff erst gar nicht in seinen Gläschen haben. Roland Erbacher, der Leiter der Werbeabteilung von HiPP, macht darauf aufmerksam, dass nur Babykost vom Gesetzgeber so gut geschützt ist. Wird die Ware nicht mehr als Baby- oder Kleinkinderware deklariert, erhöhen sich die zugelassenen Schadstoffgrenzwerte um das ***5000fache!***

Schadstoffe in Gläschenkost?
Bei einer neuen Untersuchung durch ÖKOTEST von Möhrenpüree und einer Gemüsemischung wurden keine Pestizide und nur niedere Nitratwerte gefunden. So dass man durchaus sagen kann:

Bio-Gläschenkost können Sie füttern!

Aber: Babynahrung kann man auch selbst zubereiten. Aus ökologischem Anbau sollte die Ware sein. Verwenden Sie bevorzugt naturgemäß nitratarmes Gemüse und beobachten Sie das Kind, ob es die Kost verträgt. Generell ist die Frage, ob Breie besser selbst gekocht werden oder aus dem Gläschen verabreicht werden, schwierig zu beantworten. Beides hat Vor- und Nachteile. Reines Getreide vertragen Babys in der Regel nicht. Die Verdauung ist nicht darauf abgestimmt, so dass bei ihnen Fertiggetreidebreie die bessere Alternative sind.

Babytees und -säfte

Vor 20 Jahren entdeckte Professor Willi-Eckhard Wetzel von der Gießener Universitätsklinik, dass Zuckertees gravierende Zahn- und Kieferschäden bei Kleinkindern verursachen. Entsprechend wird von den flüssigen Produkten mit Zuckerzusatz generell abgeraten. Sie erkennen dies an der Zutatenliste: „Maltodextrin“ (Abbauprodukt von Stärke), „Glucose“, „Laktose“ und „Saccharose“.

Schadstoffe in Babytees?
ÖKOTEST untersuchte 17 Babytees, darunter auch acht Instant-Pulver, fünf Beutel-Tees und vier lose Tees. Neun Kindertees erhielten das Urteil empfehlenswert, der Rest war „nicht empfehlenswert“. Zuckerzusatz war der Grund für die Abwertung. Sogar erhöhte Pestizidmengen wurden in zwei der Tees gefunden.

Man sollte daher besser an folgendes denken:
Gestillte oder mit Muttermilch-Ersatzprodukten ernährte Babys benötigen keine Babytees oder andere zusätzliche Getränke, bevor sie Beikost bekommen

Denn auch Dauernuckeln von ungesüßten Tees ist nicht gut für das Baby – die Zähne werden dadurch nicht vom schützenden Speichel, sondern der Teeflüssigkeit umspült. Auch das fördert Karies.

Schadstoffe in Baby-Säften?
ÖKOTEST untersuchte zwölf Karotten- und drei Fruchtsäfte aus Südtirol und fand bei der Hälfte nichts Besorgniserregendes. Sechs Säfte waren gezuckert. Nicht nur Karies, sondern auch eine frühzeitige Gewöhnung an Süßes ist hier zu befürchten. Weder überhöhte Nitrat- noch Schwermetallwerte waren in den Säften zu finden.

Die EG-Richtlinie fordert für Gemüse- und Obstsäfte einen Mindest-Vitamin-C-Gehalt von 25 mg/100 ml. Dies erfordert den Zusatz von künstlichem Vitamin C zu den Säften, da der natürliche Gehalt nicht ausreicht.

Babysäfte sind für die Gesundheit des Kindes nicht erforderlich. Genauso wenig wie die künstliche Vitamin-C-Zufuhr, da die Zufuhr des Vitamins bei Säuglingen sowieso bereits über den Empfehlungen liegt. Man kann auch die preisgünstigeren ungezuckerten Säfte für Erwachsene kaufen – am besten Bio-Säfte, die es im Supermarkt gibt, um vor Pestiziden sicher zu sein. Ihnen werden auch keine künstlichen Vitamine zugesetzt. Jedoch enthält der Fruchtsaft die natürliche Süße der Früchte. Kalorienfreie Süßstoffe sind für Kinder nicht geeignet – sie bringen manches Kind erst auf den süßen Geschmack.

Die besten Durstlöscher für Ihr Kind sind Wasser und ungesüßte Bio-Tees!

Aufpassen bei Fertiggerichten!

Convenience-Ware: Kunstprodukte aus der Hexenküche der Food-Designer?
Frauen haben heute keine Zeit mehr zum Kochen, Männer auch nicht. Sie alle haben es eilig. Also greift man auf Fertiggerichte, neudeutsch „Convenience-Produkte“ oder

auch Fast Food zurück. Sie sind küchen- oder verzehrfertig hergestellt und müssen nur noch kurz erwärmt oder gekocht werden. Nur: Fertigmenüs sind oft sehr lange haltbar, und um sie in wenigen Minuten fertig auf dem Tisch zu haben, werden die unterschiedlichsten Methoden und Zusatzstoffe eingesetzt. Die Proteste von VerbraucherInnen haben jedoch auch dafür gesorgt, dass die besorgniserregenden Lebensmittelzusätze wieder stärker reduziert werden – und dabei gibt es durchaus Fertiggerichte – auch in Bio-Qualität im Supermarkt, die man unbeschwert genießen kann.

Was einem so alles „in den Mund gelegt wird"

Aber sehen wir uns erst einmal an, was einem auch passieren kann, wenn man nicht aufpasst: Oft genug handelt es sich bei diesen „Convenience"-Produkten um richtiggehende Chemikaliencocktails. Der Nährwert bleibt dabei auf der Strecke. Künstliche Aromen (mehr als 7.000 Geschmackssorten stehen Food-Ingenieuren zur Verfügung) müssen helfen, damit das künstliche Essen schmeckt – und vor allem immer gleich schmeckt, zugeschnitten auf den mittelmäßigen Geschmack des Durchschnittsverbrauchers – und die Natur grüßt so manches Mal nur noch aus der Ferne.

Der Geschmack aus der Retorte ist für die Lebensmittelindustrie eine Schlüsselzutat. „Aromen tragen dazu bei, dass Markenprodukte für den Verbraucher unverwechselbar werden", verriet Günter Matheis, der Leiter der Qualitätskontrolle bei Dragoco, Holzminden, Greenpeace. Damit erkennt man das das Produkt am Geruch und Geschmack wieder.

Oft haben Fertiggerichte eine Unzahl lebensmitteltechnologischer Verfahren hinter sich. Und je schneller die Zubereitung sein soll, desto mehr Chemie wird oft benötigt, um noch geschmacklich einwandfreie Produkte auf den Tisch bringen zu können – im Laufe der Herstellungsverfahren gehen eben viele natürliche Geschmacksstoffe verloren.

Stiftung Warentest berichtet von schnellen Fertigsuppen aus Trockenbestandteilen, wie z. B. einer Gemüsesuppe: „Die Bestandteile sind zerkleinert, gegart, getrocknet, lange haltbar gemacht – dem Vitamingehalt insgesamt bekommt das kaum. Mit dem wird dann aber gelegentlich sogar geworben. Ein Blick auf die Zutatenliste zeigt:

die sechs werbewirksamen Vitamine wurden extra zugesetzt – die Trockensuppe als Multivitaminpräparat?"

Was sagen die Tests?

Weder Stiftung Warentest noch ÖKOTEST fanden Besorgniserregendes bei Tiefkühlpizzen, egal ob konventionell oder „Bio". Obwohl Tiefkühl-Fertig-Pizza ein Produkt ist, das an die Lieferanten der Rohstoffe hohe Anforderungen stellt (die Salami darf nicht zuviel Fett enthalten, der Käse darf erst im heimischen Backofen seine gelbe Farbe bekommen etc.), damit die fertige Pizza nur noch 10 Minuten in den Ofen muss, bewertete ÖKOTEST die untersuchten 13 Tiefkühlpizzen mit „empfehlenswert".

Anders sieht es da bei den fertigen konventionellen Spaghetti mit Tomatensauce aus. Dass in einigen Packungen statt Hartweizen Weichweizen gefunden wurde, mag für die Gesundheit unbedeutend sein. Dass keine gentechnisch veränderten Tomaten dabei waren, ist beruhigend. Dass aber in vier Gewürzmischungen Spuren von Ethylenoxid und seinem Abbauprodukt auftauchten, kann man nur noch als skandalös bezeichnen, denn: diese Konservierungsart ***ist seit 1995 verboten***. Dass dann noch Blei in einer Sorte gefunden wurde, das vermutlich durch Fässer oder Dosen hineingeriet, in denen das Tomatenmark transportiert wurde, sollte auch nicht vorkommen.

Nun, sei es wie es ist: um die Zeit für einen lange dauernden Kochprozess in einen kurzen für die VerbraucherInnen zu verwandeln, sind eben oft Kunstgriffe erforderlich. Die Zeitschrift Schrot & Korn spricht deutlich von der „Chemikaliensuppe vom Supermarkt".

Fazit: ***so unverarbeitet wie möglich***
spart jede Menge Chemie!

Welche Zusatzstoffe sollte man der Gesundheit zuliebe vorsichtshalber vermeiden?

Wenn man nun – aufgrund von Zeitmangel – nicht umhin kommt, Fertiggerichte zu kaufen, dann sollte man zumindest ***Farb- und Konservierungsstoffe, Antioxidantien (s. Teil I), Aromen sowie Geschmacksverstärker*** umgehen (Rubrik Zutaten auf der Verpackung, kleingedruckt am Boden oder auf der Außenseite).

Generell muss man aufpassen, welche Vitamine die Verarbeitungsschritte für Convenience überhaupt aushalten. Die wasserlöslichen Vitamin C und B halten nur kurze Zeit, das Provitamin A kann dagegen problemlos erhitzt werden (s. mein Multi-Vitamin-Kochbuch). Entsprechend sind fertig gekochte Karotten oder die unterschiedlichsten Tomatensoßen zu Spaghetti in der Regel nur ein Problem der Zusatzstoffe.

Welche Inhaltsstoffe in Fertiggerichten sind noch problematisch?

Stiftung Warentest weist darauf hin, dass das Problem in Fertigprodukten oft genug das Fett ist. Meist sind viel größere Mengen in dem Produkt, als man denkt. „Und es sind meist gehärtete pflanzliche Fette, vor allem, wenn es um Pulverisiertes geht wie Suppen, Soßen, Kuchenmischungen oder aromatisierten Kaffeemix." Der Vorteil dieser Fette: sie werden nicht so schnell ranzig. Gesundheitsfördernd sind sie jedoch nicht.

Welche sind die gesündesten Fertiggerichte?

Einfrieren ist die schonendste Konservierungsmethode überhaupt (s. Teil I). Ja es ist sogar möglich, dass Erbsen, Karotten und Spinat oder auch Beeren (Erdbeeren, Heidelbeeren etc.) die meist erntefrisch vom Feld eingefroren werden, mehr Vitamine auf den Tisch bringen, als das Gemüse oder Obst, das zuerst einige Tage im Laden, dann noch ein paar mehr in der Küche liegt. Ob dann noch Vitamin C zu finden ist?

Inzwischen gibt es auch Bio-Tiefgefrorenes in Supermärkten, bei manchen Discountern und in Kaufhäusern. Gemüse und Obst in den verschiedensten Varianten über Tiefkühl-Pizzen bis hin zu den unterschiedlichsten Eissorten. Meist gibt es auch die Bio-Varianten ohne Geschmacksverstärker, künstliche Aromen, Farb- und Konservierungsstoffe. Pommes gibt es in Bio-Qualität mit hervorragendem Geschmack.

Gibt es auch andere Fertiggerichte im Supermarkt, die man unbeschwert genießen kann?

Zwar nicht ganz unbeschwert, wenn man allein an den Energieaufwand denkt, aber doch ohne gesundheitliches Risiko: Bio-Hersteller verzichten freiwillig – aber auch gezwungenermaßen (das Gesetz lässt für Bio-Lebensmittel nur wenig Zusatzstoffe zu) auf Chemie. Das heißt, diese

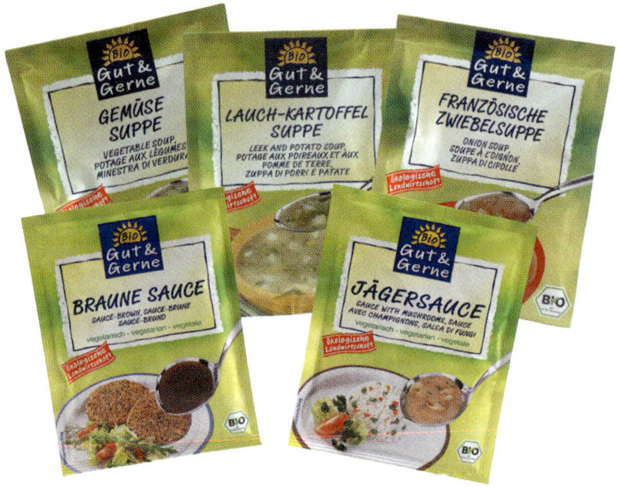

Die Auswahl an Bio-Fertiggerichten ist riesengroß: Ob Suppen oder Soßen...

„Convenience"-Fertighersteller müssen sich anstrengen, um Fertiggerichte zu produzieren, die trotz des geringen Zeitaufwandes schmecken. Sie müssen aus Bio-Zutaten stammen, dürfen weder Geschmacksverstärker, künstliche Farb- und Konservierungsstoffe noch künstliche Aromen enthalten. Bei den Trockenprodukten wird auf

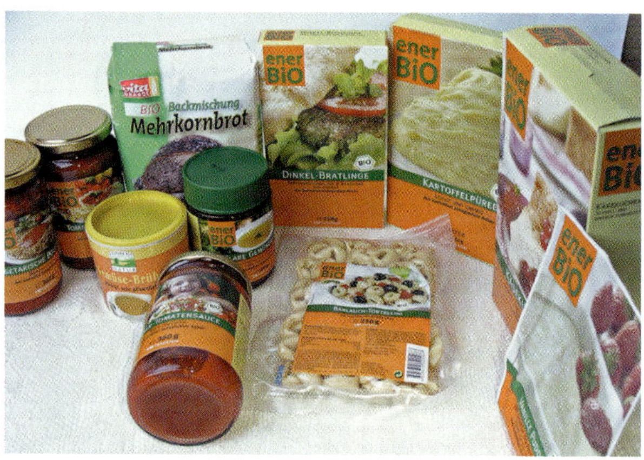

Kartoffelpüree, Bratlinge, Backmischungen, Tomatensoßen, Puddings – alles was das Herz begehrt, finden Sie in den verschiedensten Geschmacksvarianten in den meisten Super- und Drogeriemärkten und zum Teil im Discounter

die in der konventionellen Herstellung gerne eingesetzten Emulgatoren, Konservierungsstoffe und Antioxidationsmittel verzichtet. Die schonende Verarbeitung der Zutaten spielt eine große Rolle.

Sie finden Tomatenprodukte wie Tomatenmark und Ketchup im Angebot. Suppen gibt es für ganz Eilige in der Packung oder im Glas.

Aber auch aus der Tüte hat man sie in fünf Minuten fertig. Bio-Nudelgerichte, eine große Auswahl zugehöriger Fertigsoßen, Pestos, Tortellini mit verschiedenen Füllungen getrocknet oder gekühlt, verschiedene Gemüseschnitten, Maul- und Kartoffeltaschen und Bratlinge sind in Bio-Qualität verfügbar. Zum Teil einfach in kochendes Wasser einrühren, quellen lassen und nach einer kurzen Wirkzeit formen und braten. Mit derartigen Mischungen können auch Aufläufe, Eintöpfe oder feine Saucen „gekocht" werden. Auch Püree, Knödel und Puffer gibt es als Trockenprodukte aus Kartoffeln, die ohne Gentechnik, Pestizide und Keimhemmer gewachsen sind.

Soßen gibt es im Glas und trocken zum Anrühren. Zum Andicken werden nur getrocknete Naturprodukte und Stärke oder Johannisbrotkernmehl verwendet. Es gibt sie für Allergiker auch ohne Milcheiweiß oder Milchzucker und auch ohne Gluten. Den Vergleich mit dem konventionellen Angebot können die „Bio´s" aufnehmen – sogar

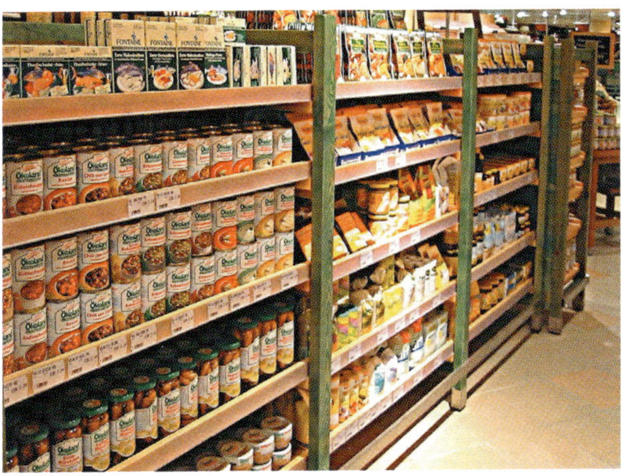

Ob Kartoffelbrei, Knödel, Fischkonserven, Dosengerichte – alles was das Herz begehrt finden Sie in Bio-Qualität – nicht nur im Bio-Markt von Karstadt Feinkost GmbH

eine exotische Currysauce oder die chinesische Variante ist in kbA (kontrolliert biologischer Anbau)-Qualität zu bekommen.

Und dann zum Abschluß etwas Süsses: Eissorten in den unterschiedlichsten Variationen mit den verschiedensten Frucht-Dessert-Saucen vervollständigen das Gourmet-Angebot. Letztere haben als Bio-Variante 80% Fruchtanteil! Bio-Puddings kann man selber kochen oder direkt löffelfertig im Glas kaufen. Für Allergiker oder Veganer gibt es Soja-Desserts.

Selbst Backmischungen für Brot oder Kuchen gibt es in Bio-Qualität.

Besser als Fertigkost:
Schnelle Küche aus frischen Zutaten

Bei aller Bio-Qualität: selber kochen aus frischen Zutaten ist immer noch das Beste – vor allem für Kinder. Für die schnelle Küche eignen sich weiche Gemüsesorten wie Zucchini, Auberginen, Champignons und Tomaten. Sie haben kurze Garzeiten. Außerdem gibt es hervorragende Kochbücher für die schnelle Küche (s. mein Multi-Vitamin- und Mineralstoff sowie das Anti-Krebs-Kochbuch). Wer selbst kocht, kann Lebensmittel ohne Zusatzstoffe auswählen: Milch, Naturjoghurt, Quark, Buttermilch, Sahne, Kefir (ungesüßt und ohne Fruchtzusatz), Fleisch, Eier, alle frischen Gemüse, Kartoffeln etc., etc. Und wenn man schon keine Zeit hat:

Bio-Fertiggerichte sind am ehesten zu empfehlen!

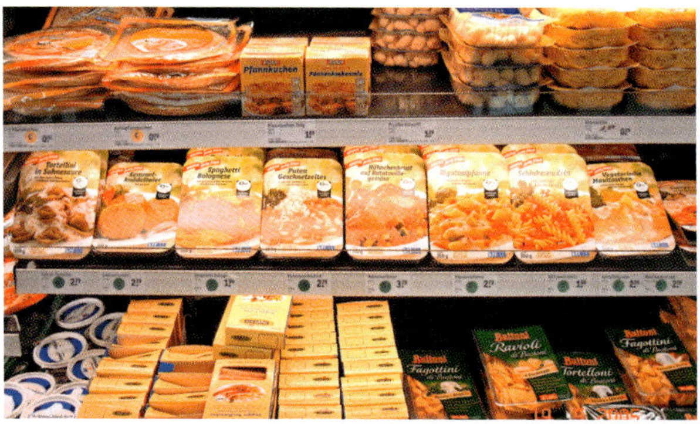

„Auch tegut... gute Lebensmittel“ hat gute Bio-Fertiggerichte in großer Auswahl, zu erkennen am grünen Logo

Zusammenfassung: Schadstoffarme und schadstofffreie Bio-Produkte im Supermarkt und anderswo preiswert einkaufen

Im Rahmen dieses Buches haben Sie erfahren, wie Schadstoffe in ein Lebensmittel gelangen. Auch warum Bio-Produkte in der Regel weniger davon aufweisen, haben Sie gelesen. Dass Bio-Produkte im Supermarkt genauso zuverlässig sind wie im Naturkostladen oder Reformhaus, wissen Sie nun. Sie haben gesehen, dass man durch bewusste Auswahl der Nahrungsmittel viele unerwünschte Zutaten vermeiden kann. Dabei müssen Sie sich weder vegetarisch vegan ernähren noch von irgendwelchen Körnern leben! Sie können Ihre bisherige Ernährungsweise beibehalten (die selbstverständlich vitamin-, mineralstoffreich und mit vielen sekundären Pflanzenstoffen – also gesund sein sollte) und den Schadstoffen weitestmöglich aus dem Wege gehen. Ob Schweinebraten, Milchprodukte, Obst und Gemüse – alles kann man unbelastet kaufen und unbeschwert genießen.

Selbstverständlich kann es sein, dass es auch unter den „Bios" einmal einen Betrüger gibt, der Pestizide einsetzt, doch mal Kunstdünger ausstreut oder nicht auf „Altlasten" in Form von früher verwendeten Pestiziden achtet. Aber dabei handelt es sich eben um Kriminelle, während Pestizide und Kunstdünger in der konventionellen Landwirtschaft erlaubt sind.

Sind alle konventionellen Lebensmittel giftig oder zumindest gesundheitsschädlich?

Diese Frage kann man ganz einfach mit Nein beantworten. Viele Produzenten haben die „Zeichen der Zeit" erkannt und reduzieren ihren Pestizid- und Kunstdüngereinsatz. Auch auf Gentechnik verzichten einige. Einheimische Produkte weisen inzwischen einen relativ hohen Sicherheitsstandard auf.

Dagegen kommt mit Importware – vor allem außereuropäischer Ware – vieles auf unseren Tisch, was bei uns eigentlich nicht erlaubt ist. Als Beispiele seien hier Hormone im Fleisch (in den USA ist ihre Anwendung legal) und DDT als Pestizid genannt.

Immer wieder behaupten die Anbieter konventioneller Lebensmittel, auch ökologisch zu wirtschaften und auf die Gesundheit der Verbraucher zu achten. Wenn man allerdings die letzten zwanzig Jahre betrachtet, so kommen einem diesbezüglich heftige Zweifel. Ohne Frage hat sich einiges zum Besseren gewandelt. Hoffen wir, dass diese Verbesserungen anhalten und die Kontrolle im konventionellen Anbau verstärkt wird. Dann wird man auch die Produkte aus dieser Landwirtschaftsform – vorausgesetzt Umweltbelange werden berücksichtigt – so empfehlen können, wie die „Bio"- und „Öko"-Lebensmittel.

Vertrauen ist gut, Kontrolle ist besser!

Bei Bio-Produkten weiß man, dass keine chemisch-synthetischen Pestizide verwendet werden dürfen, kein Kunstdünger und keine Gentechnik. Man weiß, dass auch bei der Verarbeitung strenge Regeln einzuhalten sind.

Und: Die Betriebe und Bauernhöfe werden kontrolliert, ob sie sich an diese Vorgaben halten. Nach dem Motto: „Vertrauen ist gut, Kontrolle ist besser" liegt man bei Bio-Produkten auf der sicheren Seite. Denn niemand wird so intensiv kontrolliert wie die „Bio"-Betriebe, sowohl die Bauern als auch die Verarbeiter. Ganz „nebenbei" leisten Sie mit dem Kauf von Öko-Produkten einen wichtigen Beitrag zum Umweltschutz.

Viele Bauern denken heute anders als noch vor 10 und 20 Jahren. Sie reduzierten ihren Chemikalieneinsatz und achten inzwischen mehr auf Verbraucherwünsche. Nur: Wie wollen Sie diese erkennen? Wie wollen Sie erfahren, ob das Produkt, das sie kaufen, von einem verantwortungsbewussten Hersteller stammt? Durch ständiges Suchen nach Testurteilen, Anrufen bei der Verbraucherzentrale, Besuche auf dem Bauernhof oder in der Produktionsstätte etc.? Am leichtesten geschieht dies durch einen Blick auf das Öko-Label. Hier wissen Sie, nach welchen Kriterien das Lebensmittel hergestellt wurde, und dass ein unabhängiger Kontrolleur die Einhaltung dieser Richtlinien überprüft hat. Und wenn Sie die Tipps dieses Buches beachten, können Sie sagen:

Schadstofffalle Supermarkt?
Nein! Ich kenne die schadstoffarmen und schadstoffffreien Alternativen! In diesem Sinne wünsche ich Ihnen einen sorglosen Genuß!

Ihre Dr. Andrea Flemmer

Anhang
Hilfreiche Adressen – auch aus dem Internet

Bundesrepublik Deutschland:

Verlässliche Informationen über Bio-Produkte und gesunde Ernährung erhalten Sie bei folgenden Adressen:
„Bundesverband der Verbraucherzentralen und Verbraucherverbände“: *Markgrafenstr. 66, 10969 Berlin, info@vzbv.de, www.agv.de, Tel.030-258000, von da erhalten Sie die Verbraucherzentralen in den jeweiligen Bundesländern und in Ihrer Nähe.*

Die Verbraucher Initiative e. V. Büro Berlin: *Elsenstraße 106, 12435 Berlin, Tel: 030-5360733, mail@verbraucher-ini.de: Hier finden Sie auch unter „Transgen“ das Internet-Informationssystem zur Gentechnik*

Stiftung Ökologie & Landbau (SÖL) *engagiert sich für die Weiterentwicklung des ökologischen Landbaus, Weinstr. Süd 51, 67098 Bad Dürkheim, Tel.: 06322/989700, www.soel.de*

Lebensmittel wie Kräuter, Kartoffeln, Sekt, Tee, Saft etc. in Bioqualität bieten bundesweit ***Werkstätten für Behinderte*** *an: www.gruene-werkstatt.de*

Bund Ökologische Lebensmittelwirtschaft (BÖLW e.V.): *Marienstr. 19-20, 10117 Berlin, www.boelw.de: Die Erzeuger, Verarbeiter und Händler ökol. Lebensmittel in Deutschland*

www.oekolandbau.de *mit Bio-Kinderseiten, aber auch allen Informationen rund um Bio für Erwachsene, Jugendliche, Großverbraucher, Händler etc. also alles rund um Bio und Informationen über das Bundesprogramm Ökologischer Landbau in der Bundesanstalt für Landwirtschaft und Ernährung (BLE), Deichmanns Aue 29, 53179 Bonn, Tel.: 0228-6845-3280, geschaeftsstelle-oekolandbau@ble.de, www.bundesprogramm-oekolandbau.de*

Bundesinstitut für Risikobewertung (BfR): *www.bfr.bund.de*

Bundeszentrale für gesundheitliche Aufklärung (BzgA): *www.bzga.de*

Tierschutzorganisationen rund um artgerechte Tierhaltung
Deutscher Tierschutzbund e. V.
Baumschulallee 15, 53115 Bonn, www.tierschutzbund.de, Tel.: 0228/60496-0

Neuland – Verein für tiergerechte und umweltschonende Nutztierhaltung *Baumschulallee 15, 53115 Bonn, Tel.: 0228/631005, Richtlinien teilweise strenger als diejenigen für Bio-Lebensmittel, erlauben jedoch auch konventionell erzeugtes Futter.*
GÖT e. V.: Gesellschaft für Ökologische Tierhaltung e. V.*, Atzelsberger Str. 10, 91094 Bräuningshof*

PROVIEH – Verein gegen tierquälerische Massentierhaltung e. V.*, Teichtor 10, 24226 Heikendorf, Tel.: 0431/248280, www.provieh.de*

Für kritische VerbraucherINNEN
www.greenpeace.de/einkaufsnetz
www.foodwatch.de

Einkaufsmöglichkeiten für Bioprodukte im Internet:
Alle Produkte:
www.allesbio.de *Alles zum Bio-Einkauf: Adressen aller Bio-Landwirte, alle Direktvermarkter, alle Öko-Betriebe, Hofläden, Bio-Gärtnereien*

Metzgereien, Bäckereien, Großhändler, Wochenmärkte, Naturprodukteversand etc.:
www.naturkost.de *Hier finden Sie ausführliche und interessante Informationen zu Naturkost, auch Warenkunde, Anschriften, Herstelleradressen und Bezugsadressen für sämtliche Bio-Produkte mit Versandhandel, Biokiste etc.*

www.oekotest.de *Hier finden Sie rund 9500 Anbieter von Bio-Produkten, Party-Services, Versandfirmen und Supermärkte*

naturland@naturland.de *Naturland verschickt auf Anfrage Anschriften von Direkt-Vermarktern und Verkaufsstellen: Tel.: 089-898082-0, www.naturlandzeichen.de*

www.eco-world.de *Hier finden Sie nicht nur Adressen von Naturkosterzeugern – von Backwaren über Fleisch & Wurst, Getränke, Getreideverarbeiter, Milchprodukte, Reformkost, Restaurants bis zum Weinhandel und -versand, sondern auch Bio-Adressen vom Abfallrecycling über Bücher, Catering, Dachbegrünung, Gesundheit & Wellness, Mode und Kosmetik, Malereibetriebe, medizinische Verbände bis hin zu Ziegelprodukten und Zimmereien – alles was man für ein bewusstes Leben benötigt. In sog. Print-Form findet man ECO World als „Das alternative Branchenbuch“ sowohl regional als auch in ganz Deutschland. Ein Einkaufsratgeber für Bio-Produkte, in dem Sie ausgewählte Adressen (nach Postleitzahlen geordnet) in Ihrer Nähe finden.*

Versandhandel:
(auch für Österreich): „Der Blaue Planet":
Lebensfreundliche Produkte, Kirchweg 22, 34346 Hedemünden, Tel.: 05545-1828, Fax: 05545-318, info@blauerplanet.de, www.blauer-planet.de
(auch für Österreich und die Schweiz):
***Aßmus** gesund kleiden, gesund schlafen, Gröninger Weg 1, 74379 Ingersheim, Tel.: 07142-97460, Fax: 07142-974622, dort erhalten Sie auch den aktuellen Naturtextilien-Katalog mit den Bio-Produkten*

Call a Körndl
Tel.: 089-30002448 und 089-89197420, Mobil: 0172-8166650, Penzoltstr. 4, 80997 München, call@koerndl.de: Bio-Lieferdienst für ca. 5000 Bio-Produkte

Bio-Fisch:
eine Liste von delfinfreundlich gefangenem Fisch erhalten Sie bei der Gesellschaft zur Rettung der Delfine (GRD), Kornwegerstr. 37, 81375 München, Tel.: 089-74160410 oder aus dem Internet: www.delphinschutz.org.

***Hier können Sie den Inhalt der europäischen „Öko"- oder „Bio"-Verordnung einsehen und downloaden:** www.verbraucherministerium.de*

Einblicke in die Arbeit auf einem echten Bio-Hof erhalten Sie durch die ausgewählten Demonstrationsbetriebe:
http://demonstrationsbetriebe.oekolandbau.de

Verbände der Ökologischen Landwirtschaft in Deutschland:
***Biokreis e.V.** Heiliggeist-/Ecke Hennengasse, 94032 Passau, Tel.: 0851-32333, biokreis@t-online.de*

***Bioland-Bundesverband** Kaiserstr. 18, 55116 Mainz, Tel.: 06131-23979-0, info@bioland.de, www.bioland.de*

***Biopark** Karl-Liebknecht-Str. 26, 19395 Karow, Tel.:038738-70309, www.biopark.de*

***Demeter** Brandschneise 1, 64295 Darmstadt, Tel.: 06155-84123, www.demeter.de, www.forschungsring.de*

***ECOVIN Bundesverband ökologischer Weinbau (BÖW)** Ecovin Baden, Poststr. 17, 79384 Heitersheim, Tel. u. Fax: 07634-552818*

***Gäa** Am Beutlerpark 2, 01217 Dresden, Tel.: 0351-4012389, www.gaea.de, info@gaea.de*

***Naturland** Kleinharderner Weg 1, 83166 Gräfeling, Tel.: 089-898082-0, www.naturland.de, naturland@naturland.de*

***Ökosiegel** Barnserring 1, 29581 Gerdau, Tel. und Fax: 05808-1834*

Österreich KonsumentInnen-Information:
***www.biolebensmittel.at** unabhängige Website für alle an biologischer Ernährung interessierten Konsumentinnen und Konsumenten.*
***www.bio-austria.at** Dachverband der Bio-Verbände Österreichs. Die Eigentümer sind die Bio-Bauern Österreichs. Dort erfahren Sie auch von der Gentechnikfreiheit im österreichischen Bio-Anbau.*

***www.bioinfo.at** Alle Infos zu Bio in Österreich*

Global 2000
Flurschützstr. 13, A-1120 Wien, Tel.: +43-1-8125730-0, office@global2000.at, www.global2000.at: österreichische Umweltschutzorganisation, die Umweltskandale aufdecken, damit an die Öffentlichkeit gehen und Druck auf Wirtschaft und Politik ausüben. Ihre ExpertInnen erarbeiten auch ökologische Lösungen bzw. Alternativen.

Verein für Konsumenteninformation (VKI)
Mariahilfer Str. 81, A-1061 Wien, Tel.: +43-1-58877-0,
www.konsument.at/seiten/p258.htm

AK-Arbeiterkammer Wien
Abteilung Konsumentenpolitik, Prinz-Eugen-Str. 20–22, A-1041 Wien,
Tel.: +43-1-50165-2721, konsumentenpolitik@akwien.or.at,
www.akwien.or.at/Lebensmittelsicherheit/ unter der Rubrik
Essen & Trinken findet man viel über Pestizide und Lebensmitteltests

Versandhandel s. a. Deutschland

www.gentechnik.gv.at
Informationen rund um die Gentechnik

EU-Rechte zur Landwirtschaft
http://europa.eu.int/eur-lex/de/lif/ind/de_analytical_index_03.html

Schweiz KonsumentInnen-Information:
KonsumentInnenforum Schweiz kf
Postfach 294, CH-8037 Zürich, Tel.: +41-1-34450-60, www.konsum.ch

Stiftung für Konsumentenschutz (SKS)
Monbijoustr. 61, CH-3007 Bern,Tel.: +41-31-3702424,
www.konsumentenschutz.ch: Durchführung von Tests,
Ratgeberbroschüren etc.

Bio Suisse
Missionsstr. 60, CH-4055 Basel, Tel.: +41-61-3859611, bio@bio-suisse.ch, www.bio-suisse.ch: Dachverband mit über 30 Bio-Landbau-Organisationen und über 5000 biologisch produzierenden Landwirtschaftsbetrieben. Gibt Informationen für KonsumentInnen und ProduzentInnen

Quellen

- ***ADAC, Technikabteilung***
- ***aid infodienst:*** *Die Bestrahlung von Kräutern ist in Deutschland zugelassen: www.waswiressen.de*
- ***Beck, A.:*** *„Verpackung – Integrität ökologischer Lebensmittel beachten" BIOHANDEL bio verlag GmbH, Schaafheim 03/2005*
- ***Bödeker W., Dümmler C. (Hrsg.):*** *„Pestizide und Gesundheit. Verlag C. F. Müller, 2. Aufl., 1993*
- ***BUGA München 2005:*** *Genuss-Haus der Schweisfurth-Stiftung*
- ***www.bfr.bund.de***
- ***Biofach Newsletter:*** *www.biofach.de*
- ***Bühler, R.:*** *„Das Schwäbisch-Hällische Landschwein – Die älteste und traditionsreichste Schweinerasse Deutschlands". Sonderdruck aus „Der goldene Pflug" Nr. 9, Dezember 1998, Universität Hohenheim*
- ***BUND:*** *Antibiotika gelangt über Gülle in Pflanzen: Gefährliche Schweinemast. dpa, Schwerin: www.svz.de*
- ***Bundesverband Naturkost Naturwaren (BNN), Herstellung und Handel e. V. Köln:*** *„Alles Bio. Alles bestens?" Monitoring für Obst und Gemüse: www.bnn-monitoring.de*
- ***Dammann, R. (Hrsg.):*** *ÖKOTEST Ratgeber Ernährung: Rowohlt Taschenbuch Verlag GmbH, Reinbek, 1995*
- ***Deutscher Tierschutzbund e.V. Bonn:*** *„Kaninchenfleisch – eine Alternative zu Rind und Schwein?" Informationen zur Mastkaninchenhaltung: www.tierschutzbund.de*
- ***Elmadfa I & Leitzmann C:*** *„Ernährung des Menschen": 4. Aufl. Stuttgart, Verlag Eugen Ulmer GmbH & Co, 2002*
- ***Eurofins, Dr. Specht & Partner:*** *Produktmonitoring sicher und kostengünstig durch Risikoanalyse: Jochen Riehle, BioFachMessee 2005, Nürnberg*
- ***ECO World Das alternative Branchenbuch Bayern Süd 2005:*** *Verlag: ECO World by Altop, München, www.eco-world.de*
- ***Fischer C. & R.:*** *„Tu was! Das Umweltbuch zum Mitmachen". Verlag Ullstein GmbH, 1984*
- ***Flemmer A:*** *„Essen ohne Risiko – Bio die Alternative": Umschau-Verlag Frankfurt, 2002*
- ***Flemmer A.:*** *Verlag Neumann-Neudamm, Melsungen:*
  - *„Das Anti-Krebs-Kochbuch".- 2003*
  - *„Das Multi-Vitamin-Kochbuch".- 2004*
  - *„Das Mineralstoff-Kochbuch".- 2004*
  - *„Die Vitamin-Lüge".- 2005*
  - ***Flemmer A.:*** *Tagung „Pute, Fisch und Wild statt BSE? Vorteile artgerechter Tierhaltung für den Menschen" vom 13.4.2002 in Neubiberg*
- ***Flemmer A.:*** *„Die gesunden Seiten von Kaffee". Zeitschrift „BIO", Ritter Verlag Tutzing April/Mai 2005*
- ***Frühschütz L.:*** *„Bedenklicher Vitaminstoß für Babykost: Babynahrung muss spätestens ab 1. Juli 1999 künstliche Vitamine enthalten". www.naturkost.de 2001*
- ***fng magazin (food nonfood getränke)*** *2005, Dr. Harnisch Verlags GmbH, Nürnberg, Heft Nr. 1*
- ***foodwatch e.V.:*** *Nitrofen-Skandal www.umweltjournal.de*
- ***Forsa-Umfrage für „Slow Food":*** *www.slowfood.de*
- ***Forschungsring für biologisch-dynamische Wirtschaftsweise e. V. Darmstadt:*** *„Bodenentwicklung durch biologisch-dynamische Landwirtschaft", Infoblatt, www.Forschungsring.de*
- ***Franke, R. & Mühlhauser, I.:*** *„Ernährung ist die beste Medizin: Bluthochdruck": Rowohlt Taschenbuch Verlag GmbH, Reinbek bei Hamburg, November 1998*
- ***Geyken J.-M. vom Arbeitskreis „Mensch und Tier", Neubiberg:*** *„Demo gegen Subventionierung von Schlachttierexporten". NANU, Gemeinde Neubiberg, September/Oktober 2005, Heft 27*
- ***Greenpeace:*** *„Schöner Essen" 100-Seiten-Spezial: Warum Bio-Lebensmittel besser, gesünder und ihren Preis wert sind. Greenpeace Magazin/1 Januar-Februar 2003, Greenpeace Hamburg*
- ***Greenpeace e. V. (Hrsg.):*** *„Essen ohne Gentechnik" Einkaufsratgeber für gentechnikfreien Genuss.- Greenpeace Einkaufsnetz Hamburg, 7. Aufl., Stand: 15.3.2005, Schwerpunkt Milchprodukte*
- ***Greenpeace:*** *„Vorsicht, frisch gespritzt: Pfirsiche und Nektarinen". Presseerklärung von Greenpeace Hamburg vom 13.9.2005*
- ***Gupfinger H., Mraz G., Werner K.:*** *„Prost Mahlzeit! Essen und Trinken mit gutem Gewissen". Franz Deuticke Verlagsgesellschaft m. b. H., Wien-München, 2000*
- ***Die GRÜNEN im Bayr. Landtag:*** *„Vorbild Österreich – für ein gentechnikfreies Bayern" Fachgespräch mit Rudi Anschober, Landesrat für Umwelt, Energie, Wasser und KonsumentInnenschutz Oberösterreich, Vortrag vom Montag, 25.7.05*
- ***GSF:*** *„Nahrungsmittel zwischen Natur und Retorte: Was essen wir wirklich?": GSF mensch+umwelt, 14. Ausg. 2000*
- ***HIPP:*** *Auskunft der Abteilung Öffentlichkeitsarbeit von Hipp, Roland Erbacher*
- ***Kapfelsperger E. & Pollmer U.:*** *„Iß und stirb: Chemie in unserer Nahrung". dtv Sachbuch, 1990*
  - ***Kersting M. (Forschungsinstitut für Kinderernährung Dortmund – FKE):*** *„Die Lebensmittelgesetzgebung der EG und die Kinderernährung in Deutschland" Teil 2: Richtlinien über Beikost, www.ErdmannHauser.de*

- ***Kirchhoff E:*** *„Vitamin- und Mineralstoffgehalt pflanzlicher Lebensmittel" in: Ernährungsbericht der DGE, Dezember 2004*
- ***Krämer A./Alsfeld R.:*** *„Starke Argumente für Bio". Bioland Verband für organisch-biologischen Anbau e. V., 4. Auflage [argumente.pdf]*
- ***Krautter M. & Niemann E.:*** *Greenpeace e. V.: Pestizide in Obst und Gemüse – Greenpeace-Analysen 2003, Stand 12/2003 – Einkaufsnetz Greenpeace: pdf-Datei, www.greenpeace.de*
- ***Kretschmer C. & Herzog A.:*** *„Gesunde Ernährung bei Krebs". Karl F. Haug Verlag, Hüthig GmbH, Heidelberg, 12. Aufl. 1998*
- ***Lange, M.:*** *„Säuglingsnahrung: Wenn's ohne Muttermilch gehen muss" und „Babybreie: Alles Gute aus dem Korn". ugb, 2001*
- ***Lebensmittel Zeitung Spezial Das Themenmagazin:*** *Food und Verantwortung: Gesundheit wird zum Ernstfall: 4/2004, Deutscher Fachverlag GmbH, Frankfurt/Main*
- ***MSC-Online:*** *Informationen über nachhaltig gefangenen Fisch incl. Muscheln und ähnliche Meeresfrüchte: http://de.msc.org*
- ***www.Naturkost de:*** *Aktuelle Meldungen vom 14.08.2000: Müsliriegel und Kinderschnitten als Pausenbrot ungeeignet, Warenkunde; Naturkost und Schleckereien; Alternative Süßungsmittel*
- ***Nardmann, B.:*** *„Transfettsäuren – Risiko fürs Herz". Rubrik Wissenschaft, ugb 2001*
- ***Naturarzt Nr. 4/2005:*** *„DECT-Telefone nachts in den Kochtopf"*
- ***Ökotest-Verlag GmbH & Co KG Betriebsgesellschaft, Frankfurt am Main:*** *www.oekotest.de*
- ***PAN (Pestizid Aktions-Netzwerk):*** *„Deutsche Erdbeeren zu 100% mit Pestiziden belastet": Presse-Information vom 19. Juli 2005*
- ***Posny N.:*** *„Mehr Infos für Allergiker: Zukünftig neue Kennzeichnung bei Lebensmitteln". Reformhauskurier vom Juni 2005, Deutscher Reform-Verlag GmbH, Oberursel*
- ***Samwel M.:*** *„Unfruchtbar durch Umweltgifte". UGB 2001*
- ***„Schrot & Korn Das Naturkostmagazin":*** *Bio-Verlag GmbH Schaafheim*
- ***Staatl. Beratung für Ernährung und Hauswirtschaft:*** *„Milch und Milchprodukte Fragen und Antworten". Bayr. Staatsministerium für Ernährung, Landwirtschaft und Forsten, München, RB-Nr.: 08/99/12, 2. Aufl., 1999*
- ***„Der Spatz" vom Mai/Juni, Nr. 2 und 3. 2001:*** *Verlag G. Wasner-Meyer, München*
- ***Stiftung Warentest Berlin***
- ***Suchanek N.:*** *„Bio-Fleisch ist besser als Zuchtlachs – Fleisch von Weidetieren ist gesünder". Infoservice des DNR (Deutscher Naturschutzring) vom Oktober 2005*
- ***Süddeutsche Zeitung, Wochenendausgabe vom 11./12. November 2005:*** *„Pestizid-Trauben im Supermarkt"*
- ***Watzl B & Leitzmann C:*** *„Bioaktive Substanzen in Lebensmitteln": Hippokrates Verlag GmbH, Stuttgart, 1999, 2. Auflage*
- ***Tele-Akademie:*** *„Aus Teufels Topf". Die neuen Risiken beim Essen (3sat)*
- ***Velimirov A & Müller W:*** *„Ist Bio wirklich besser? Fakten zur Qualität biologisch erzeugter Lebensmittel": www.ernte.at*
- ***Verbraucherzentrale Bayern:*** *„Schönfärberei in der Fleischtheke? DIN-Norm für künstliche Beleuchtung soll abgeschafft werden". Presseinfo vom 12.8.05 & 14.6.2005: „Mehr Klarheit auf Wochenmärkten Ab 1. Juli müssen alle Eier mit einem Erzeugercode gestempelt sein"*
- ***Verbraucherzentrale Hamburg e. V. (Hrsg.):*** *„Was bedeuten die E-Nummern? Lebensmittel-Zusatzstoffliste". April 2004*
- ***Verbraucherzentrale Hessen e. V.:*** *„Appetit auf Huhn und Pute - ein Einkaufsführer der Verbraucherzentralen": 1. Aufl. November 2001*
- ***Verbraucherzentrale Nordrhein-Westfalen e. V. Düsseldorf et al.:*** *„Gesundheitskost gesunde Kost?" Ein Wegweiser durch Werbung und Wirklichkeit. 6. Aufl., 1999*
- ***WWF:*** *„Umweltsiegel in der Fisch-Truhe". www.umweltjournal.de*

Bildnachweis

Dr. Andrea Flemmer

BZ Bio-Zentrale GmbH
Blauer Planet GmbH
Deutsche See GmbH
Karstadt Feinkost GmbH
Nordzucker AG
Norma Lebensmittelfilialbetrieb GmbH & Co.KG
PROHVIEH, VgtM e. V.
REWE-Zentral-Aktiengesellschaft (Fuellhorn)
tegut... gute Lebensmittel
Töpfer GmbH